ANTOINE FOMBONNE

Ancien journaliste sportif, Antoine Fombonne est aujourd'hui un coach sportif qui partage son expérience avec sa communauté sur les réseaux sociaux, notamment YouTube et Instagram, où il cumule plus de 300 000 abonnés. Il est également le fondateur et le directeur de la célèbre formation Bayesian France. *Muscu : actions et vérités* (First, 2023) est son premier livre.

ÉVOLUTION

Des livres pour vous faciliter la vie !

Vex KING
Objectif guérison intérieure

Idriss ABERKANE
Le Triomphe de votre intelligence

Jessie INCHAUSPÉ
Faites votre glucose révolution

Evelyn TRIBOLE et Elyse RESCH
L'Alimentation intuitive

Jérémy GORSKIE
De la tête à l'assiette – Chroniques et conseils d'un mangeur libéré

Yves-Vincent DAVROUX
Respithérapie – Apprenez à respirer pour préserver votre santé

Antoine FOMBONNE
Muscu : actions et vérités

Dr Damien MASCRET
Le Cycle du désir – Sept clés pour retrouver votre instinct érotique

MUSCU : ACTIONS ET VÉRITÉS

ANTOINE FOMBONNE

MUSCU : ACTIONS ET VÉRITÉS

FIRST
ÉDITIONS

ISBN : 978-2-266-33899-8
Dépôt légal : septembre 2024

SOMMAIRE

PRÉFACE DE MAJOR MOUVEMENT............ 11

AVANT-PROPOS 13

ENTRAÎNEMENT 17

« LA MUSCULATION CE N'EST PAS DE LA GONFLETTE ! » 18
Une histoire de muscle

« AH NON, PAS DE LA MUSCULATION !
J'VEUX PAS DEVENIR TROP MUSCLÉE ! » 23
La muscu c'est pour les hommes mais aussi pour les femmes !

« POUR PROGRESSER, IL FAUT S'ENTRAÎNER TOUS LES JOURS ! » 37
Le mieux ennemi du bien

« MAIS COMMENT PRENDRE DU MUSCLE » 54
La recomposition corporelle

« JE VEUX PERDRE DU VENTRE, DONC JE FAIS DES ABDOS » 65
L'impossible perte de gras localisée

« J'AI FAIT UNE SUPER SÉANCE :
J'AI DES COURBATURES ÉNORMES ! » 74
Mais pourquoi se faire du mal ?

NUTRITION 83

« **JE NE MANGE PLUS RIEN** ET JE NE PERDS PAS DE POIDS ! » 84
Les bases du bilan énergétique

« **C'EST LE REPAS LE PLUS IMPORTANT** DE LA JOURNÉE » 96
La vérité sur le petit déj'

« **ACCRO À LA CAFÉINE ?** MOI ? NON ! » 103
La vérité sur la potion magique

« **LE SUCRE** ÇA FAIT GROSSIR ? » 117
La vérité sur le sucre

« **J'ÉVITE DE MANGER GRAS,** ÇA FAIT GROSSIR ! » 127
Une histoire de lipides

« **J'BOIS MON SHAKER JUSTE APRÈS**
MA SÉANCE POUR FAIRE DU MUSCLE ! » 143
La vérité sur la fenêtre anabolique

« **À FORCE DE FAIRE DES RÉGIMES,**
J'AI BOUSILLÉ MON MÉTABOLISME ! » 150
La fausse idée sur le métabolisme bloqué

« **J'ARRÊTE COMPLÈTEMENT**
LE PAIN, LES PÂTES ET LES DESSERTS ! » 162
La vérité sur la restriction cognitive

« **MANGER DES GLUCIDES LE SOIR,** ÇA FAIT GROSSIR » 170
Le mythe de l'horloge

MINDSET 175

« JE N'Y ARRIVERAI PAS C'EST PAS DANS MES HABITUDES » 176
Comment rompre le pilotage automatique ?

« TU T'ENTRAÎNES TOUS LES JOURS ? COMMENT TU FAIS ? » 187
La vérité sur notre motivation

« JE N'AI JAMAIS ÉTÉ SPORTIF :
ÇA NE SERT À RIEN DE COMMENCER À 35 ANS » 199
La fausse résilience

« JE N'AI PAS DORMI DE LA NUIT MAIS J'AI L'HABITUDE » 202
La vérité sur le sommeil

LE PROGRAMME 213

PROGRAMME : 8 SEMAINES D'ENTRAÎNEMENT 214

LE PROGRAMME « HOMME » 218

LE PROGRAMME « FEMME » 222

PRÉFACE DE MAJOR MOUVEMENT

J'ai passé 10 ans de ma vie à étudier le fonctionnement de la machine humaine. Quand on commence à soulever le capot de notre fonctionnement, c'est le travail d'une vie qui débute. La curiosité piquée au vif, on veut comprendre. Et chaque fois que l'on pense maîtriser un sujet, une autre vérité vient balayer nos certitudes.

Pourtant au bout de 10 ans, j'ai commencé à ressentir une certaine forme de stabilité dans mes connaissances sur l'anatomie, la biomécanique, la blessure, la performance et la douleur. Chaque nouvelle connaissance s'emboîtait bien avec les précédentes, un peu comme si vous rajoutiez des poids d'un côté ou de l'autre d'une balance, mais que malgré tout elle tenait bien en équilibre… Jusqu'à ce que je retire mes œillères. Si la machine humaine fonctionnait si bien, il lui fallait un carburant. Sujet que je m'étais bien gardé d'explorer jusque-là.

J'avais passé 10 ans à étudier un moteur sans jamais m'arrêter sur son essence première : la nutrition. J'avais le beau rôle me direz-vous, celui qui botte en touche dès qu'on lui pose une question sur la nutrition : « demandez aux spécialistes ! ».

La vérité, c'est que j'avais honte. Honte d'avoir passé tout ce temps à comprendre les rouages articulaires, les fuselages musculaires et les embrayages neuronaux sans m'être jamais penché sur le carburant indispensable de cette machine humaine.

Mais par où commencer ? La nutrition vue de l'extérieur me semblait si compliquée, des mots que j'avais entendus 1 000 fois sans prendre le temps de les interpréter : « déficit calorique, acides gras saturés, carbs, micro-nutriments, vitamines… »

Me plonger dans cet univers serait pour moi accepter que cette balance, que j'avais mis tant d'années à bâtir tenait elle-même sur une balance…

Vertigineux, je vous l'accorde.

Humilitant je dirai (mélange d'humilité et de militant, pour celui qui milite pour apprendre en sachant que plus il apprend, plus il se rend compte de tout ce qu'il ne sait pas).

Trop complexe, trop honteux, pas le temps, flemme. Tant pis.

HuMilitantisme de pacotille.

Puis j'ai rencontré Antoine…

Je ne sais pas pourquoi, mais avec lui je me suis senti en confiance, et je lui ai avoué : « Antoine, j'y connais rien en nutrition, pourtant je me rends compte que c'est probablement beaucoup plus important que tout ce que j'ai pu apprendre ces 10 dernières années ».

Ce qui m'énerve, c'est que je suis bien placé pour savoir à quel point le corps peut être complexe, et quand j'essaie de comprendre la nutrition, j'entends tout et son contraire, aussi comme une pelote de laine dont je ne verrais pas le début, je ne sais pas par où commencer ».

Antoine m'écoute, sans jugement dans son regard.

Sourire en coin : « Mais pas de problème mon gars, je t'envoie un chapitre du livre, tu le lis quand tu veux, ça devrait te prendre 30 minutes, et comme t'es un malin je suis sûr qu'en 20 tu l'auras plié, et après on en reparle si t'as des questions ? »

Il m'en aura fallu 10.

Non pas que je sois plus malin qu'un autre, mais parce que c'était limpide.

Il aura fallu 10 minutes, une pyramide des besoins nutritionnels et une équation du déficit calorique pour ENFIN découvrir le début de la pelote de laine.

Depuis, je déroule le fil, et je n'ai plus honte.

Alors avec ce livre, je vous souhaite à votre tour de trouver le début du fil, d'apprendre à le dérouler, et j'ai pleinement confiance en Antoine pour vous éviter les nœuds page après page.

Cela demande beaucoup d'intelligence pour transformer des sujets complexes en un fil limpide, et ce gars n'en manque vraiment pas.

Bonne lecture !

Grégoire

AVANT-PROPOS

Le monde va vite, nos journées filent à 1000 à l'heure, et beaucoup d'entre nous cherchent des réponses simples, rapides et directement accessibles pour faire face aux problèmes de leur quotidien : comment perdre quelques kilos pour être en meilleure santé, comment prendre un peu de muscle sans passer 10 heures par semaine dans une salle de musculation, comment modifier son sommeil pour améliorer sa récupération et sa concentration, comment ne pas devenir accro à la caféine, doit-on prendre impérativement un petit déjeuner, le sucre et les édulcorants sont-ils dangereux, peut-on manger des glucides le soir sans prendre de poids ? Autant de questions que chacun d'entre nous s'est posées à un moment donné, et qui appellent des réponses pratiques, simples et directement applicables. Comment démêler le vrai du faux, et se nourrir d'informations fiables pour faire les choses bien et aller enfin vers l'avant ?

DE LA FORMATION À L'INFORMATION

Je m'appelle Antoine Fombonne et je suis un ancien journaliste. Ma passion pour l'optimisation de nos facultés physiques et mentales m'a poussé à me reconvertir en tant que coach sportif en 2015, et en 2017 à créer la formation Bayesian France, main dans la main avec mon ami Nevin Barnett, petit génie des sciences, ingénieur des Arts et Métiers et passionné comme moi d'entraînement et de nutrition. En adaptant en français l'incroyable travail de Menno Henselmans, un des plus brillants scientifiques de l'entraînement de notre génération, nous avons structuré une méthode holistique, intégrale, et qui décortique un à un tous les sujets importants pour l'optimisation de la nutrition, de la psychologie et de la performance humaine : réalité des besoins en protéines, régulation de la santé hormonale, gestion des dommages métaboliques, construction musculaire, timing des fenêtres anaboliques, synchronisation du rythme circadien, programmation d'entraînement, gestion du stress, amélioration de la qualité du sommeil, correction des carences en micronutriments, manipulation des indices de satiété, prise en compte des facteurs génétiques dans la réponse à l'entraînement… Une formation de presque un an, aux contenus scientifiques constamment mis à jour, créée pour transmettre aux coachs comme aux passionnés toutes les connaissances théoriques et les savoir-faire pratiques.

Depuis la création de notre formation Bayesian, plus d'un millier d'élèves nous ont confié leur développement, et nous sommes infiniment fiers d'avoir rassemblé autant de passionnés autour d'une dynamique aussi incroyable et gratifiante.

Ce livre est votre aller simple pour votre nouveau vous. Plus de questions à se poser, plus de place au doute. Si ma chaîne YouTube avait pour but d'apporter des réponses simples à vos problèmes de tous les jours et de vous fournir des astuces utiles pour vous aider à changer vos vies, vous trouverez ici la vérité sur les concepts autour du sport et les conseils pour vous y mettre ou vous y remettre en toute sérénité.

LE PROGRAMME DE 8 SEMAINES

Que vous soyez une femme ou un homme, que vous souhaitiez vous tonifier, vous perfectionner ou perdre du gras en créant du muscle, vous trouverez en dernière partie de cet ouvrage un programme conçu pour vous, construit sur 8 semaines et intégrant des exercices de musculation bénéfiques à votre santé.

Explications et consignes sont accompagnées de QR Code vous permettant d'accéder aux vidéos des séances. Vous ne laisserez plus de place à l'erreur quant à la bonne exécution de vos exercices !

ALLEZ, ON SE BOUGE !

Si vous ne me connaissez pas ou que vous n'avez jamais vu une de mes vidéos YouTube avant de vous emparer de ce livre, vous pourriez être surpris ! J'ai un humour spécial et un vocabulaire bien à moi, et quand j'en ai ras la croquette d'entendre tout et n'importe quoi sur des sujets qui peuvent nuire à la santé et la vie des gens, je n'hésite pas à dégainer mon franc parler ! Pas de pitié pour la broscience !

Sans action, le savoir ne vaut rien. Audiard disait « un imbécile qui marche va plus loin qu'un intellectuel assis ». Et je pourrais vous transmettre toutes les connaissances scientifiques les plus pertinentes et les plus à jour, si vous ne décidez pas de les incorporer dans votre quotidien pour changer votre vie, vous resterez exactement là où vous êtes. Changer, ça demande du travail. Je vous donne les outils et le mode d'emploi, à vous de fournir l'huile de coude !

ACTIONS ET VÉRITÉS !

Vous vous souvenez du jeu auquel on jouait quand on était ados dans la cour de récré, Actions ou Vérités ? Je vous livre les vérités sur les fondamentaux pour bien commencer, aiguiser votre esprit critique et tirer définitivement un trait sur toutes les foutaises que vous avez toujours considérées comme paroles d'Évangile !

Le but de ce livre, c'est ça :

- vous donner la vérité sur toutes les questions que vous vous posez concernant votre hygiène de vie ;
- créer en vous le déclic, la petite étincelle pour vous amener à passer à l'action.

Et si cette petite étincelle peut faire naître en vous une flamme suffisamment vivace pour vous pousser à vous reprendre en main et à changer votre vie pour le meilleur, je pense que j'aurai pleinement accompli ma mission.

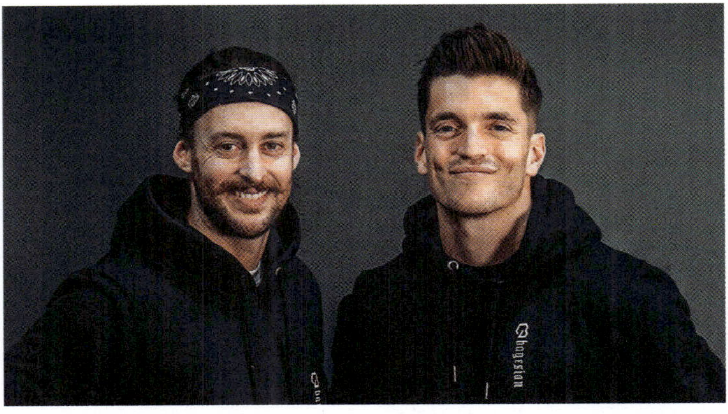

Le livre que vous tenez entre les mains doit beaucoup au travail de Menno, à la sagesse de Nevin et à la curiosité de tous les élèves. Sans eux, cet ouvrage ne serait jamais devenu ce qu'il est aujourd'hui.

VOUS NE VOUS CONSTRUIREZ JAMAIS
UN PHYSIQUE MUSCLÉ ET ATHLÉTIQUE EN VOUS CONTENTANT
DE MARCHER SUR UN TAPIS COMME UN HAMSTER COURT DANS SA ROUE !

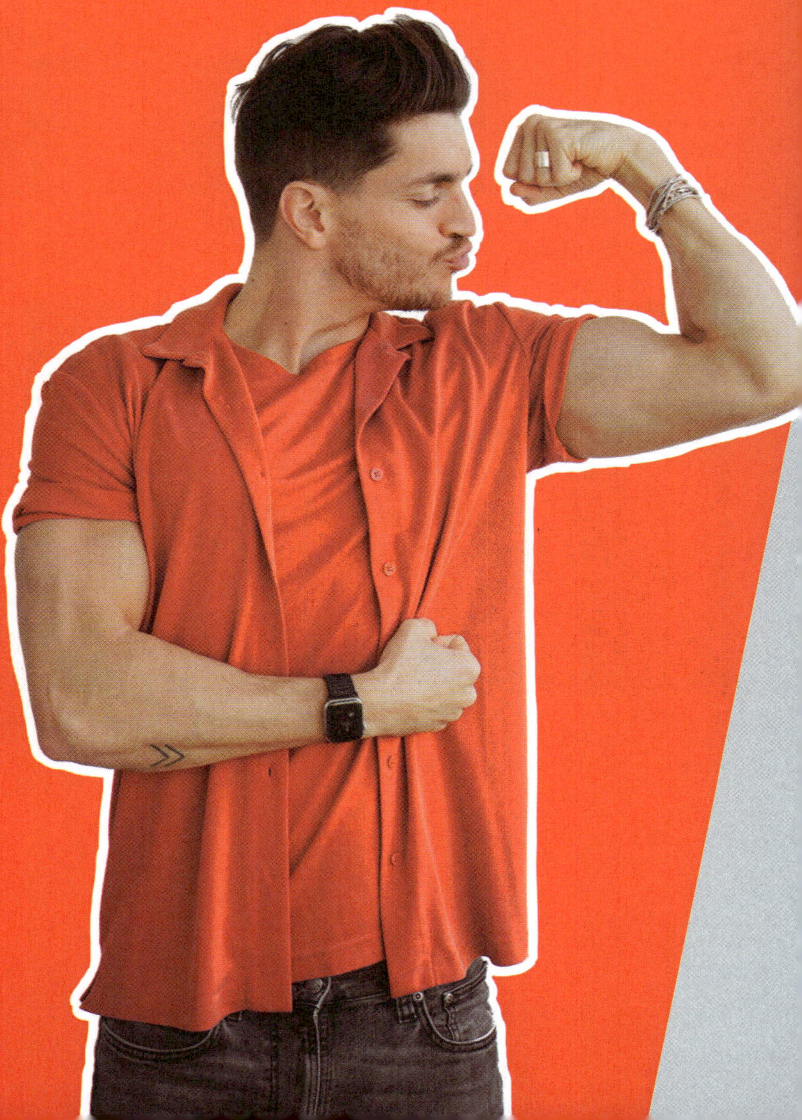

ENTRAÎNEMENT

Dans cette première partie, nous allons tordre le cou aux idées reçues du monde du sport et de l'entraînement : la musculation est-elle de la gonflette ou construit-elle des « vrais » muscles ? Si je fais de la muscu, vais-je finir comme Hulk ou comme Schwarzie ? Est-ce que je dois m'entraîner tous les jours pour progresser ? Si je n'ai aucun matériel ni abonnement à la salle de sport, est-ce que je peux me muscler quand même ? Je ne veux pas prendre du muscle, je veux perdre du gras : est-ce que je mise sur les abdos pour perdre du ventre ? Super, j'ai des courbatures énormes, c'est bien parce que je me suis donné à fond !

Les fausses croyances sont légion dans le monde du fitness, et briser ces mythes un à un est indispensable pour ramener tous les passionnés sur le chemin de la vérité. Le but : bouger ! Bouger bien, bouger mieux, bouger passionnément, avec toute son âme et toute sa conscience.

« LA MUSCULATION CE N'EST PAS DE LA GONFLETTE ! »

UNE HISTOIRE DE MUSCLE

J'espère que vous n'avez jamais dit un truc pareil. Parce qu'en 2023, sachez que ça mériterait un châtiment corporel ! Si vous vous entraînez en musculation, vous connaissez sans doute déjà le degré d'ignorance et de mépris nécessaires pour proférer ces paroles ! Mais que voulez-vous, la musculation n'étant pas vraiment populaire dans notre culture française, pas étonnant que certaines personnes pensent encore que les culturistes remplissent leurs muscles d'air en soufflant dedans ou que « les muscles fondent et dégoulinent en se transformant en gras » quand on arrête de s'entraîner ! Dans ce chapitre, nous allons redresser les torts de l'imaginaire collectif liés à la musculation (et ouais, ça sert aussi à ça d'avoir 2-3 muscles, on peut redresser plein de trucs !) et voir ensemble pourquoi la musculation est sans doute un sport beaucoup plus utile et intelligent que ne le prétend votre tante Jeanine…

« GONFLETTE » ET VRAIS MUSCLES

Ne jugeons pas sans avoir soulevé nous-même un haltère ! Avant de rabaisser la musculation avec ce suffixe -ette comme on dénigrerait amourette, barbichette, dînette, voiturette, chansonnette et tartiflette, nous allons voir de plus près à quoi ressemblent ces muscles. Car bien qu'aillant entendu des millions de fois « ce n'est pas des vrais muscles », je vous assure que si, ces muscles sont bien réels ! Malheureusement, il reste dans l'inconscient collectif l'idée que quelque chose d'esthétique n'est pas fonctionnel, et fioriture et superflu ont tôt fait de s'immiscer dans le monde des culturistes, jugés pour leurs formes, leurs lignes, leurs symétries. Et pourtant ! Comme on ne pourrait en rien dire à un cavalier vainqueur d'une course « c'est le cheval qui fait tout », nous ne pouvons dire aux personnes qui sculptent leur corps que ce ne sont pas des vrais muscles ! Et nous allons voir pourquoi !

DES MUSCLES
PLUS GROS ET NON GONFLÉS D'AIR

La force que sont capables de produire vos muscles dépend de deux composantes :

• Une composante neurologique : à quelle vitesse votre système nerveux central est capable d'activer vos unités motrices et de contracter vos fibres musculaires, ainsi qu'à quel point il est capable de coordonner les différents muscles au cours d'un mouvement, et notamment de désactiver certains muscles antagonistes (qui s'opposent au mouvement) qui viendraient freiner la production de force par leur activation.

• Et une composante morphologique, principalement influencée par la taille des muscles. De façon très schématique, plus une fibre musculaire est grosse, plus elle est forte, car plus elle possède du tissu contractile capable de générer de la force. Plus ces deux facteurs progressent, plus un muscle devient fort.

Dire que des muscles plus gros ne sont pas plus forts est donc un non-sens absolu. L'augmentation de la taille d'un muscle est en corrélation directe avec l'augmentation de sa capacité à produire de la force. Cela étant, et c'est sans doute pour ça que l'on a tendance à décorréler les deux, dans les premiers temps de l'apprentissage d'un mouvement ou de la pratique d'un sport, on devient toujours très rapidement plus fort, sans toutefois observer de changements notables de la masse musculaire. Parce que le système nerveux s'adapte beaucoup plus rapidement que le corps n'est capable de faire grossir les fibres musculaires. Par conséquent, au début, on devient plus fort sans prendre de muscle. Le cortex moteur et le système nerveux comprennent mieux le mouvement, activent de mieux en mieux les unités motrices et les muscles, affinent le recrutement musculaire, etc. Mais ces adaptations ont des limites. Au bout d'un moment, si aucune adaptation morphologique ne se produit, vous ne gagnerez pas davantage de force. Vos muscles vont devoir se développer et gagner en tissu contractile pour augmenter leur capacité à produire de la force. C'est la somme de ces adaptations morphologiques lentes et progressives qui fait qu'au fil des années la croissance musculaire d'un athlète est responsable de la majorité du développement de sa force.

Un sportif qui passe de 60 à 80 kg en prenant 20 kg de muscles sur plusieurs années développe des muscles infiniment plus forts qu'auparavant et qui ne vont pas « dégouliner et se transformer en gras » s'il arrête de s'entraîner. Et si votre tante Jeanine persiste, vous pouvez lui dire qu'on n'est plus en 1837, et qu'on sait aujourd'hui que le muscle ne se « transforme pas en gras » comme par magie. Non mais !

LES MUSCLES : UNE FORCE QUEL QUE SOIT LE SPORT...

La fausse croyance véhiculant que les culturistes ne sont pas aussi forts qu'ils en ont l'air vient aussi de l'observation naïve d'autres sportifs qui développent d'excellents niveaux de force sans pour autant présenter une masse musculaire aussi exceptionnelle. Si on pense aux boxeurs, aux judokas, ou aux lutteurs notamment, on constate que tous ces athlètes sont capables de développer des niveaux de force importants sans pour autant devenir forcément des montagnes de muscles. Ces sports sont des sports à catégorie de poids, et c'est justement parce qu'on sait pertinemment qu'un athlète plus musclé est beaucoup plus fort qu'on a été obligé de répartir ces athlètes dans des catégories de poids dont l'amplitude n'est parfois que de quelques kilos (1,361 kg à peine chez les boxeurs entre les poids mouches et les poids mi-mouches par exemple). Cela en dit long sur l'importance de la masse musculaire et sa capacité à générer de la force ! Les poids mouches n'affrontent jamais les poids lourds. Et avant l'adoption des catégories de poids dans les sports de combat comme la boxe, devinez quoi ? Les athlètes les plus lourds gagnaient systématiquement. Et si vous regardez comment sont bâtis les athlètes des catégories poids lourds de ces sports de combat, qui ne sont pas limités par un poids maximum puisqu'ils sont par définition tout en haut de la chaîne alimentaire, vous verrez que ce sont toujours de véritables colosses.

Les sports dans lesquels avoir une masse musculaire maximale n'est pas forcément un avantage sont les sports dans lesquels le rapport poids/puissance joue un rôle plus important que la puissance maximale, et généralement dans lesquels il n'y a pas d'affrontement violent ni de contact physique direct entre les athlètes. Pour un grimpeur qui doit supporter son poids de corps à bout de bras sur des voies à pic, il est facile de comprendre que la performance dépend davantage d'une optimisation du rapport poids/puissance que d'une capacité à générer la force la plus importante possible. Même chose pour tous les sports incluant des déplacements prolongés sur de longues distances comme les sports d'endurance, la course de fond ou de demi-fond, le cyclisme sur route, ou les sports collectifs comme le football ou le handball. Mais dès qu'il s'agit de générer le plus de force et de puissance indépendamment des catégories de poids, l'issue est toujours la même : les athlètes sont les plus musclés possible.

LES BONNES RAISONS DE SE MUSCLER !

LES ARGUMENTS SANTÉ

Contrairement à ce que beaucoup de gens pensent, la musculation est un des meilleurs sports qui soient pour la santé. Même si l'on pense instinctivement au développement des muscles, c'est l'ensemble de vos structures corporelles que vous allez pouvoir renforcer avec la musculation : vos muscles, vos articulations, vos tendons, vos ligaments et l'ensemble de vos fascias (l'ensemble des tissus « blancs » qui enveloppent vos muscles) vont se renforcer petit à petit sous l'effet de la tension mécanique, augmenter leur capacité de résistance à la charge et devenir plus résilients. La vraie leçon à retenir, que les sages de la Grèce antique avaient pourtant bien intégrée, c'est que **le muscle, c'est la santé**. Et même si aller dans une salle de musculation qui sent la chaussette pour pousser de la fonte en regardant vos petits bras crispés dans une vitre vous fait horreur, ce que je peux comprendre, sachez que la masse musculaire protège par exemple de façon inhérente contre le diabète, car elle améliore notamment la sensibilité à l'insuline et vous protège aussi contre la dégradation de votre métabolisme à mesure que vous vieillissez. Elle augmente également vos chances de survie face à un cancer, en plus de suivre une corrélation établie avec la longévité.

UNE ARMURE À VOS OS !

Bien au-delà de vous offrir un physique athlétique et agréable à regarder (bénéfice non négligeable cela dit), être musclé est probablement votre meilleure assurance vie. Et pas que de façon métaphorique ! Quand j'ai eu mon accident de scooter il y a 10 ans et que mon dos est allé heurter le coffre d'une voiture à 70 km/h, seules les apophyses transverses, les petites projections osseuses sur le côté de mes vertèbres lombaires, se sont fracturées. Selon le chirurgien orthopédique qui m'avait examiné à l'époque, si j'avais eu moins de muscles dans la région lombaire (merci le soulevé de terre !), j'aurais pu rester paralysé. Eh bien rien que ça, je peux vous dire que ça m'a incité à ne jamais arrêter la musculation !

L'entraînement en musculation fournit également un stimulus de choix pour renforcer l'ensemble de votre système ostéoarticulaire : les contraintes appliquées au squelette augmentent la densité minérale osseuse, renforcent vos os et diminuent sur le long terme le risque de fracture et d'ostéoporose. Il renforce en même temps vos tendons, vos ligaments et vos articulations, réduisant ainsi le risque de blessure. Le développement de la force de vos muscles va les aider à mieux contrôler vos articulations et donc à améliorer la stabilité articulaire globale. Vos articulations encaissent donc mieux les contraintes du quotidien, parce que votre corps est plus fort, et gère mieux la répartition du stress mécanique dans l'ensemble de ses tissus. C'est la raison pour laquelle les bons professionnels du sport et de la santé passent leur temps à dire que le mouvement est le meilleur remède pour les douleurs comme le mal de dos par exemple. Et pour ça, toutes les formes d'activité physique sont bonnes à prendre !

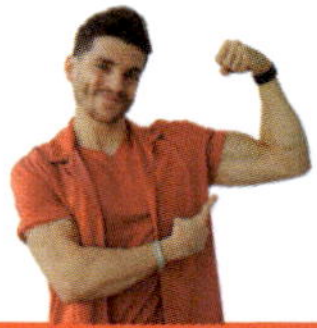

MUSCULATION ET VOCABULAIRE...

Un muscle agoniste est un muscle responsable d'une contraction ou d'un mouvement, par opposition au muscle antagoniste. Un muscle antagoniste est un muscle responsable du mouvement inverse du muscle agoniste, et qui s'oppose à son mouvement. Lorsqu'un muscle agoniste se raccourcit, son muscle antagoniste s'allonge, et vice versa.

Ex : le quadriceps est l'antagoniste des ischios-jambiers, puisqu'une des fonctions motrices des ischios-jambiers est la flexion du genou, et qu'une des fonctions motrices du quadriceps est l'extension du genou, le mouvement inverse. Donc quand vous faites un leg extension, vous stimulez vos quadriceps, et quand vous faites un leg curl, vous stimulez leur antagoniste, vos ischios-jambiers. Tout dépend donc du contexte et du mouvement en question.

Un exercice polyarticulaire est un exercice qui sollicite plusieurs articulations en même temps et donc plusieurs groupes musculaires. Par exemple, le squat et les tractions sont des exercices polyarticulaires.

Un exercice d'isolation se dit d'un exercice qui ne sollicite qu'une seule articulation et donc qu'un seul muscle ou groupe de muscles à la fois, justement pour en isoler l'action motrice principale. Par exemple, un curl biceps est un exercice d'isolation en ce sens qu'il isole le travail du biceps brachial, tout comme un leg extension, en ce sens qu'il isole le travail des quadriceps.

« AH NON PAS DE LA MUSCULATION ! J'VEUX PAS DEVENIR TROP MUSCLÉE ! »

LA MUSCU C'EST POUR LES HOMMES MAIS AUSSI POUR LES FEMMES !

À votre avis, combien de fois ai-je entendu des filles venir à moi et me dire : « J'ai envie d'être tonique, belle, sculptée, galbée, athlétique, bref : j'ai envie d'être une bombe ! ». Des millions ! (« Vous savez ce que ça fait déjà un million Larmina ? ») Le problème, c'est que la phrase qui suit est généralement : « En revanche, je ne veux pas devenir trop musclée ! ». Et donc s'ensuit la croyance limitante selon laquelle la muscu, c'est pour les mecs !

La représentation mentale de la musculation chez les femmes souffre d'une importante caricature sociale : après avoir vu quelques images de bodybuildeuses dopées aux hormones, des millions de femmes qui auraient besoin de faire de la musculation pour être en parfaite santé craignent désormais de se transformer en Arnold Schwarzenegger si elles se mettaient à soulever des poids plusieurs fois par semaine. Évidemment, la réalité est bien différente, mais pour que vous arriviez à l'accepter, il va d'abord falloir la comprendre, et nous allons donc voir dans ce chapitre les incroyables apports bénéfiques au quotidien, et pourquoi vous devriez mettre de côté vos a priori et écouter mes conseils si vous souhaitez un jour avoir le boule de vos rêves !

LES BIENFAITS DE LA MUSCULATION

Un corps galbé, tonique, sculpté et dessiné. N'est-ce pas exactement ce dont la plupart des filles rêvent quand elles imaginent leur physique idéal ? Bien sûr que si ! Mais pourquoi donc faire de la musculation plutôt que n'importe quel autre sport ?

La musculation est à mon sens le meilleur moyen pour arriver au physique de vos rêves, parce que c'est évidemment l'activité physique qui stimule le plus la masse musculaire en vous débarrassant du tissu adipeux excédentaire. Vous pouvez très bien avoir un corps tout à fait athlétique et dont vous serez fières quand vous serez en bikini sur la plage mais cela nécessite préparation physique et musculation. On ne développe pas la masse musculaire d'un Usain Bolt, d'un Anthony Joshua, d'un Michael Phelps ou d'un Cristiano Ronaldo simplement en courant, boxant, nageant ou en tapant dans un ballon. Toutes ces légendes vivantes et tous les sportifs professionnels musclent leur jeu en ajoutant de la musculation à leur programme d'entraînement, et pas toujours de gaîté de cœur !

La musculation vous permet par définition de générer une tension mécanique idéale pour développer la taille et la force de vos muscles, et de pouvoir quantifier cette tension mécanique à chaque séance (via le nombre d'exercices, de séries et de répétitions par exemple) pour être sûr que vous soumettez vos muscles à une demande d'effort graduelle de séance en séance et que vous forcez vos structures ostéoarticulaires à se développer progressivement. Vos muscles, vos articulations, vos tendons, vos ligaments et l'ensemble de vos fascias (l'ensemble des tissus « blancs » qui enveloppent vos muscles) vont se développer petit à petit sous la contrainte, augmenter leur capacité de résistance à la charge et devenir plus forts. Et ce n'est pas tout ! Le muscle, c'est la santé !

Autre bienfait non négligeable, développer la taille de vos muscles va améliorer vos capacités physiques dans l'ensemble de vos activités humaines, et dans la totalité des sports que vous aimez pratiquer. Il existe une multitude d'études montrant qu'un faible taux de masse grasse et des muscles plus gros et plus forts améliorent littéralement les performances dans tous les sports : volleyball, football, rugby, surf...

Tout ce que vous pouvez faire avec votre corps peut être amélioré grâce au développement de votre masse musculaire et à la diminution de votre taux de masse grasse (oui, j'ai bien dit tout. Et même si vous avez l'esprit mal placé, vous savez à quel point j'ai raison). À compétences techniques égales, les meilleurs joueurs et joueuses sur le terrain sont toujours les moins gras et les plus musclés. Pourquoi donc croyez-vous que les volleyeuses professionnelles ou les athlètes de saut en hauteur aux Jeux Olympiques ont toutes des corps

NE PAS CONFONDRE
MUSCU ET PRISE DE STÉROÏDES

La réalité, c'est que les filles qui poussent la logique du bodybuilding au point de développer une masse musculaire supérieure à la plupart des mecs sont sous l'emprise de stéroïdes androgènes anabolisants, qui poussent par définition leurs corps à produire davantage de muscles que ce qu'il est possible naturellement. Donc si vous décidez de ne pas vous aventurer du côté obscur de la force (littéralement) et que vous ne vous piquez pas les miches avec des substances pharmaceutiques destinées aux chevaux de course, aucun risque de ressembler magiquement à une nageuse olympique d'Allemagne de l'Est dans 3 mois !

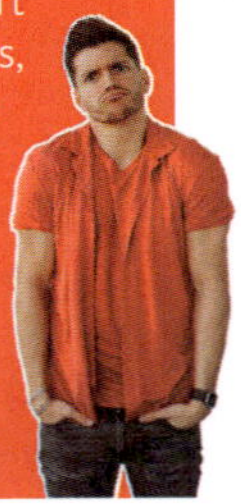

de déesses grecques ? Simplement pour faire joli ? Que nenni ! Parce qu'un corps sec et musclé est un corps plus puissant et athlétique. CQFD.

Enfin, développer votre musculature va aussi vous permettre de moins subir les efforts du quotidien. On sait en effet aujourd'hui que l'immense majorité des douleurs liées à ce qu'on pensait auparavant être des douleurs de « posture » sont en fait liées à un déficit de force dans les muscles du dos, et que l'exercice physique quel qu'il soit, du moment qu'il développe la masse et la force musculaire, est bénéfique pour les douleurs de dos. Avec des muscles plus forts, il devient beaucoup plus facile de sortir vos courses de votre voiture, porter vos gamins, vos valises, les valises de votre mec, déplacer des voitures mal garées, soulever des trains, ce genre de choses (quoi ? Votre but c'est bien de devenir super woman, non ?). Au lieu de subir votre quotidien jour après jour et de finir invariablement sur les rotules à 17 h 24, renforcez vos muscles ! Moins de douleurs de dos, et plus de confort !

LA SOLUTION MIRACLE
QUE TU ATTENDS DEPUIS TOUJOURS

« Je veux un physique galbé, tonifié, plus ferme, des muscles plus dessinés, plus saillants. J'aimerais galber mes cuisses, ma taille, affiner ma silhouette », toutes ces expressions vont dans le même sens : développer sa masse musculaire et réduire son taux de masse grasse. Si vous n'avez aucune connaissance en anatomie, vous êtes bonne pour un petit cours accéléré : **on ne tonifie pas un muscle, on ne raffermit pas un muscle, on ne durcit pas un muscle. On augmente simplement la taille de la section transversale d'un muscle,**

c'est-à-dire son épaisseur, et on diminue la quantité de tissu adipeux stocké à la surface de celui-ci. Comment, dites-vous ? En soumettant ses muscles à une contrainte progressive au fur et à mesure des séances, grâce à un entraînement bien programmé, et en consommant très légèrement moins de calories que ce dont le corps a besoin pour pouvoir se débarrasser du gras excédentaire. Résultat ? Le stockage de masse grasse diminue progressivement et la taille des muscles augmente très légèrement, ce qui donne le résultat tant recherché : un physique de déesse, aux cuisses fuselées, au fessier galbé et sans ailes de chauve-souris sous les bras ! (N'est pas Catwoman qui veut après tout).

La masse musculaire est toujours moins importante que ce que l'on pense, notre tendance à la complaisance laissant penser que nous avons moins de gras sous la peau que nous n'en stockons en réalité. Combien de fois ai-je entendu des clientes me dire : « Je ne veux pas prendre plus de muscle au niveau des cuisses, parce qu'elles sont déjà énormes ». Trois mois plus tard, après avoir perdu quelques kilos de graisse, les fameuses cuisses énormes étaient bizarrement beaucoup moins énormes, alors même que mes clientes avaient développé considérablement leurs performances sur les exercices pour le bas du corps. En leur faisant perdre globalement du gras petit à petit, les cuisses se sont affinées et elles n'ont jamais eu à craindre d'avoir des cuisses trop grosses parce que trop musclées. Comme je vous le disais au début de ce chapitre, le jour où vous vous réveillerez un beau matin, horrifiées en constatant dans le miroir que vous êtes subitement trop musclée, la Terre se sera probablement mise à tourner dans l'autre sens !

ET SI ON N'AIME PAS LA MUSCU ?

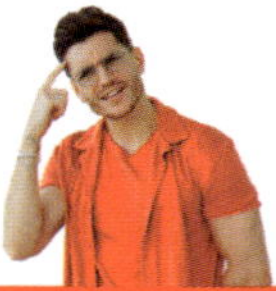

Je conçois qu'on puisse ne pas trop aimer la musculation. Si tel est le cas, et qu'aller pousser de la fonte dans une salle de sport qui sent la chaussette (comme dirait mon père) vous fait horreur (petite nature que vous êtes), trouvez-vous une alternative qui vous amène à vous bouger VRAIMENT ! N'allez pas simplement faire une partie de pétanque avec vos copines. Faites quelque chose qui vous challenge et qui vous permet de vous dépasser ! C'est ça la règle : sans effort, pas d'adaptation ! Si vous voulez changer votre physique, il va falloir pousser votre corps dans une zone dans laquelle votre cerveau n'a absolument pas envie d'aller. C'est hors de notre zone de confort que les changements s'opèrent. Aucun totalitarisme sportif ne sera toléré au sein de cette communauté. Le but est de développer le goût de l'effort, de valoriser le travail, et de mériter jour après jour son petit confort de vie. Le sport, c'est aussi et surtout une école de la vie après tout. Nom de nom !

MODE D'EMPLOI DU OU DE LA DÉBUTANT(E) POUR SE BÂTIR UN PHYSIQUE DE RÊVE

Quand on est totalement débutant, les étapes essentielles à mettre en place pour se construire une dynamique intelligente et structurée avec la musculation sont assez simples, même lorsqu'il s'agit de bâtir le physique de vos rêves. Attention : simple ne veut pas dire facile ! Et même si je peux vous expliquer le plan de bataille en 2 minutes, le suivre sur le long terme va demander des efforts de votre part. Mais un physique de championne, ça se mérite : on n'a rien sans rien !

LA FRÉQUENCE

Prenez une fréquence qui vous convient et ne vous forcez pas à aller à la salle tous les jours que Dieu fait !

Si vous débutez, vous entraîner 2 ou 3 fois par semaine peut parfaitement suffire dans un premier temps à obtenir des résultats solides. Partez donc sur une fréquence qui vous convient et qui vous permet de vous entraîner en accord avec votre quotidien. Si c'est 2 ou 3 fois par semaine pour commencer, c'est déjà très bien ! 3 fois c'est un peu mieux, mais il vaut mieux s'entraîner 2 fois de façon structurée et intelligente qu'y aller 3 fois et se tourner les pouces en swipant sur Tinder pendant toute sa séance !

LES EXERCICES

Une fois qu'on est à la salle : qu'est-ce qu'on fait ? C'est le coup classique : j'arrive à la salle et je ne sais pas quoi faire. Y a des mecs musclés un peu partout qui nous regardent bizarrement (c'est faux, mais quand on est nouveau, on se sent toujours plus observé qu'on ne l'est réellement), les machines sont étranges, on ne trouve pas les vestiaires. Bref : on est paumé ! Malheureusement, c'est la raison principale pour laquelle la plupart les gens qui débarquent en salle de musculation pour la première fois se tournent vers les machines de cardio et passent inutilement l'intégralité de leurs séances à marcher sur un tapis ou à tourner mollement leurs bras et leurs jambes sur un vélo elliptique en espérant que Zeus se prenne de pitié et leur envoie quelques muscles au passage. Je vous arrête tout de suite : ce n'est pas comme ça que ça se passe. C'est un manque d'éducation et de connaissances fondamentales vis-à-vis de l'entraînement qui pousse les gens à se diriger vers les machines en apparence les plus simples à utiliser et les plus accessibles. Mais spoiler alert : vous ne vous construirez jamais un physique musclé et athlétique en vous contentant de marcher sur un tapis comme un hamster ! Profitez donc des conseils qui vont suivre pour vous bâtir un plan de bataille solide !

La dynamique à adopter consiste à essayer d'être le plus rentable possible. Pour faire simple, je veux que vous vous concentriez sur les exercices qui vont vous permettre de stimuler le plus de masse musculaire possible, et donc de recruter le plus de muscles pour soulever le plus de poids avec une technique parfaite.

LE VOCABULAIRE DES SÉANCES DE MUSCU !

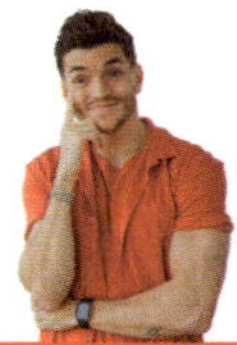

Série (s) : ensemble de répétitions d'un même exercice faites les unes à la suite des autres.
Répétition (rép.) : fait d'effectuer un mouvement une fois et de revenir au point de départ. Le nombre de répétitions d'une série dicte donc sa longueur, et influe sur la charge que vous êtes capable de soulever au cours de la série. Plus vous ferez de répétitions au cours d'une série, plus la charge sera faible. À l'inverse plus la série sera courte, plus vous pourrez mettre lourd, toutes choses égales par ailleurs.
Phase concentrique (1.) : c'est la phase de la contraction musculaire où les points d'insertion des muscles se rapprochent, et où le muscle se « raccourcit » donc. Elle correspond à la phase 1. des exercices des pages suivantes.
Phase excentrique (2.) : c'est l'inverse de la phase de la contraction musculaire où les points d'insertion des muscles s'éloignent, et où le muscle « s'allonge » donc. Notez que vos muscles sont toujours plus forts sur la phase excentrique que sur la phase concentrique (il est toujours plus dur de lever activement une charge que de simplement freiner sa descente), c'est pourquoi cette phase du mouvement vous semble toujours plus simple. Cela dit, elle n'en reste pas moins essentielle pour la croissance musculaire.

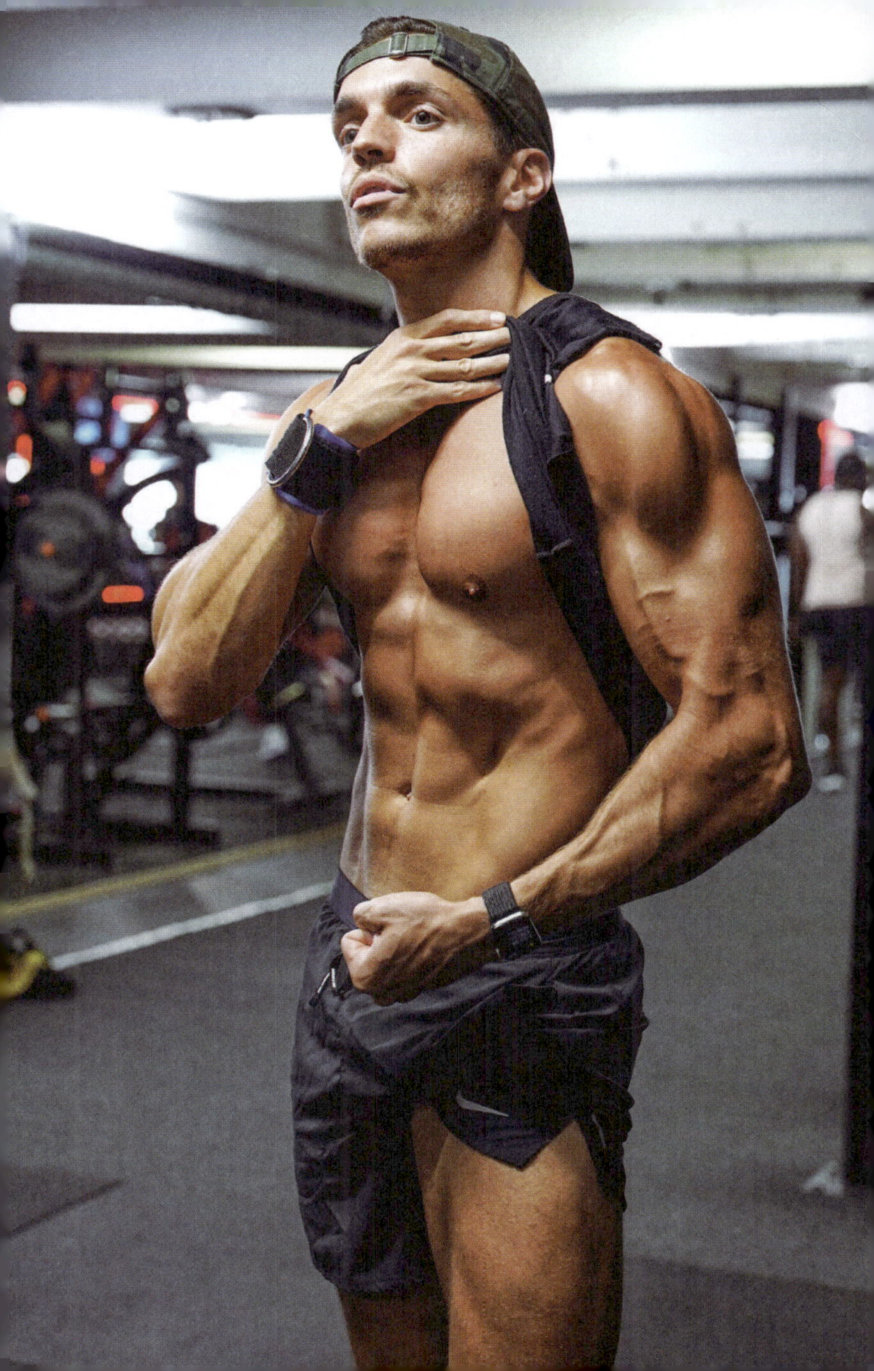

L'ÉCHAUFFEMENT

L'échauffement constitue une partie importante de votre entraînement qu'il convient de ne jamais négliger. Son but : préparer votre corps à fournir une performance optimale sans vous blesser. Par définition, il permet de faire passer le corps de l'état de repos à l'état de production d'efforts musculaires maximaux, et cette modification d'état nécessite donc une petite phase d'adaptation. Pour cela il doit augmenter votre température corporelle (échauffer) pour améliorer la performance et faciliter le recrutement musculaire. Si vous avez déjà essayé de soulever une barre très lourde sur des muscles complètement froids, vous savez probablement que cela est rarement une bonne idée. Sur le plan neural, il prépare le corps à réaliser des exercices complexes et moteur avec la meilleure efficacité possible, tout en minimisant le risque de blessures. C'est la raison pour laquelle un échauffement judicieux comporte 2 phases principales. Une première phase de **montée en température généralisée**, une deuxième phase de **séries d'échauffement spécifiques** à l'exécution des mouvements à venir dans le cadre de la séance.

PHASE 1. MONTÉE EN TEMPÉRATURE

• Faire 3 à 5 min d'un exercice cardiovasculaire quelconque à faible intensité (vélo, rameur, ski erg, corde à sauter, shadowboxing...). En fonction du climat de l'endroit et de la température de la pièce, il peut être tout à fait judicieux de porter un sweatshirt pour augmenter rapidement votre température corporelle.

• Réaliser ensuite un petit échauffement général de mobilisation sur les articulations comme des CARs, ou Rotations Articulaires Contrôlées. Si vous souhaitez découvrir une routine très simple de CARs pour l'ensemble du corps flashez le QR code ci-dessous.

PHASE 2. SÉRIES D'ÉCHAUFFEMENT SPÉCIFIQUE

Ces séries d'échauffement ne comptent pas dans le calcul de votre volume total comme des séries de travail effectives, elles sont simplement là pour permettre à votre corps d'ancrer l'exécution technique des mouvements que vous allez effectuer et pour vous préparer à fournir une performance optimale sans vous blesser. Le but : préparer votre corps à la charge de travail. Augmenter alors progressivement le poids pour arriver au poids de travail. Sans se fatiguer. Donc le nombre de répétitions que vous allez faire à chaque série va quant à lui diminuer pour vous amener à ne réaliser que quelques répétitions lors de votre dernière série d'échauffement. C'est ce que l'on appelle une gamme montante, et cette technique suit la logique d'une pyramide : lors des premières séries d'échauffements, vous réalisez un nombre relativement important de répétitions avec une charge très faible, et au fur et à mesure que vous faites progresser la charge sur la barre, le poids augmente mais le nombre de répétitions diminue. Après 2 ou 3 séries d'échauffement, ne réaliser qu'une ou deux répétitions à un poids très proche du poids sélectionné pour la première série de travail effective.

Exemple : vous entamez la troisième séance de votre programme, la séance haut du corps numéro 2. Après quelques minutes d'exercice cardiovasculaire et des rotations articulaires contrôlées sur les articulations du haut du corps (scapulas, épaules, coudes et poignets). Vous passez désormais à vos séries d'échauffement avant de vous lancer sur votre première série de développé couché aux haltères avec 12 répétitions et des haltères de 16 kilos. Vos séries d'échauffement pourraient être réalisées comme suit :

- Série d'échauffement 1 : haltères de 5 kg x 10 rép.
- Série d'échauffement 2 : haltères de 10 kg x 5 rép.
- Série d'échauffement 3 : haltères de 14 kg x 2 rép.

Utilisez cette logique de séries d'échauffement pour tous les exercices polyarticulaires de votre programme et tous les exercices qui sollicitent un groupe musculaire pour la première fois de la séance.

STEP ! BY STEP...

Une fois passée la phase de quelques semaines consacrées à l'apprentissage des mouvements (et des courbatures, on n'a rien sans rien !), vous devez monter d'un niveau. Désormais, vos entraînements doivent être durs ! Ils doivent vous faire sortir de votre zone de confort. C'est la seule façon de pousser vos muscles à s'adapter. Et la meilleure façon de faire, c'est de vous assurer que vous mettez en place une surcharge progressive, c'est-à-dire que vous en demandez chaque jour un tout petit peu plus à votre corps pour le pousser à se renforcer. Si vous faites ça, et que vous ne passez pas votre temps à glander sur votre téléphone (qui devrait d'ailleurs rester au vestiaire ou dans votre sac pour une productivité maximale, croyez-moi !) une séance de 40 min à 1 h suffit amplement pour obtenir de vrais résultats en quelques mois de votre nouvelle dynamique.

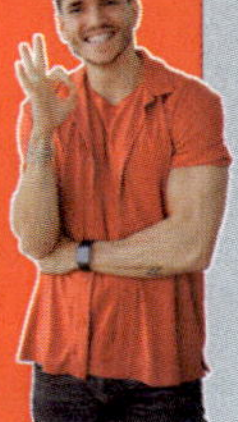

ACTION !

GOBLET SQUAT

• Départ debout, un haltère entre les paumes de main, coudes serrés sous les poignets.
• Posture la plus stable possible, les pieds sur la largeur des hanches. Talons pouvant être surélevés avec une cale ou en debout sur un plan incliné.
• Poids réparti sur 3 points de contact : le talon, la balle du pied et le bord extérieur, sous le petit orteil. Bassin légèrement en arrière.
• Inspiration profonde pour remonter le sternum et se grandir (sans creuser le bas du dos)
1. S'accroupir complètement en gardant le buste le plus droit possible, talons au sol, haltère contre soi et coudes sous les poignets.
2. Pousser sur les cuisses pour revenir dans la position initiale, abdos engagés durant le mouvement.

Muscles principaux travaillés : quadriceps
Attention à garder le buste gainé tout au long du mouvement et à ne pas se laisser entraîner par l'haltère vers l'avant.

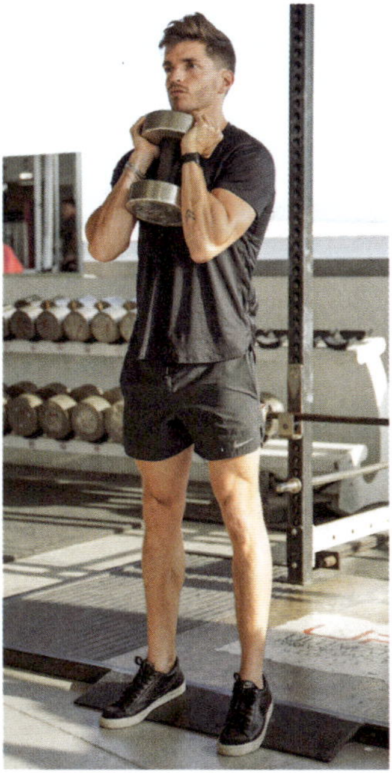

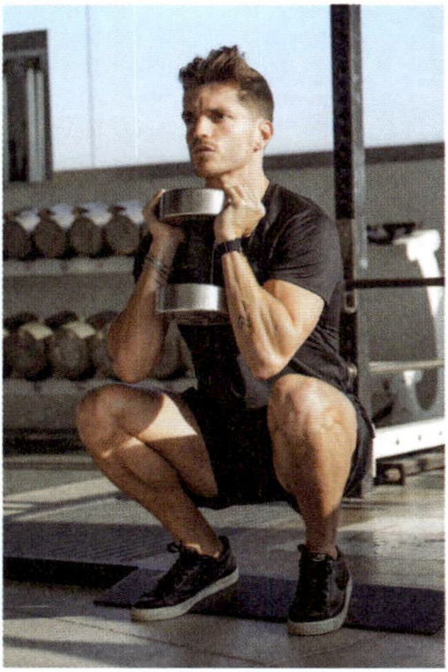

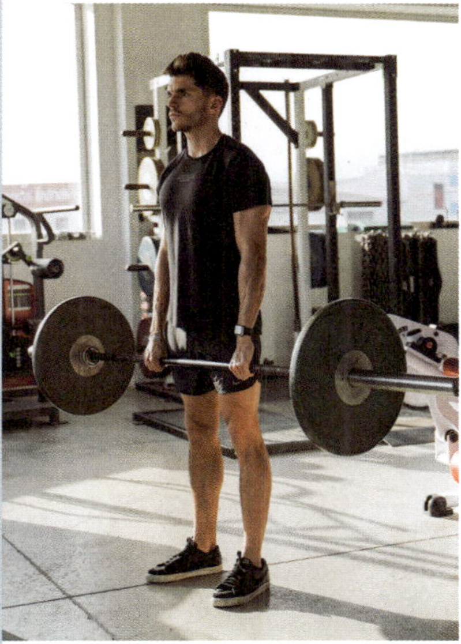

2. Reprendre position initiale en contractant les ischios-jambiers et les fessiers, barre toujours collée aux cuisses.

Muscles principaux travaillés : ischios-jambiers, grand fessier, muscles de la chaîne postérieure pour le gainage.
Attention à garder toujours la barre en contact avec les cuisses pour optimiser le placement du centre de gravité et l'effet de levier, tout en minimisant la tension inutile sur le bas du dos.
Vous pouvez utiliser des straps pour éviter de lâcher.

RDL (Romanian Deadlift, ou soulevé de terre roumain)

- Départ debout, barre tenue à bout de bras, mains en pronation.
- Poids réparti sur 3 points de contact : le talon, la balle du pied et le bord extérieur, sous le petit orteil.
- Genoux non verrouillés. Épaules fixes.
- Inspiration profonde pour remonter le sternum et se grandir (sans creuser le bas du dos).

1. Envoyer les fesses le plus possible en arrière jusqu'à étirement maximal des ischios-jambiers, barre descendant naturellement le long des jambes, en contact permanent avec les cuisses. Genoux déverrouillés mais non fléchis pour flexion des hanches complètes sans soulever.

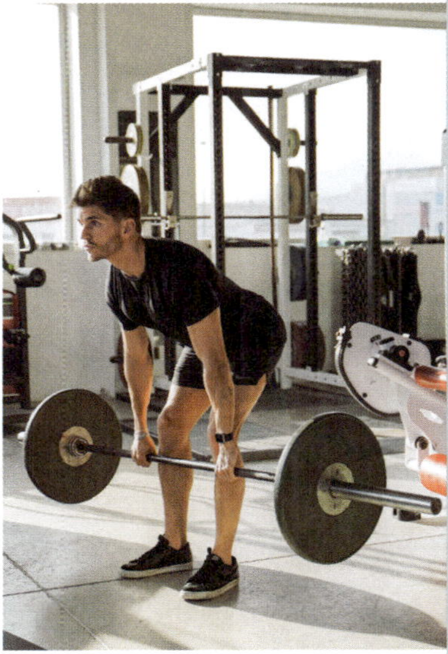

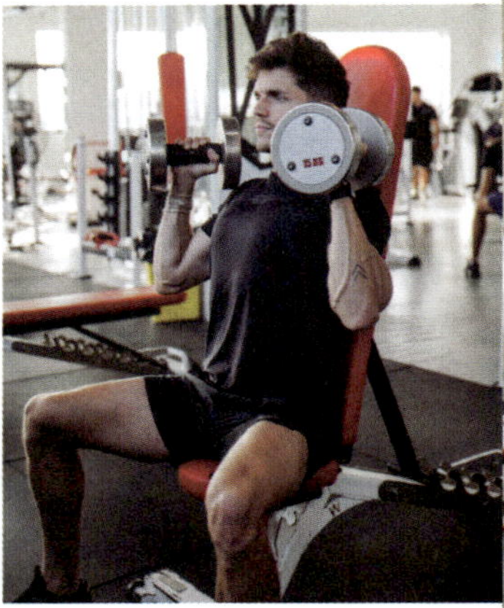

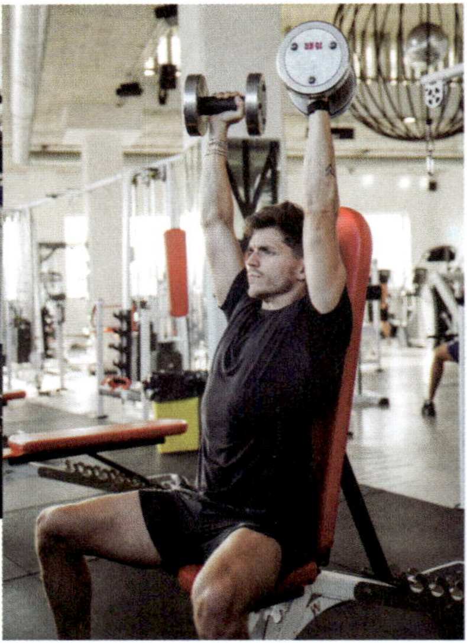

DÉVELOPPÉ MILITAIRE

• Départ assis sur un banc, pieds à plat, dos droit (il est possible de s'appuyer sur le dossier).

• Un haltère dans chaque main, coudes sous les poignets avant-bras verticaux, légèrement devant vous, dans le prolongement naturel des épaules.

• Inspiration profonde pour remonter le sternum et se grandir (sans creuser le bas du dos).

1. Pousser les haltères vers le haut jusqu'à extension complète des bras au-dessus de la tête.

2. Redescendre simplement les haltères au niveau des épaules en contrôlant le mouvement pour revenir à la position initiale.

Muscles principaux travaillés : deltoïde (chef antérieur et latéral), triceps.

Attention à ne pas partir de trop bas. La position initiale est celle que vous êtes capable d'adopter de façon active (la position basse sans aucun haltère dans vos mains).

En effet, il n'est pas rare de se laisser entraîner vers le bas par le poids des haltères, et de commencer le mouvement dans une position que votre amplitude articulaire ne vous permettrait pas d'adopter sans la contrainte de la charge additionnelle fournie par les haltères.

Même si vous êtes peu mobile des épaules, partez de la véritable limite de votre amplitude active.

STOP !
TEMPS DE REPOS...

Le temps de repos est le temps d'arrêt observé à la fin d'une série de travail sur un exercice avant de refaire une série sur le même. Généralement, plus vous prenez de repos, plus vous pouvez produire une performance maximale à la série d'après, et plus votre séance est bénéfique à la prise de force et à la croissance musculaire. C'est la raison pour laquelle il n'est jamais souhaitable de raccourcir vos temps de repos en ne vous arrêtant que 20 à 30 secondes. Sans pour autant attendre 15 minutes entre chaque série (votre température corporelle viendrait à diminuer et vous vous refroidiriez, vos séances dureraient 5 heures !), prendre au moins 2 à 3 minutes de repos sur vos gros exercices est un bon point de départ.

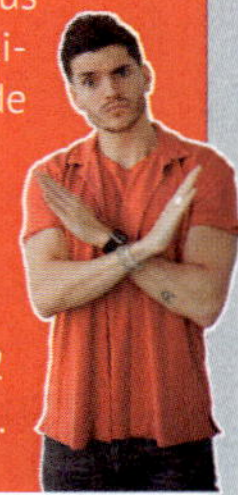

FEMMES : FAITES UN ATOUT DE VOTRE AVANTAGE PHYSIOLOGIQUE

Vous avez la particularité génétique et neurologique de pouvoir récupérer de la douleur et de l'effort un tout petit peu plus vite que les garçons (contrairement à ce qu'on raconte quand on essaie de jouer les gros bras !). Profitez-en ! N'attendez pas comme les mecs 3 ou 4 min entre chacune de vos séries, ce serait probablement du temps perdu dans votre cas.

Vous pouvez parfaitement autoréguler vos temps de repos en fonction de vos sensations. La règle est simple : dès que vous sentez que vous avez suffisamment récupéré et que vous êtes prête à envoyer une performance à peu près similaire sur la série suivante, allez-y ! Pas besoin de faire une série de 12, de poser la barre et d'attendre ensuite inutilement 3 minutes alors que vos muscles ont déjà récupéré depuis 2 minutes.

Le but du jeu pour vous est de rentabiliser votre temps à l'entraînement le plus possible. Essayez d'être rentable : si vous pouvez le faire en 45 min, pourquoi y passer 1 h 30 ? Allez à l'essentiel : des exercices poly-articulaires (comme ceux cités plus hauts, mobilisant plusieurs articulations, et donc de nombreux muscles en même temps), des séries relativement longues (contrairement aux hommes, vous pouvez souvent faire des séries de 20–25 répétitions avec des charges crédibles !), des temps de repos aussi courts que possible pour produire une performance maximale, et rideau !

En 40 à 45 min d'effort 2–3 fois par semaine, vous avez désormais entre les mains de quoi vous bâtir un corps galbé et suffisamment athlétique pour arrêter de fantasmer sur des mannequins. La seule personne que vous avez besoin de dépasser, c'est celle que vous étiez hier. Et quand vous aurez compris ça, vous pourrez vous féliciter et profiter des résultats crées par votre géniale dynamique !

Soyez sérieuse, investissez-vous à fond, donnez le maximum à chaque séance, et dans quelques mois, votre physique de déesse vous aura fait oublier qu'à une époque pas si lointaine, vous n'aimiez pas trop le sport et que vous préfériez la raclette !

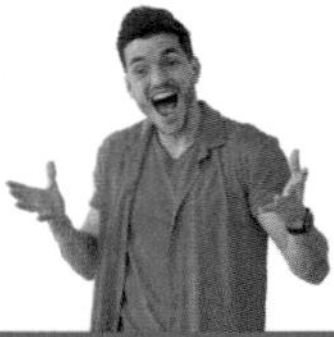

LE SUPERSET

CAP OU PAS CAP ?

Le super set est une série combinée au cours de laquelle vous allez réaliser deux séries de deux exercices différents (idéalement sur des groupes musculaires antagonistes) l'une après l'autre et sans temps de repos, avant de vous reposer à la fin de ces deux séries pour effectuer à nouveau une série de chaque exercice l'un à la suite de l'autre. La fatigue musculaire engendrée par la stimulation d'un groupe musculaire a généralement peu d'impact sur la capacité de production de force d'un groupe musculaire antagoniste. Dans certains cas même, elle la potentialise. Nous avons donc souvent intérêt à travailler de la sorte des groupes musculaires antagonistes l'un après l'autre au sein du même superset. Les supersets permettent ainsi d'économiser un temps précieux, puisque vous n'avez pas besoin de vous reposer à la suite de chaque série du même exercice avant de passer au travail du groupe musculaire antagoniste et de vous reposer à nouveau entre chaque série. Attention cependant : le fait d'enchaîner deux exercices sans temps de repos augmente généralement la stimulation cardiovasculaire de votre séance. C'est une bonne chose, mais vous risquez de tirer un peu plus la langue !

Notez que les supersets ne sont pas obligatoires. Ils constituent juste une technique extrêmement utile pour pouvoir réaliser plus de volume de travail dans le même laps de temps, et rendent donc vos séances plus efficaces et plus rentables. Néanmoins, combiner de la sorte deux exercices différents n'est pas toujours possible en pratique, surtout si vous vous entraînez au heures de pointe dans une salle commerciale blindée de monde. Dans un tel contexte, il est souvent pratiquement impossible de mobiliser deux machines ou postes de travail en même temps pour pouvoir réaliser vos séries de façon combinée. Si c'est votre cas, c'est dommage, mais ça n'est pas la fin du monde. Vous pouvez parfaitement faire les mêmes progrès sans vous entraîner en superset. Vos séances seront simplement un peu plus longues. Si pour une raison ou pour une autre, vous ne pouvez pas mettre en place un superset, faites simplement toutes les séries de votre premier exercice entrecoupées du repos dont vous avez besoin avant de passer à votre second exercice.

« POUR PROGRESSER IL FAUT S'ENTRAÎNER TOUS LES JOURS ! »

LE MIEUX ENNEMI DU BIEN

S'entraîner tous les jours. Consommer des boissons énergétiques pour l'effort. Acheter des baskets à 250 euros. Enchaîner les shakers pré-entraînement et les gels de récupération. S'étirer tous les matins. Porter du Goretex pour braver les intempéries. Se donner toujours à fond. Acheter du matériel pour la pratique intensive même quand on est débutant. Essayer de suivre le même programme d'entraînement que les grands champions. Changer son alimentation du tout au tout et adopter un régime drastique du jour au lendemain… Ça vous dit quelque chose ? Il y a effectivement des chances que l'un ou l'autre de ces comportements vous soit familier. Pourquoi ? Parce que c'est la façon dont la plupart fonctionnent quand ils décident de se lancer dans une nouvelle dynamique, en particulier sportive !

Depuis la recréation des Jeux Olympiques modernes en 1894 à l'initiative de Pierre de Coubertin et la généralisation des loisirs et des congés payés à partir des années 1930 et tout au long du siècle dernier, le sport a pris une place de plus en plus importante dans nos vies et dans l'imaginaire collectif. Pratiquer un sport régulièrement est désormais une pratique valorisée socialement, et inclure une forme d'activité physique dans le cadre de ses loisirs est un signe de compétence sociale, voire de compétitivité. L'explosion du sport professionnel et de sa médiatisation au cours des 60 dernières années, à plus forte raison de nos jours grâce au développement d'Internet et à la banalisation des réseaux sociaux, nous offre des héros modernes qui incarnent toutes les valeurs de réussite et de dynamisme défendues par nos sociétés, et auxquelles il est difficile de ne pas s'identifier. Tout est fait dans les médias et la publicité pour nous pousser à nous imaginer comme ces sportifs professionnels : leur sympathie, leur accessibilité, le récit de leurs trajectoires sociales, qui montrent souvent qu'ils sont partis de rien et se sont hissés au sommet de la chaîne médiatique grâce à leur travail acharné et à leurs efforts dignes des 12 travaux d'Hercule. Le darwinisme social nous pousse constamment à nous dépasser, à donner le meilleur de nous-même, à rejeter l'immobilisme et à essayer coûte que coûte de progresser dans tous les domaines de nos vies. Et comme si tout cela n'était pas suffisant, les équipementiers sportifs et les marques de prêt-à-porter exploitent à fond ces tendances sociales et ces impératifs quasi catégoriques de performance pour nous pousser à acheter du matériel toujours plus neuf, toujours plus performant, et toujours plus cher. Et avec tout ça, vous vous demandez encore pourquoi les gens pensent qu'il faut s'entraîner tous les jours pour pouvoir progresser ?

LE DIKTAT DU TOUT, TOUT DE SUITE

Nous voulons tous devenir des danseuses professionnelles, des champions du monde de boxe ou des marathoniens d'élite, mais sans pour autant sacrifier le reste de nos vies sur l'autel de la performance sportive, et sans investir la même quantité d'efforts. Non ! Nous voulons avoir le niveau et décrocher la gloire des sportifs professionnels admirés par tous, tout en maintenant à côté une carrière professionnelle brillante, une vie sociale bien remplie et une famille heureuse. Le super humain 2.0 qui brille en réunion dans son petit costume ou tailleur du lundi au vendredi et qui rivalise avec Usain Bolt ou Conor Mcgregor le week-end (tout en sortant évidemment le samedi soir pour descendre quelques bières avec ses potes : on n'a qu'une vie après tout !). Si ces quelques lignes vous ont fait sourire, c'est sans doute parce qu'il y a un fond de vérité qui vous titille là-dedans. **La société nous pousse constamment à nous fantasmer plus performant et plus sportif que nous le sommes vraiment, et par la même occasion à sous-estimer en permanence les efforts nécessaires pour atteindre l'excellence dans n'importe quel sport.**

Vue de son canapé, une finale des 100 m des JO ne dure même pas 10 s, à peine le temps d'aller jusqu'au frigo pour décapsuler une nouvelle bière ! Et pourtant, il a fallu 4 années de travail acharné à un champion aussi exceptionnel qu'Usain Bolt pour gagner 6 centièmes de secondes sur ses 100 m entre les JO de Pékin en 2008 et les JO de Londres en 2012. 6 centièmes en 4 ans ! On veut prendre 10 kilos de muscle en 3 mois, perdre 15 kilos de gras en 8 semaines de régime, doubler nos pecs avant l'été et passer sous les 10 secondes aux 100 mètres en courant une fois tous les dimanches. S'entraîner pour progresser et obtenir ses premiers résultats est difficile, fatigant, parfois ingrat, et à l'heure où tout est facile et instantané, des livraisons à domicile aux applications de rencontre, en passant par l'achat de billets d'avion pour l'autre bout du monde ou l'organisation intégrale et à distance d'un mariage clé en main, on s'attend naturellement à ce qu'il en soit de même pour l'entraînement. Jusqu'à ce que… on mette 2 ou 3 fois les baskets, on rentre de l'entraînement perclus de courbatures horribles comme si on s'était fait rouler dessus par un bus, et qu'on comprenne qu'il va en falloir bien plus pour espérer briller un minimum, ou au moins être crédible dans cette nouvelle dynamique sportive qu'on vient de se choisir. Et c'est généralement là qu'on renverse la vapeur et que le sketch commence.

DES COMPORTEMENTS EXTRÊMES POUR DES RÉSULTATS MÉDIOCRES

S'il est impossible de devenir Usain Bolt en courant tous les dimanches avec sa bande de potes, il est donc nécessaire de s'entraîner tous les jours pour obtenir des résultats ! Et c'est sans doute là le drame de l'homme moderne (je dis l'homme, mais les filles on vous voit aussi là-bas derrière hein !), plus habitué à rêver sa vie et à vivre par procuration qu'à travailler pour réaliser ses rêves : se mettre du jour au lendemain à s'entraîner tous les jours est sans doute aussi stupide que de penser qu'on pourrait devenir un champion en s'entraînant de façon occasionnelle, et pourtant c'est ce que beaucoup de gens font ! Et le bon sens étant manifestement la chose qui se fait la plus rare de nos jours, nombre d'entre nous finissent par se blesser ou par se dégoûter de l'activité physique en à peine quelques semaines à force d'en faire trop d'un coup. Vous n'êtes pas champion olympique (enfin il y a peu de chances !), vous ne pratiquez pas ce nouveau sport que vous venez de découvrir à la télé depuis l'âge de 4 ans, vous n'êtes pas payé pour ne faire que vous entraîner, dormir et manger, et votre carrière et votre stabilité économique ne dépendent pas de votre niveau de performance. En un mot comme en cent : foutez-vous la paix ! Votre but devrait être avant tout de vous défouler, de pratiquer une activité physique pour prendre soin de votre santé, de vous changer les idées et d'être bien dans votre peau et de ressentir des émotions sympas qui valent la peine d'être vécues. Pas de culpabiliser de ne pas en faire assez ou de vous entraîner tous les jours que Dieu fait jusqu'à vous péter un tendon d'Achille !

Remettons un peu de bon sens dans toutes ces croyances farfelues pour satisfaire au mieux notre constant besoin du « tout et tout de suite » tout en évitant de se blesser bêtement au bout de la troisième semaine de pratique de notre nouvelle passion.

Mettons que vous soyez tombé subitement amoureux d'un nouveau sport découvert à la télé, parlé athlétisme avec un ami, pris conscience que votre voisin était un mordu de kite surf. Attention ! Si vous êtes aussi impulsif que moi, vous êtes à deux doigts de commettre votre première erreur fatale ! Avant de prendre votre voiture et d'aller mettre une gifle à votre PEL pour vous acheter la tenue complète du parfait kite surfer, assurez-vous déjà que vous allez aimer VRAIMENT ce nouveau sport qui a l'air de vous séduire.

La réalité de toute nouvelle pratique sportive réside dans des sacrifices, des efforts, du travail, de l'inconfort. Pour faire simple : de s'adapter à quelque chose qui nous est totalement inconnu, et qui en plus exige de mobiliser de nouvelles ressources énergétiques, physiques et mentales pour être mené à bien. Êtes-vous sûr que votre boulot, votre vie sociale ou votre vie de famille vous laissent assez de temps pour vous investir dans un sport totalement nouveau ? Êtes-vous sûr que vous allez vraiment aimer ça une fois que l'excitation des premières fois sera retombée ? Êtes-vous sûr que cela ne va pas vous demander des sacrifices trop importants en termes d'organisation et de budget, qui rendront la régularité de la pratique totalement irréaliste sur le long terme ? Pour avoir négligé ces questions de nombreuses fois au fil des années par excès d'enthousiasme, mon conseil est très simple : ne vous précipitez pas ! Vous avez l'impression d'être soudainement passionné par le kite surf ? Demandez à votre pote ou à votre voisin de vous faire essayer le week-end prochain pour voir si les premières sensations correspondent à l'idée que vous vous en faites. Ça peut paraître idiot, mais si ça se trouve, le seul contact de l'eau salée et la galère liée au fait de devoir nettoyer le sable de tout votre équipement suffiront à vous faire préférer le basket-ball ou le golf !

Méfiez-vous également de vos biais émotionnels : ce n'est pas parce que votre voisin adore ça que vous aussi, et ce n'est pas parce que le monde adore regarder ce sport à la télé que c'est votre truc. Naturellement, nous avons toujours tendance à subir la projection de nos biais émotionnels, et à penser qu'on adorerait pratiquer ce sport intrigant qu'on voit à la télé ou sur notre smartphone.

AVANT DE SE METTRE EN SELLE...

C'est ainsi que quand j'avais 10 ans, ma passion pour l'équitation a tourné court quand j'ai découvert au moment du galop 3 que je devais désormais curer les sabots de mon cheval et le brosser de la crinière aux sabots avant même de monter dessus ! Un vrai passionné d'équitation ne verra aucun inconvénient à cela, et envisagera même ces moments comme faisant partie intégrante du développement de la relation avec l'animal ou de son expérience de cavalier. Pour moi, ça a été suffisant pour me faire lâcher les rênes à tout jamais et passer au judo ! Bref, vous l'avez compris, avant vous jeter corps et âme dans une nouvelle dynamique sportive, d'acheter tout le matériel et de réorganiser votre vie de A à Z, assurez-vous que vous aimez vraiment ça.

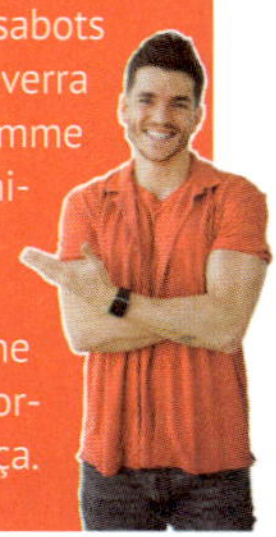

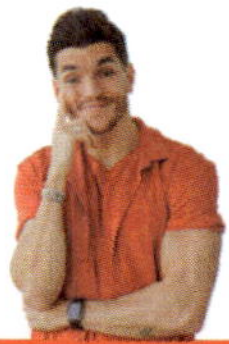

LE GRAND SAUT DANS LE VIDE

Combien de mes amis m'ont déjà envoyé des vidéos de wingsuit sur les réseaux sociaux me disant : « ça, c'est mon but ultime dans la vie ! Je veux faire ça avant de mourir ! ». Le wingsuit, c'est le sport pratiqué par ces parachutistes qui fendent le ciel munis d'une combinaison digne d'un écureuil volant leur permettant de voler à flanc de montagne à peine quelques mètres de haut. Quand je leur explique qu'il m'a fallu plus de 5 ans pour totaliser 200 sauts en parachute sportif classique et passer toutes mes qualifications, et que je n'ai encore jamais touché à ces combinaisons ultra-spécifiques réservées à l'élite de l'élite (« les meilleurs des meilleurs des meilleurs, chef ! »), ils prennent malheureusement systématiquement une douche froide ! Voir un sport cool à la télé et le pratiquer pour de vrai sont deux choses totalement différentes.

Combien de fois vous êtes-vous imaginé en train de disputer une finale de 100 m, les dernières secondes décisives d'un randori de judo ou un combat de boxe, simplement parce que l'euphorie du moment et les sensations grisantes que vous procurait le spectacle vous ont amené à vous projeter directement dans la peau des champions que vous aviez sous les yeux ? Grand Dieu, la plupart des mecs qui regardent des matchs de foot vont jusqu'à crier sur les joueurs en leur disant « mais t'aurais dû lui faire la passe là ! », ou encore « mais il ne sait pas tirer un penalty ce n'est pas possible ! ». Plus le spectacle sportif est intense et engageant, et plus nous sommes persuadés que nous sommes automatiquement compétents pour faire aussi bien, voire mieux. Mais si vous avez déjà enfilé pour de vrai un kimono, des pointes d'athlétisme ou que vous êtes déjà monté sur un ring, vous savez sans doute que la réalité d'un sport n'a rien à voir avec ce qu'on en voit à la télé, et que ça n'est pas parce que vous aimez regarder des mecs se taper dessus ou courir jusqu'à tomber d'inanition que vous apprécierez forcément faire pareil. Cela ne veut pas dire que vous n'êtes pas fait pour le sport ! Mais par pitié, essayez avant de vous engager. De nombreuses salles de sport ou associations sportives proposent des cours d'essai gratuits, des séances de découverte, des journées portes ouvertes à la rentrée ou des stages d'initiation pour vous familiariser à une nouvelle discipline. Croyez-moi : mieux vaut faire quelques séances d'un nouveau sport et comprendre que ça n'est pas votre truc, plutôt que de revenir l'air penaud devant le vendeur de chez Decathlon pour demander le remboursement de votre selle flambant neuve et votre bombe à 200 euros, ayant jeté l'éponge après être tombé 3 fois de suite de cheval, les fesses dans le crottin. Et je sais de quoi je parle !

DÉFINIR SES OBJECTIFS
ET SA FRÉQUENCE D'ENTRAÎNEMENT

Les deux questions principales à se poser sont assez simples :

- quel résultat voulez-vous atteindre ou quel besoin avez-vous envie de satisfaire via votre nouvelle pratique ?
- combien de temps voulez-vous/pouvez-vous y consacrer chaque semaine ?

Si vous voulez simplement commencer la musculation pour prendre un peu confiance en vous, vous dépenser et perdre un peu de gras, votre dynamique sera très différente de si vous souhaitez monter sur la scène d'une compétition de bodybuilding d'ici 5 ans. Pareil si vous commencez le jogging pour être plus actif et pour vous défouler après vos semaines de boulot, ou si vous avez envie de courir votre premier ultratrail de 80 kilomètres en autonomie complète.

Ensuite, évaluer en toute honnêteté le temps que vous pourrez consacrer à votre pratique chaque semaine est une étape primordiale, qui conditionne aussi le résultat de la première question. Il sera difficile de préparer un ultratrail si vous ne pouvez vous entraîner de façon réaliste qu'une seule fois par semaine. Et à l'inverse, vous n'avez absolument pas besoin de vous entraîner deux fois par jour si vous voulez simplement commencer la musculation pour devenir un peu plus mince, plus musclé et en meilleure santé.

Il est important de comprendre que votre fréquence d'entraînement idéale va dépendre de très nombreux paramètres, des contraintes de votre emploi du temps et de votre vie quotidienne, mais avant tout de votre niveau, si on veut faire les choses correctement sur le plan sportif.

Si vous êtes totalement débutant (et a fortiori si vous n'avez jamais pratiqué aucun autre sport auparavant), relisez ces conseils 3 fois ! Vous ne devez pas commencer par vous entraîner 5 fois par semaine ! Non seulement parce que passer d'une inactivité totale à la fréquence d'entraînement d'un sportif confirmé ne laissera pas à votre corps le temps de s'adapter aux nouvelles contraintes et vous amènera forcément à vous blesser tôt ou tard, mais aussi parce que **vous n'en avez pas besoin**. Si vous n'avez jamais pratiqué un sport (ou jamais fait de sport en général), commencer par vous entraîner 2 fois par semaine est amplement suffisant pour vous familiariser avec une nouvelle discipline, laisser à votre corps le temps de s'adapter en douceur, et faire vos premiers progrès.

Si vous avez des objectifs de performance et que vous envisagez de prendre part, un jour, à des compétitions dans le cadre de votre nouveau sport, ce que je vous souhaite, je ne saurais que trop vous conseiller de faire preuve de mesure, et d'y aller pas à pas. Donnez-vous quelques mois pour vous habituer à cette nouvelle dynamique, vous concentrer sur la technique d'exécution des mouvements.

Une fois atteint **le niveau initié**, vous pourrez alors éventuellement ajouter une nouvelle séance à vos semaines d'entraînement et passer de 2 à 3 fois par semaine, si vous récupérez bien. Et comme dans beaucoup de domaines de la vie, avant d'augmenter son volume ou sa fréquence d'entraînement, **il est urgent d'attendre** ! Laissez à la machine le temps de s'adapter à la nouvelle cadence avant de monter en régime : elle vous dira merci.

En réalité, aller à la salle pour s'entraîner sérieusement à raison de 3 séances par semaine constitue déjà les bases d'une hygiène de vie solide, qui permettrait à l'immense majorité des gens de recueillir la quasi-totalité des bienfaits de la musculation pour la santé en se mettant à l'abri de bon nombre de troubles métaboliques et des problèmes liés à la sédentarité. C'est le genre d'habitudes de vie qu'on aimerait que nos parents adoptent pour vivre en meilleure santé et rester dans la force de l'âge le plus longtemps possible. Si vous avez encore la chance d'avoir des parents que vous aimez, offrez-leur ce livre.

Bien que vous puissiez parfaitement rester sur une base de 3 séances par semaine, vous pouvez aussi ressentir le besoin de vous entraîner davantage pour atteindre le **niveau confirmé** et augmenter votre fréquence et votre volume d'entraînement et vous entraîner 4, 5, 6 voire 7 fois par semaine. Si votre objectif est d'atteindre un niveau exceptionnel et que vous souhaitez développer le plus de masse musculaire possible pour votre génétique, il faudra effectivement vous entraîner davantage pour pousser votre corps à générer encore plus d'adaptations positives. En musculation comme dans tous les sports, **c'est le volume d'entraînement total qui fait la différence entre le niveau débutant/initié et le niveau confirmé, voire professionnel.** Pour certaines personnes, faire quelque chose tous les jours quoi qu'il arrive est en réalité plus simple que d'essayer de respecter la même habitude 4 ou 5 fois par semaine. La règle est toujours la même : bien récupérer, continuer à progresser et se laisser suffisamment de temps et d'énergie pour s'épanouir et se développer dans d'autres domaines. Si ce n'est pas votre cas, c'est simple : vous êtes allé plus vite que la musique !

LES SIGNES D'UNE BONNE RÉCUPÉRATION

Vous n'avez plus mal partout pendant toute la semaine, vous êtes de plus en plus à l'aise à l'entraînement (comme si votre corps comprenait enfin ce que vous lui demandez), vos performances progressent bien, et vous ressentez comme un petit goût de reviens-y, une envie d'en faire plus. Si tous ces voyants sont au vert, vous pouvez alors augmenter un peu la fréquence. Mais rien ne presse !

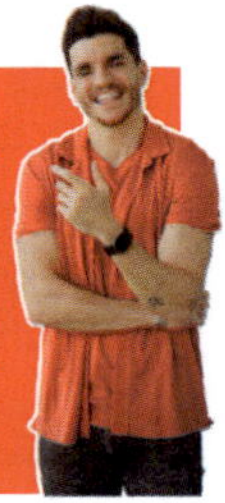

ACTION !

DÉTERMINEZ VOTRE FRÉQUENCE D'ENTRAÎNEMENT

LA CHANCE DES DÉBUTANTS

La bonne nouvelle, c'est que si vous êtes débutant, le moindre nouvel effort amènera votre corps à progresser : vous n'avez pas besoin de vous entraîner 6 fois par semaine pour devenir meilleur. La quantité d'entraînement dont vous avez besoin pour vous améliorer dépend en effet de votre niveau : plus on est débutant, plus on progresse vite et avec peu. Et plus on avance dans sa pratique, et plus il va falloir s'entraîner pour créer de nouvelles adaptations. Pourquoi ça dites-vous ? Parce que tous nos tissus réagissent au stress causé par l'entraînement, et s'adaptent à la tension mécanique générée par le mouvement en vue d'augmenter leur résistance à ce type de stress, au cas où il viendrait à se produire à nouveau.

Les débutants étant évidemment moins résistants à la fatigue neuromusculaire et aux dommages musculaires, il leur faut plus de temps qu'aux sportifs plus confirmés pour récupérer pleinement d'une séance d'entraînement donné. Il serait donc dommage qu'ils doivent s'entraîner tous les jours alors que leur corps aura parfois besoin de 3 ou 4 jours de repos complet pour pouvoir récupérer totalement ! Soyez donc malin, et utilisez le plus faible volume d'entraînement possible pour générer le maximum de progrès. Soyez « patiemment impatient », selon une formule que j'aime bien : investissez-vous sérieusement quand vous êtes à la salle ou sur le terrain, mais laissez-vous du temps pour assimiler et récupérer de façon optimale. Soyez sérieux, mais n'essayez pas d'aller plus vite que la musique !

LA RÉSISTANCE DES INITIÉS

Au bout d'un moment, le corps s'est habitué à ces premiers stimuli, il s'est renforcé, a augmenté sa capacité de production de force, l'efficacité de son système nerveux et sa capacité à recruter les muscles en fonction des besoins spécifiques de l'activité, bref : il est désormais capable de faire face au stress de cet entraînement de débutant.

Et c'est généralement là que beaucoup de parcours sportifs se terminent, et que beaucoup de gens jettent l'éponge. Puisque leur corps s'est adapté à leur entraînement, il n'a plus aucune raison valable de continuer à progresser pour faire face au stress de leurs séances. Donc si vous n'augmentez pas le volume total de votre entraînement quand celui-ci devient plus facile, vous allez vous mettre à stagner. Et c'est parfaitement logique ! C'est donc la raison pour laquelle plus vous êtes avancé, et plus votre volume d'entraînement optimal est important. Par définition, les pratiquants avancés sont plus résistants aux dommages musculaires et ils récupèrent plus vite d'un entraînement donné que lorsqu'ils étaient moins entraînés. Donc plus vous progresserez à l'entraînement, plus il faudra que vos semaines d'entraînement deviennent intenses, pour vous permettre de continuer à progresser.

LE RYTHME DU CONFIRMÉ

Même si le rythme idéal de progression est propre à chacun, et qu'un bon entraîneur qui vous connaît et vous voit évoluer pourra vous conseiller judicieusement, voici à quoi pourrait ressembler votre progression en fonction de votre ancienneté dans votre pratique sportive, à condition évidemment d'être régulier et de vous entraîner sérieusement ! Trop de personnes pensent souvent avoir atteint le niveau confirmé dans un sport, en musculation par exemple, simplement parce qu'ils ont traîné leurs baskets à la salle pendant plusieurs années, alors que leur niveau ou leur physique réel est davantage celui d'un faux débutant ou d'un simple initié !

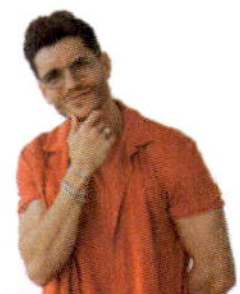

LE SAG

Ce principe d'adaptation a été théorisé par le Dr Hans Selye sous le nom de *General Adaptation Syndrome*, ou Syndrome d'Adaptation Général, en français. C'est ce principe relativement intuitif qui explique pourquoi les débutants n'ont pas besoin de s'entraîner autant que les sportifs confirmés pour progresser. Par définition, le corps de quelqu'un de débutant n'est absolument pas habitué à l'effort. La moindre séance d'entraînement constituera un stimulus tellement nouveau que le corps sera obligé de s'adapter à cette nouvelle demande. C'est la raison pour laquelle les débutants progressent généralement très bien au début de leur parcours sportif avec très peu de volume d'entraînement global, voire aucune stratégie précise, et que même les mauvais entraîneurs et coachs peuvent arriver à faire progresser des débutants : parce qu'avec eux, tout marche ! Jusqu'à un certain point.

Sport d'endurance (ex : course à pied)	**DÉBUTANT** 2 séances par semaine, ou moins si vous avez moins de temps	**INITIÉ** 2 ou 3 séances par semaine, en augmentant un peu le kilométrage ou la durée des séances
	CONFIRMÉ 3-5 séances par semaine, avec le volume qui vous permet de progresser tout en vous faisant plaisir	**CONFIRMÉ ++** Autant de séances nécessaires que vous le permet votre vie quotidienne pour continuer à vous développer et à vous réaliser dans votre sport
Sport d'équipe, ou technique (art martial, tennis...)	**DÉBUTANT** 2 séances par semaine, ou moins si vous avez moins de temps	**INITIÉ** 2 ou 3 séances par semaine, en augmentant un peu la durée des séances ou le niveau d'engagement
	CONFIRMÉ 3-5 séances par semaine, avec le volume et le niveau d'engagement qui vous permettent de progresser tout en vous faisant plaisir	**CONFIRMÉ ++** Autant de séances nécessaires que vous le permet votre vie quotidienne pour continuer à vous développer et à vous réaliser dans votre sport
Musculation	**DÉBUTANT** 2 séances par semaine, en travaillant 3 ou 4 groupes musculaires à chaque séance, à raison d'un ou deux exercices max par groupe musculaire, avec 2 ou 3 séries par exercices. Se concentrer sur l'exécution et l'apprentissage technique ! Mais vous pourriez faire plus si vous récupérez bien, que vous avez une bonne hygiène de vie et que le cœur vous en dit ! Ex : Pecs, biceps et triceps le mercredi, et « jambes », dos et épaules le samedi	**INITIÉ** 3 à 4 séances par semaine, en splittant le travail des différents groupes musculaires, par exemple : Pecs, Épaules, Triceps le lundi ; Dos et Biceps le mercredi ; et Quadriceps, Ischios, Fessiers et Mollets le vendredi, avec 2 exercices de 3 à 4 séries par groupe musculaire. Ou un Upper/Lower si on souhaite partir sur 4 séries par semaine, ce qui s'avère souvent très pratique pour de nombreuses personnes.
	CONFIRMÉ 4 séances, comme sous la forme d'un Upper/Lower (consistant à travailler le haut une séance, le bas la séance suivante). Par exemple : Pecs, Épaules, Biceps et Triceps le lundi ; Quadriceps, Ischios, Fessiers et Mollets le mardi, avec entre 1 et 3 exercices de 3 à 4 séries par groupe musculaire. Et rebelote le jeudi et le vendredi, mais avec des exercices différents pour diversifier le recrutement musculaire et diminuer le risque de blessure.	**CONFIRMÉ ++** 5 à 7 séances par semaine, selon votre passion, le temps que vous pouvez allouer à chaque séance pour répartir votre volume d'entraînement et vos préférences personnelles. Ça pourrait prendre la forme de 2 Push/Pull/Legs enchaînés par semaine avec des exercices ou des intensités différentes. Ou encore de 5-7 séances de full body avec des exercices différents tous les jours à raison d'un ou deux exercices de 3-4 séries par groupe musculaire et par séance

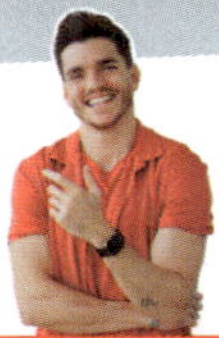

LES BIENFAITS DE LA PREMIÈRE SÉANCE

Dès votre première séance, vous allez déjà devenir meilleur : votre cortex moteur, la partie de votre cerveau qui gère le mouvement, va se familiariser avec cette nouvelle tâche, avec les nouveaux schémas moteurs, il va apprendre à mobiliser votre système nerveux et musculaire d'une nouvelle façon, et l'ensemble des structures sollicitées (vos muscles bien sûr, mais aussi tous vos fascias, ces tissus conjonctifs qui enveloppent vos muscles et constituent l'appareil locomoteur, vos tendons, vos ligaments, vos capsules articulaires, et même vos os) vont progressivement recevoir des stimuli qui vont les pousser à s'adapter à la contrainte et à changer leur structure pour faire face à la nouvelle demande d'effort.

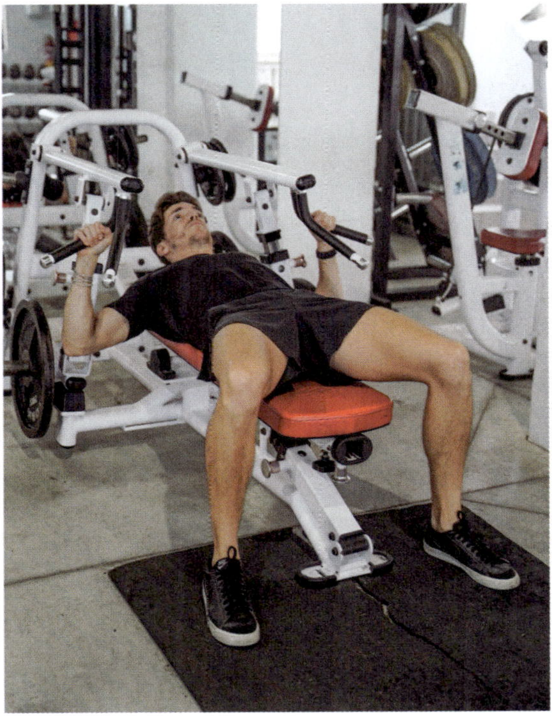

CHEST PRESS

• Départ couché sur le banc de la machine, pieds plantés dans le sol, jambes contractées, bassin et au haut du corps stables. Agrippé aux poignées, poignets et coudes alignés.

• Inspiration profonde pour remonter le sternum et se grandir (sans creuser le bas du dos).

• Conserver un certain degré de mobilité naturelle au niveau des scapulas en gardant le buste gainé.

1 Pousser sur les poignées de la machine pour tendre complètement les bras. À la fin de l'extension, protracter naturellement les scapulas pour accentuer la contraction des pectoraux.

2. Contrôler simplement la descente de la machine pour revenir à la position de départ buste gainé, prêt à repartir sur la répétition suivante.

Muscles principaux travaillés : pectoraux, triceps, deltoïde antérieur

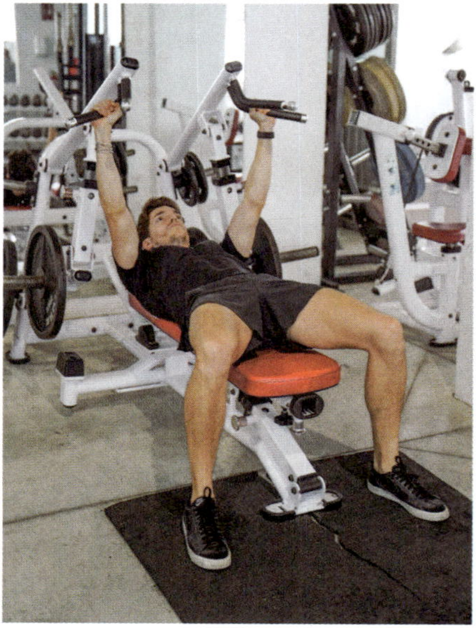

Attention à bien aligner vos épaules, vos coudes et vos poignets au début du mouvement dans une position confortable et naturelle.

Si vous avez l'impression d'être dans une position inconfortable ou qui vous contraint d'adopter une posture douloureuse, ne forcez pas. Réajustez-vous, et trouvez la position qui vous permet de mettre une tension maximale sur vos pectoraux sans ressentir aucune douleur. Cela peut également vouloir dire qu'il vous faut changer de machine.

DU DÉBUTANT À L'INITIÉ

Un débutant peut parfaitement progresser pendant une période relativement longue avec à peine deux séances par semaine, alors qu'un champion du monde avec plus de 10 ans de pratique devra sans doute s'entraîner 2 fois par jour s'il veut rester au top et continuer à muscler son jeu.

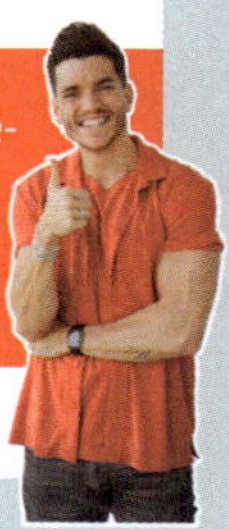

ACTION !

BAYESIAN FLY

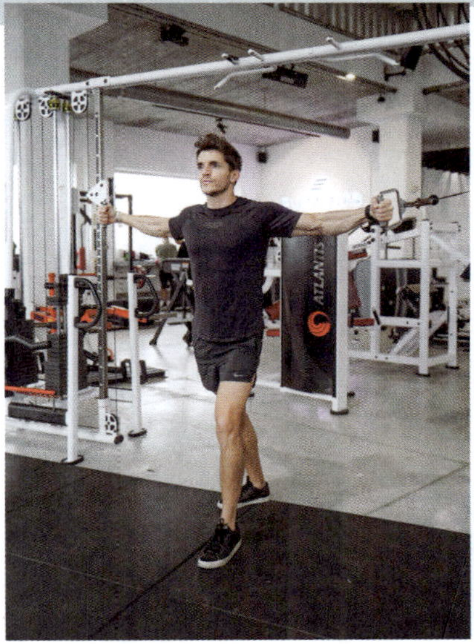

• Départ debout, bras écartés en croix à hauteur des épaules, en tenant une poignée d'une poulie vis-à-vis dans chaque main. Mettre les câbles en tension en avançant légèrement et en décollant le poids. Pectoraux en tension au début du mouvement.

• Inspiration profonde, la poitrine gonflée et le sternum haut. Paumes des mains tournées vers l'avant. Coudes déverrouillés, bras très légèrement pliés si besoin.

• Jambe avancée pour stabilité au sol, poids réparti entre jambe arrière et jambe avant.

1. Bras rapprochés l'un de l'autre en les ramenant sur ligne médiane du corps (devant soi), bras tendus, jusqu'à ce que les poignées se touchent. Dans le même temps, rotation interne des épaules, les bras vers l'intérieur, jusqu'à ce que vos paumes de main arrivent tournées vers le sol.

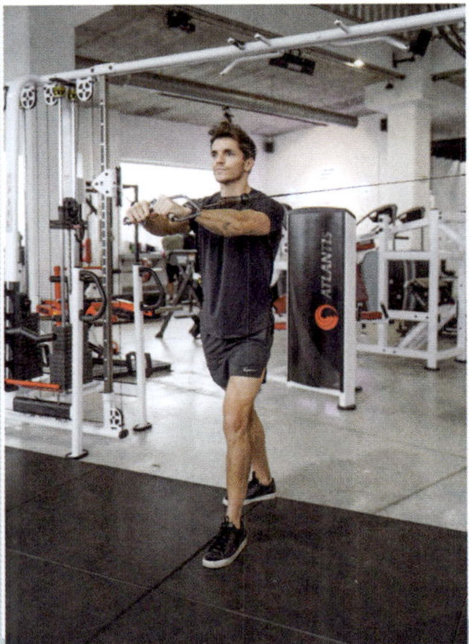

2. Revenir à la position initiale en contrôlant le mouvement des poulies. Dans le même temps, rotation externe des épaules pour tourner à nouveau les bras vers l'extérieur, afin que les paumes de main se retrouvent à nouveau vers l'avant à la fin du mouvement. Etirement progressif puis maximal des pectoraux jusqu'à position initiale.

Muscles principaux travaillés : pectoraux

Attention à ne pas tricher en donnant de l'élan avec votre buste quand le mouvement devient trop difficile pour vos pectoraux.

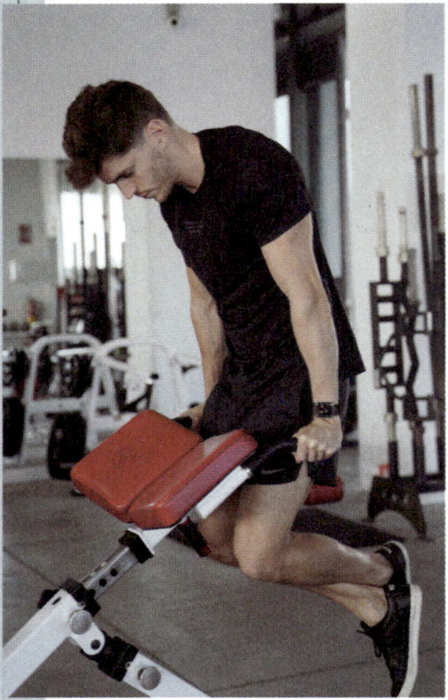

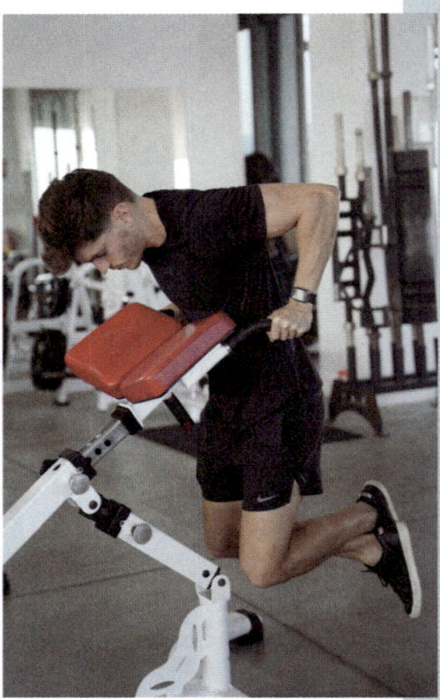

DIPS POUR LES PECS

• Départ en appui sur la machine, les pieds décollés du sol, les poignées tenues fermement.

• Poignets, coudes et épaules alignés, haut du dos est volontai-rement arrondi, épaules vers le bas.

• Genoux groupés devant le corps, position neutre du bassin.

1. Se laisser descendre en contrôlant le mouvement étirement maximal des pectoraux.

Aucune douleur ou inconfort ne doit être ressenti au niveau des épaules au cours du mouvement. Rester dans la limite de son amplitude active.

2. Repousser les poignées pour tendre complètement les bras et revenir à la position initiale. Protracter naturellement les scapulas pour accentuer la contraction des pectoraux.

Muscles principaux travaillés : pectoraux, triceps, deltoïdes antérieurs

Attention à ne pas vouloir descendre à tout prix le plus bas possible en projetant artificiellement les épaules vers l'avant.

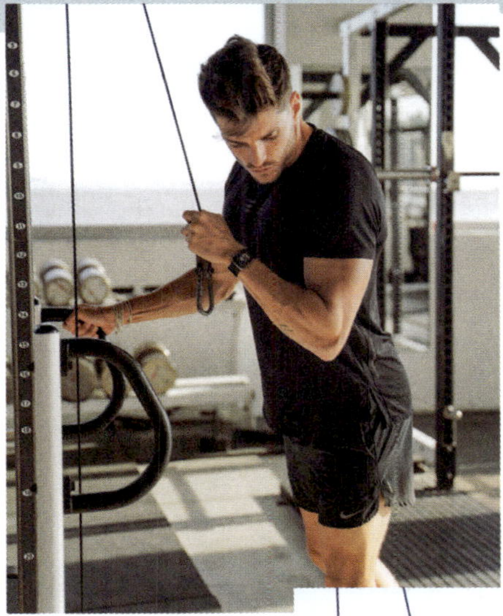

TRICEPS PUSHDOWN UNILATÉRAL

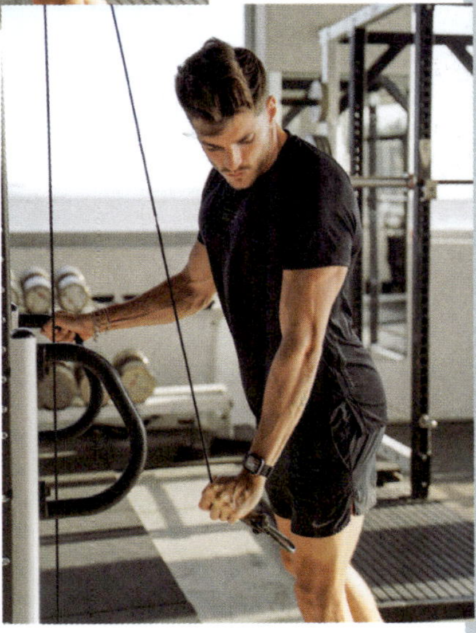

- Départ debout, agrippé au câble d'une poulie haute située au-dessus de sa tête.
- Coude collé au corps, fixé pendant toute la durée du mouvement. Face à la poulie, se décaler légèrement du côté du bras qui travaille pour se retrouver de ¾.
- Légèrement penché en avant, main dans la diagonale du corps.
- Pour bras gauche : imaginer que la main gauche part de l'épaule droite jusqu'à la fesse gauche.

1. Bras tendu, coude immobile, amener la main de l'épaule droite à la fesse gauche, jusqu'à contraction totale du triceps.
2. Contrôler la poulie pour revenir à la position de départ, coude immobile

Muscles principaux travaillés : triceps brachial
Attention à ne pas bouger le coude pendant l'exécution. Vous déplaceriez la tension musculaire, qu'on veut justement garder sur le triceps.

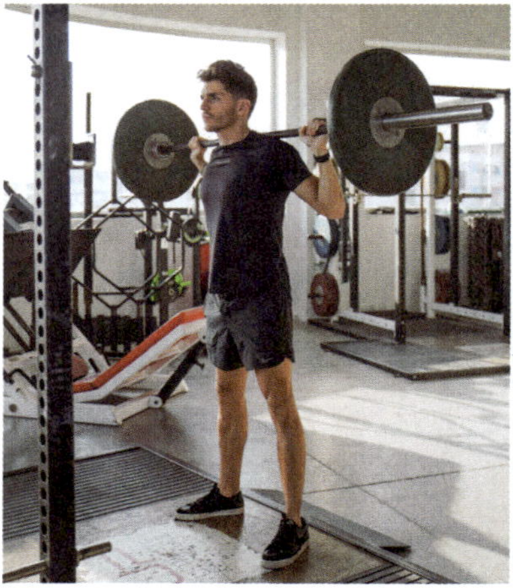

BACK SQUAT

• Debout, une barre placée sur le haut du dos, placée sur les trapèzes. Posture stable avec pieds plantés dans le sol, sur la largeur des hanches. Poids réparti sur 3 points de contact : talon, balle du pied, zone du petit orteil/l'extérieur du pied.
• Inspiration profonde pour remonter le sternum et se grandir (sans creuser le bas du dos). Cage thoracique alignée sur bassin tout au long du mouvement. Abdos contractés et muscles gainés.
1. S'accroupir entre ses jambes. Genoux dans l'axe des orteils, sans jamais rentrer vers l'intérieur. Maintien du bassin en position neutre. Descendre selon mobilité et anatomie, en essayant de garder le buste le plus droit possible.
2. Pousser sur les pieds pour revenir en position initiale, debout, poids du corps équitablement réparti sur les 3 points de contact. Gainage des abdos maintenu, genoux vers dans l'axe.
Muscles principaux travaillés : quadriceps, fessiers, muscles de la chaîne postérieure pour le gainage.
Attention à ne pas chercher à creuser artificiellement le bas du dos pour envoyer vos fesses en arrière.

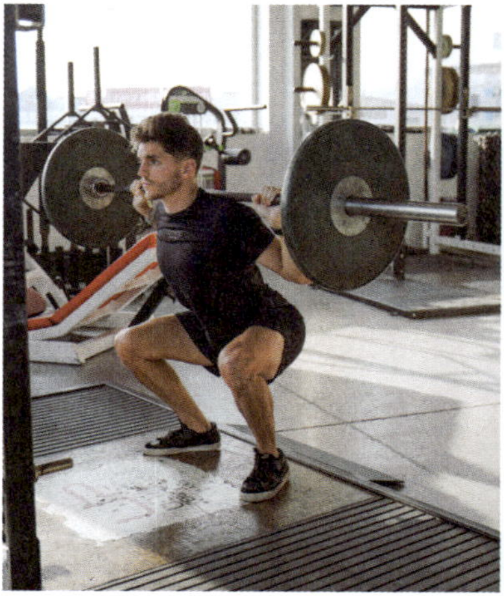

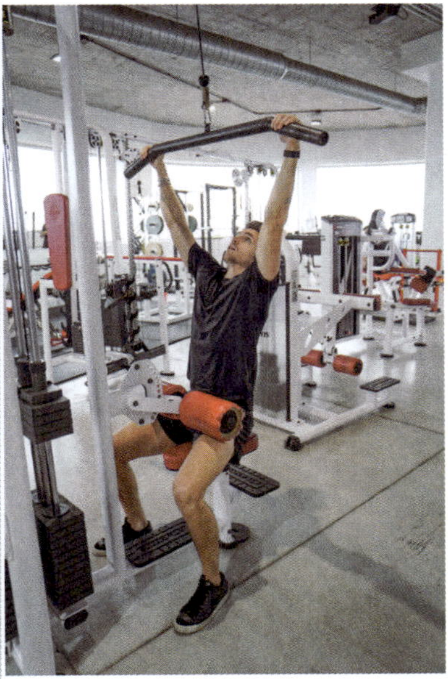

2. Laisser repartir la barre vers le haut en contrôlant la remontée, jusqu'à revenir à la position initiale.
Muscles principaux travaillés : grand dorsal, biceps brachial
Attention à ne pas venir arrondir les épaules en bas du mouvement. Si vos épaules s'arrondissent, vous perdrez la tension appliquée sur le grand dorsal. Ne cherchez pas non plus à tirer la barre trop bas au niveau de votre abdomen. Ce n'est pas un muscle-up !

LAT PULLDOWN

Départ assis sur la machine, cuisses calées sous les boudins ajustés à sa taille. Deux mains en pronation sur la barre accrochée au câble de la poulie. Dorsaux en tension. Inspiration profonde pour remonter le sternum et se grandir (sans creuser le bas du dos).
1. Amener la barre vers votre poitrine : inutile de venir toucher la poitrine avec la barre si l'anatomie ne le permet pas. Pour connaître son amplitude maximale, reproduire le mouvement debout avec un manche à balai n'opposant aucune résistance.

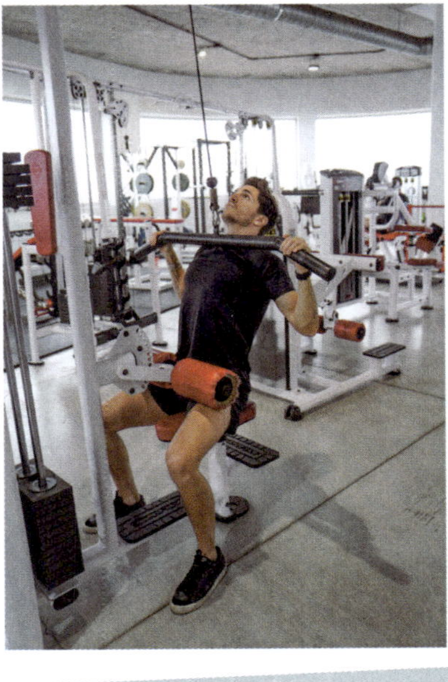

« MAIS COMMENT PRENDRE DU MUSCLE ? »

LA RECOMPOSITION CORPORELLE

Et devinez quoi ? Le sujet de la recomposition corporelle ne fait pas exception à la règle ! Aujourd'hui encore, il est possible de tomber sur des gens qui pensent qu'il est impossible de prendre du muscle et de perdre du gras en même temps, et qu'une telle affirmation n'est rien d'autre qu'une légende urbaine. Dans ce chapitre, nous allons donc voir ensemble pourquoi et comment ce phénomène est non seulement possible, mais assez fréquent, et étudier quelles conséquences cela peut avoir pour l'entraînement et la nutrition de l'ensemble des pratiquants et des passionnés de musculation. Attachez fermement vos ceintures : on est partis pour casser du mythe !

LA RECOMPOSITION CORPORELLE C'EST QUOI ?

Avant de s'intéresser à la « recomposition corporelle », il me semble nécessaire de clarifier pour tout le monde dans un premier temps ce qu'est la **composition corporelle**. Le terme « composition corporelle », ou *body composition* en anglais et dans les recherches, est l'expression employée pour décrire la façon dont un corps (humain en ce qui nous concerne, enfin moi, vous, je ne sais pas) se compose, et quelle est la part des différents types de tissus qui le constituent. Vous le savez probablement, le corps humain n'est évidemment pas homogène, et nous sommes faits de différents types de tissus, assurant chacun un rôle et des fonctions bien spécifiques : la peau, les os, les organes (le cœur, le cerveau, le foie, les reins, etc.), beaucoup d'eau, les muscles squelettiques (ce que vous pouvez contracter volontairement) et la graisse corporelle, principalement. Ça, c'est la façon dont on pourrait découper le corps du point de vue de l'anatomie. Vous n'avez d'ailleurs pas forcément envie de le « découper » vous-même, c'est pourquoi il est bien utile que les pionniers de la médecine et de la chirurgie s'en soient chargés pour nous depuis le XIIIe siècle. Un nombre absolument astronomique de connaissances scientifiques et de données sur le fonctionnement du corps humain émane directement des premiers travaux de dissection et d'autopsie. Mais passons sur l'atelier découpage. Tout ça est extrêmement intéressant sur le plan anatomique, mais assez peu utile en pratique pour la médecine du sport et la préparation physique.

C'est là que la proposition d'un modèle dit « physiologique » vient fournir une grille de lecture extrêmement utile pour comprendre l'organisation de nos petits corps musclés. Ce modèle proposé par les sciences de la nutrition peut proposer plusieurs niveaux de complexité en fonction du degré de précision souhaité. Il sépare le corps en compartiments, chaque compartiment regroupant des composants corporels liés entre eux par leur fonction, indépendamment de leur emplacement dans votre corps ou de leur nature chimique : la masse grasse, la masse minérale osseuse, ou la masse cellulaire active, et potentiellement la masse musculaire, qui s'est affinée au fil des années grâce aux progrès des techniques d'imagerie médicale, d'estimation et de mesure de la composition corporelle :

• D'un côté, la masse grasse correspond à l'ensemble des triglycérides (les acides gras emmagasinés par le corps pour ses réserves d'énergie) stockés dans les adipocytes (les cellules du tissu adipeux, notre graisse corporelle). Cette masse grasse est considérée dans le modèle comme dépourvue d'eau.
• De l'autre, la masse maigre regroupait initialement l'eau, les os et les organes dans le modèle physiologique le plus simple (masse grasse/masse maigre). Puis elle a été séparée en 3 éléments distincts :

- La masse cellulaire active, cellules des différents organes et muscles.
- L'eau extracellulaire (la partie liquide de votre sang). Pas active du point de vue du métabolisme, mais présente en grande quantité.
- La masse minérale osseuse, principalement constituée du calcium de nos os. C'est là qu'on trouve l'essentiel de la masse minérale de l'organisme.

Si je vous ai perdu avec mes histoires de dissection et de compartiments corporels, pas de panique. Maintenant que vous avez parfaitement compris la logique de la composition corporelle (vous êtes des cracks, félicitations !), je pense que vous commencez à voir quel est l'objectif du concept de recomposition corporelle. Une question toute simple pour voir si vous suivez : en termes de composition corporelle, qu'est-ce qui différencie deux sportifs mesurant tous deux 1,80 m et pesant 80 kg ? Vous avez 4 heures. Non je plaisante ! Vous avez déjà deviné ! Le pourcentage relatif de leurs différents compartiments, c'est-à-dire leur pourcentage de masse grasse et de masse maigre (au sens large, mais maintenant que vous maîtrisez les différents modèles physiologiques, on parle la même langue !). En pratique pour ce qui nous intéresse, on considère souvent que les quantités d'eau extracellulaire et la masse minérale osseuse sont relativement fixes, tout simplement parce que leurs fluctuations ne sont pas vraiment pertinentes du point de vue de la performance, et ne varient quoi qu'il en soit pas énormément une fois l'âge adulte atteint. Sauf quand certains en vieillissant ont tendance à avoir un mode de vie de plus en plus sédentaire et que la masse minérale osseuse vient à diminuer, ce qui est d'ailleurs un facteur de risque important pour la santé, mais ça, c'est une autre histoire. Donc revenons-en à nos deux gugusses d'1,80 m et de 80 kg. Mettons que le sportif A soit à 10 % de masse grasse, et le sportif B à 20 %. Je vous épargne les maths, mais cela signifie que le sportif A possède 8 kg de masse grasse, et le sportif B, 16 kg. Toutes choses égales par ailleurs (la masse minérale osseuse et la masse hydrique extracellulaire), ces deux sportifs n'ont donc évidemment pas la même masse musculaire totale, alors même qu'ils font le même poids et la même taille. Vous commencez à comprendre la logique ?

Puisque vous avez lu avec attention le chapitre sur la « gonflette » (voir p. 18), vous savez désormais pertinemment qu'à niveau technique égal, un sportif gagnera énormément de potentiel de production de force, de vitesse et de puissance s'il parvient à développer sa masse musculaire. A fortiori s'il parvient en même temps à perdre de la masse grasse, et donc à rester au même poids, optimisant ainsi de façon importante son rapport poids/puissance. Je pense que vous comprenez donc maintenant parfaitement l'intérêt des sciences de l'entraînement pour le concept de recomposition corporelle. En y réfléchissant bien, c'est un concept un peu dogmatique pour le commun des mortels, mais qui a une vraie utilité dans le cadre de la préparation physique. La recomposition corporelle est donc le procédé visant à optimiser la composition corporelle du point de vue de la performance sportive, et donc évidemment à augmenter la part de masse musculaire, tout en diminuant la part de masse maigre des individus concernés : optimiser leur hygiène de vie, leur nutrition et leur entraînement pour leur faire prendre du muscle et perdre du gras, potentiellement en même temps.

PRENDRE DU MUSCLE ET PERDRE DU GRAS EN MÊME TEMPS ?

C'est un concept de base de la thermodynamique, aussi appelé principe de conservation de l'énergie, qui définit que l'énergie ne se perd pas mais se transforme. Votre corps est en permanence en train de dégrader du tissu adipeux pour créer de l'énergie et de créer de nouveaux tissus, notamment musculaires, en même temps. Sinon, imaginez que vous marchiez sur un bout de verre et que vous vous entailliez le pied. Votre corps serait incapable de créer de nouvelles cellules pour réparer les tissus endommagés tout en dégradant en même temps du tissu adipeux pour fournir l'énergie nécessaire à son fonctionnement. Donc quoi ? Vous tomberiez dans le coma pour supprimer toute la dépense énergétique de votre organisme le temps que votre corps synthétise les tissus nécessaires pour réparer la blessure ? Ça n'a évidemment aucun sens. Tout d'abord parce que même dans le coma, votre corps consomme encore quand même de l'énergie : pour faire fonctionner l'organisme, les échanges cellulaires, la circulation sanguine, le cœur, les poumons, oxygéner le cerveau, etc. La quantité d'énergie nécessaire dans un cas pareil correspondrait d'ailleurs en théorie à votre métabolisme de base.

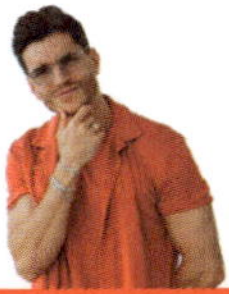

THERMODYNAMIQUE ET CORPS HUMAIN

Dans le corps humain comme dans tout système fermé, l'énergie ne disparaît jamais. Elle ne se perd pas, elle ne se crée pas : elle se transforme. Mais elle va toujours quelque part. Par conséquent, si vous êtes en surplus énergétique, vous stockerez de l'énergie corporelle totale. Et si vous êtes en déficit énergétique, vous en perdrez. Or, on sait aussi que construire du muscle nécessite de stocker de l'énergie, et que perdre du gras nécessite d'en brûler. Si vous êtes en déficit énergétique et parfaitement inactif (si vous êtes hospitalisé par exemple), il est tout à fait possible que vous perdiez du muscle sans changement dans la quantité de votre masse grasse (je ne vous le souhaite pas !). Voire que vous perdiez du muscle et preniez du gras, opérant ainsi une recomposition corporelle dans le sens inverse de celui qui est habituellement visé. Mais comme vous allez le voir, l'inverse, c'est-à-dire prendre de la masse maigre et perdre de la masse grasse en même temps, est également tout à fait possible. Et carrément plus souhaitable pour votre santé !

Ensuite, parce que même synthétiser de nouvelles cellules a par définition un coût énergétique (il faut des briques pour construire un mur). Votre corps est parfaitement capable de faire tout ça en même temps, pour la bonne et simple raison qu'il traite les besoins de façon locale et que la construction musculaire et la dégradation du tissu adipeux sont régies par des systèmes totalement séparés.

De très nombreuses études scientifiques montrent qu'il est normal, voire banal, d'observer une prise de muscle et une perte de gras simultanées chez bon nombre de sujets. Dans certaines études, des sujets extrêmement sédentaires se mettent même à prendre un peu de muscle et à perdre un peu de gras simplement en marchant (!) ou en se mettant à faire un peu de cardio. D'autres montrent que des hommes et des femmes de plus de 60 ans parviennent à prendre plusieurs kilos de muscles et à perdre plusieurs kilos de gras en commençant à suivre un simple programme de musculation. Donc si on observe des recompositions corporelles manifestes chez des sujets qui se contentent de marcher ou de faire un peu de cardio, ou de pousser quelques poids à 60 ans passés, vous vous dites sûrement qu'il y a probablement moyen d'optimiser le processus pour prendre beaucoup de masse maigre et perdre beaucoup de masse grasse en faisant les choses de façon plus optimale avec des sujets vraiment sérieux et motivés. Et c'est parfaitement exact, même si les détracteurs de la deuxième vague prétendent souvent que ce genre de transformation physique n'est possible que chez des sujets totalement sédentaires et des débutants. Eh oui, comme vous le voyez, vous n'avez pas fini de vous échiner à convaincre des gens qui pensent que la Terre est plate !

AVEC QUEL TYPE DE PROFIL ?

En réalité, une recomposition corporelle est un phénomène atteignable avec pratiquement tous types de profil, pas seulement des débutants. Et à ce titre, de nombreux chercheurs et auteurs de la communauté du fitness *evidence-based* (les passionnés d'entraînement qui ont à cœur de faire progresser le monde de la musculation en s'enrichissant des apports de la science) comme Eric Helms, Brad Schoenfeld, Menno Henselmans, Eric Trexler ou Greg Nuckols ont mis en avant dans leurs travaux de vulgarisation scientifique des exemples de recomposition corporelle chez des sujets bien au-delà du simple niveau débutant. Et encore une fois, la littérature scientifique regorge d'exemples de sportifs de haut niveau qui parviennent à prendre du muscle et à perdre du gras. La vérité du terrain, c'est que pratiquement tout le monde peut opérer une recomposition corporelle.

Et selon moi deux types de profils réunissent les conditions nécessaires pour opérer une recomposition corporelle réaliste.

• Pour commencer, les compétiteurs en bodybuilding extrêmement expérimentés et naturels à la toute fin de leur préparation. À ce stade, l'apport calorique nécessaire pour arriver sur scène découpé est par définition tellement bas qu'il exclut en pratique toute possibilité de continuer à promouvoir la croissance musculaire. Même s'il est bien sûr possible de continuer à prendre du muscle en déficit calorique, et que cela devrait même être l'objectif de nombreux pratiquants de niveau débutant et intermédiaire, nous disposons d'études et de méta-analyses solides montrant que des déficits caloriques nets totaux supérieurs à 500 Cal par jour peuvent nuire durablement à la croissance musculaire sur le long terme, du moins chez les sujets non obèses. Néanmoins, ce genre de *sèches de compétitions* doivent vraiment être poussées à la limite, puisqu'une étude extrêmement bien structurée a même démontré que des compétitrices bikini de niveau IFBB (*International Federation of Bodybuilding and Fitness* l'équivalent de la *Champion's League* du fitness et du bodybuilding) parvenaient quand même à gagner de la masse maigre malgré le déficit calorique inhérent à leur régime de préparation avant de monter sur scène.
• Ensuite, et cette catégorie se recoupe potentiellement avec la première, les pratiquants naturels très expérimentés, avec de nombreuses années d'entraînement sérieux et régulier derrière eux, suffisamment secs pour présenter une composition corporelle déjà quasiment optimale, et surtout très proches de la limite de leur potentiel génétique musculaire. Dans ce genre de cas extrêmement rares (ce genre de pratiquants ont par définition atteint le niveau élite en termes de développement physique), l'espoir d'une éventuelle recomposition corporelle, nécessitant donc d'atteindre des niveaux de masse grasse encore plus bas et une croissance musculaire supplémentaire, est extrêmement mince. C'est toujours théoriquement possible, mais en pratique, le degré de précision dans la programmation nutritionnelle et le suivi des paramètres d'entraînement sera tellement élevé pour eux que cela rend probablement la démarche vraiment trop ingrate pour être envisageable.

UNE FAUSSE RECOMPOSITION CORPORELLE ?

Comme le mentionne très judicieusement Eric Helms[1] dans le cadre d'un podcast avec le docteur Bill Wong, beaucoup de sportifs pensant intuitivement accomplir une recomposition corporelle n'y arrivent pas réellement en pratique. Il y a en effet des scénarios de transformation physique qui pourraient laisser croire à une recomposition corporelle réelle, mais qui, examinés de plus près, témoignent d'une réalité légèrement différente.

Comme il l'explique de façon très perspicace, si un athlète gagne par exemple 10 kilos tout en restant au même pourcentage de masse grasse avant et après sa prise de muscle, même s'il aura sans doute l'air d'être moins gras à l'issue du processus, il ne s'agira pas d'une véritable recomposition corporelle, puisqu'il aura pris du gras. Par exemple, si vous êtes à 70 kilos et 10 % de *body fat*, et que vous montez à 80 kilos tout en étant toujours à 10 % de body fat, vous êtes passé de 7 kilos de masse grasse à 8 kilos de masse grasse, et même si vous avez pris 9 kilos de muscles, ce qui est incroyable, vous avez quand même également pris un kilo de gras, vous écartant donc du scénario étudié jusqu'ici d'une recomposition corporelle à proprement parler.

Si un athlète gagne 10 kilos de pur muscle, sans prendre le moindre gramme de gras, ce qui est virtuellement impossible en pratique, mais envisageons tout de même le cas de figure à titre d'exemple, il aura beau avoir une masse musculaire bien supérieure et afficher une esthétique physique qui le fera paraître beaucoup moins gras qu'auparavant, et même si toutes les analyses du monde montreront effectivement que son pourcentage de masse grasse a baissé de façon significative, il n'aura pas non plus réalisé de recomposition corporelle au sens strict du terme puisqu'il n'aura pas perdu de masse grasse au cours du processus. Il aura simplement réussi à réaliser une prise de masse musculaire parfaite, ce qui est évidemment parfaitement admirable, on s'est compris.

La raison pour laquelle une recomposition corporelle est parfaitement possible et assez courante dans les recherches, mais pas toujours simple à identifier en pratique, c'est parce que les gens se contentent souvent d'estimer leur progrès en montant sur leur balance et en s'évaluant visuellement. Mais dans de nombreux cas de transformation physique, à moins d'avoir recours à une méthode extrêmement fiable d'évaluation de la composition corporelle, comme un DEXA scan par exemple, il est difficile d'être certain à 100 % qu'une vraie recomposition corporelle est en train de se produire. On chipote par amour de la science, mais évidemment, vous n'avez absolument pas besoin d'effectuer une recomposition corporelle parfaite pour être fier de vos progrès ou de votre physique !

1. Figure centrale de la communauté du fitness scientifique de ces dernières années.

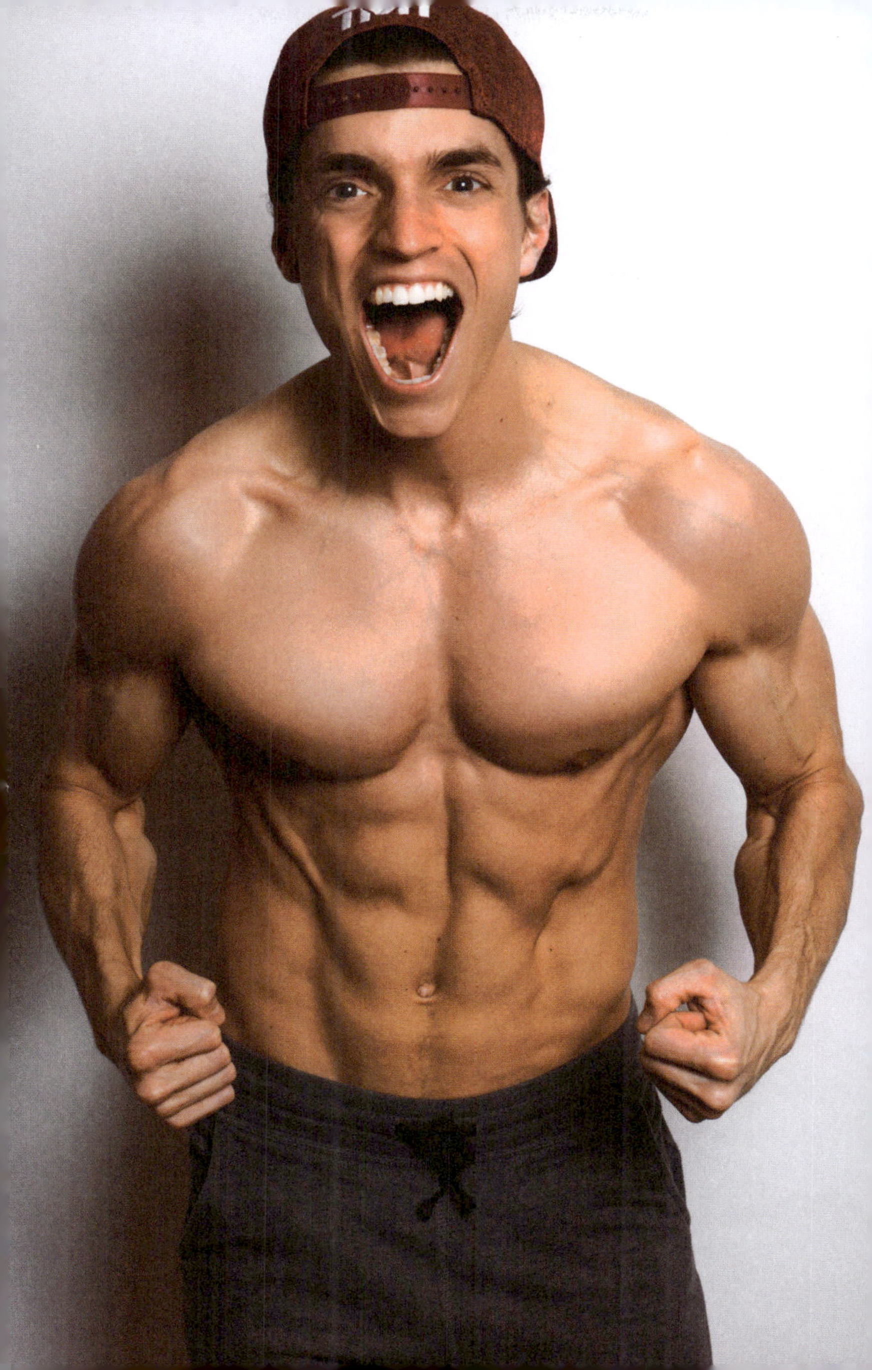

RECOMP : MODE D'EMPLOI !

En face de la horde d'incrédules qui prétendent (à tort) qu'une recomposition corporelle n'est pas possible, on trouve généralement des millions de pratiquants de niveau intermédiaire ayant un peu de gras à perdre et étant surtout très loin d'avoir atteint la limite maximum de leur potentiel génétique en termes de développement musculaire. Si c'est votre cas, il est normal que vous ayez envie de savoir comment mettre en place une recomposition corporelle, afin de pouvoir transformer votre physique en perdant du gras et en prenant du muscle en même temps. Puisque c'est possible me direz-vous, pourquoi s'en priver ! Eh bien on peut dire que c'est votre jour de chance, parce que je vais vous détailler maintenant les conditions à remplir pour accomplir une recomposition corporelle dans les règles de l'art.

CONDITIONS PRÉALABLES À LA RECOMP CORPORELLE

D'après la littérature scientifique dont nous disposons sur le sujet, plusieurs facteurs importants doivent être réunis pour mettre toutes les chances de votre côté :

- **Ne pas être déjà très (trop) sec**. À des niveaux de masse grasse extrêmement bas, il y a de fortes chances pour que votre terrain hormonal ne soit pas optimal pour permettre une croissance musculaire maximale.
- **Consommer suffisamment de protéines**. Contrairement à ce qu'on entend parfois, vous n'avez pas besoin de consommer plus de protéines que l'apport optimal déjà recommandé pour la croissance musculaire. Vous trouverez tous les détails concernant l'optimisation de l'apport en protéines dans le chapitre consacré à la nutrition, mais mes recommandations se situent toujours dans la ligne des travaux de Menno Henselmans pour les sportifs s'entraînant en musculation et voulant maximiser la croissance musculaire : 1,8 g de protéines/kg de poids de corps/jour.
- **Consommer un apport calorique probablement plus proche d'un léger déficit que d'un surplus**. En effet, pour des raisons de différences de densité énergétique métabolisable des tissus de votre corps (les différents tissus de votre corps, notamment le tissu musculaire et le tissu adipeux, ne contiennent pas la même quantité d'énergie), perdre du gras en déficit calorique sera toujours infiniment plus simple que perdre du gras en cas de surplus calorique. Et pour qu'il y ait recomposition corporelle, il faut qu'il y ait perte de gras. Donc un surplus calorique rendra la démarche virtuellement impossible.
- **Suivre un programme d'entraînement de musculation optimisé** pour la croissance musculaire, avec un volume, une fréquence et une intensité

adaptés à votre niveau, et qui respecte un principe essentiel pour vous permettre de progresser sur le long terme : la surcharge progressive. Sans cela, inutile d'espérer continuer à gagner de la masse maigre au-delà des quelques premières semaines d'adaptations initiales. S'assurer que vos performances progressent de façon graduelle est un paramètre trop souvent négligé d'une bonne programmation d'entraînement

• **Optimiser votre hygiène de vie, et vous assurer notamment de bénéficier d'un sommeil suffisant et de qualité**. On sait d'après la littérature scientifique sur le rythme circadien que le manque de sommeil peut non seulement impacter négativement la récupération et la croissance musculaire, mais également nuire à la *calorie partitioning*, c'est-à-dire comment votre corps répartit les calories que vous consommez entre la masse grasse et la masse maigre. En gros, si vous ne dormez pas assez ou assez bien, vous aurez beau faire tout ce que vous voulez, votre corps n'optimisera jamais la perte de graisse et la croissance musculaire, rendant tout effort de recomposition corporelle extrêmement compliqué sur le long terme. Ne vous en faites pas, nous parlerons du sujet passionnant qu'est l'importance du sommeil sur votre bien-être, votre fonctionnement cognitif et vos performances, dans le chapitre dédié (p. 198). Si vous parvenez à réunir l'ensemble de ces conditions, ce qui demandera évidemment des efforts au quotidien et une démarche précise, vous pour-

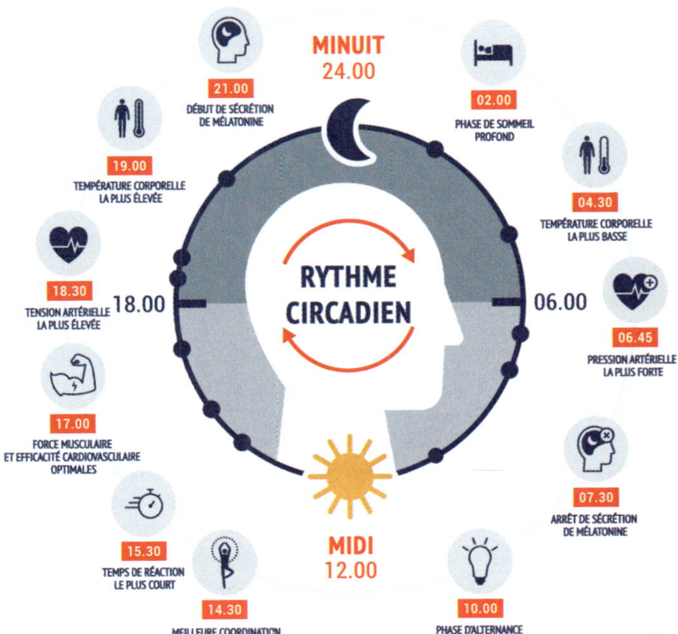

rez sans doute prétendre à réaliser une véritable recomposition corporelle. Évidemment, plus vous serez initialement débutant ou désentraîné, gras, et peu musclé, plus l'ampleur de votre recomposition corporelle pourra être importante. À l'inverse, plus vous serez au préalable expérimenté, sérieux dans votre entraînement, sec et musclé, et moins l'ampleur de votre recomposition corporelle pourra être importante. Mais c'est tout de même possible !

MAIS EST-CE VRAIMENT SOUHAITABLE ?

Le fait qu'une recomposition corporelle soit physiquement possible ne signifie pas que cela doive constituer une obligation, ni nécessairement la stratégie la plus optimale pour arriver à vos objectifs. Certaines personnes sont par exemple déjà satisfaites de leur niveau de masse grasse, et veulent simplement augmenter leur masse musculaire. Si c'est votre cas, vous concentrer sur un léger surplus calorique et veiller à développer petit à petit votre force sur tous vos exercices dans le cadre d'un programme optimisé assurant une surcharge progressive sera sans doute la solution la plus simple et la plus rentable sur le long terme. Et si vous vous rendez compte un jour que vous avez cumulé un peu de masse grasse au cours du processus, il sera toujours temps de mettre en place un léger déficit calorique et de basculer doucement sur une recomposition corporelle à proprement parler, ou carrément sur une petite phase de sèche (phase durant laquelle on aura pour objectif d'éliminer un maximum de graisse en conservant les muscles). À l'inverse, certaines personnes peuvent avoir comme objectif principal de perdre un maximum de gras, ou de faire baisser leur pourcentage de masse grasse assez rapidement, sans forcément vouloir développer une masse musculaire plus importante en même temps. Si c'est votre cas, vous pourriez bénéficier d'un déficit calorique plus important que celui optimal pour une recomposition corporelle, et donc partir sur une simple phase de sèche serait sans doute plus avantageux pour atteindre vos objectifs que la stratégie de recomposition corporelle détaillée jusqu'ici.

Quoi qu'il en soit, il est important de rappeler que ces stratégies ne sont jamais mutuellement exclusives, et qu'elles se situent toutes sur un même continuum, en fonction de si elles ont davantage pour objectif de favoriser une perte de gras ou une prise de muscle à un rythme optimal. Mais dans tous les cas, pour des raisons de performance comme de santé sur le long terme, vous ne devriez jamais envisager une stratégie de perte de gras en sacrifiant votre masse musculaire, et vous ne devriez sans doute pas non plus nourrir une prise de muscle avec un surplus calorique tellement important qu'il vous fera passer au-dessus du niveau de masse grasse qui devient préjudiciable à votre santé. Il y a de nombreuses façons d'arriver à ses objectifs, mais toutes ne se valent pas forcément !

« JE VEUX PERDRE DU VENTRE, DONC JE FAIS DES ABDOS »

L'IMPOSSIBLE PERTE DE GRAS LOCALISÉE

Je ne sais pas vous, mais dès que j'ai fini de me brosser les dents, j'inspecte immédiatement la blancheur de celles-ci dans le miroir de la salle de bains. C'est automatique. J'arrive dans ma salle de bains avec des dents sales, je me les brosse pour les laver, j'attends donc qu'elles soient reluisantes quand j'ai terminé mes 3 minutes de brossage hebdomadaire (bi quotidien vous dites ?). Action, résultat. Une dialectique simple. Le problème, c'est que je crois que cette habitude très simple de vérifier le résultat instantané de son travail a la fâcheuse tendance de se transférer malgré nous à d'autres sphères de nos vies. Si vous vous entraînez en salle de musculation, et que vous observez les mecs qui travaillent leurs abdos, vous constaterez qu'il est quasi systématique que les gens soulèvent leur t-shirt et tâtent un peu leurs poignées d'amour entre deux séries de crunchs ou à la fin de leur séance. Pourquoi ? Parce que nous sommes programmés par cette logique du brossage de dents, et que quand on fournit un travail ou un effort, aussi petit soit-il, on s'attend à ce qu'il paie. Immédiatement. Pas dans 3 mois. On veut voir, toucher et ressentir que notre travail paie et que les fruits de nos efforts sont bien réels. Pour se rassurer de ne pas faire fausse route d'une part (si vous brossez si vigoureusement que vous vous mettez les gencives en sang, un rapide coup d'œil à votre bouche de vampire vous renseignera vite sur les modifications à adopter), et pour ancrer sa pratique dans une boucle de réassurance en profitant d'un feedback positif.

Mes dents sont sales ➜ je les brosse ➜ elles paraissent à nouveau blanches et saines ➜ j'ai donc bien fait de me les brosser ➜ je recommencerai la prochaine fois qu'elles seront sales. Logique, me direz-vous.

Et si l'on y réfléchit bien, on s'attend à ce que les fruits de notre travail soient à la fois plus ou moins instantanés, mais surtout localisés. On veut toujours traiter les problèmes de façon spécifique, prendre le mal à la racine. Si vous avez mal dans le bas du dos, vous allez chez le médecin, chez le kiné ou chez l'osteo en lui disant « J'ai une douleur dans le bas du dos ». Quand vous avez couru 15 bornes la veille et que vous vous levez avec l'impression d'avoir des planches en bois à la place des ischios, que faites-vous ? Vous vous étirez les ischios, n'est-ce pas ? Vous ne commencez pas par vous dire que vous avez un petit manque de dorsiflexion de cheville qui vous amène éventuellement à courir davantage en sollicitant les ischios. On cherche toujours à traiter les conséquences locales, les problèmes qu'on a sous les yeux, et en cas d'échec, on élargit éventuellement le cadre de référence pour voir si le problème ne vient pas d'ailleurs ou d'une cause systémique. Dans cette façon caractéristique que nous avons de traiter les problèmes, que croyez-vous qu'on se dise quand on remarque qu'on est gêné par des poignées d'amour disgracieuses (généralement plutôt les hommes) ou par de la cellulite sur les fesses et les cuisses (généralement plutôt les femmes) ? On se dit qu'il faut « perdre ces poignées d'amour » ou cette culotte de cheval au plus vite, et on cherche instinctivement des moyens de travailler cette zone de notre corps pour faire fondre ces petits bourrelets qu'on a envie de voir disparaître. Et c'est à cette étape du raisonnement qu'on voit généralement les mecs enchaîner les séries de crunchs comme des chats épileptiques (si vous avez lu « elliptique », vous faites trop de cardio !), et les nanas se ruer sur les cours d'abdos fessiers pour affiner et sculpter la zone en question. Et après tout, pourquoi pas ! Quand on veut prendre des bras, on travaille ses biceps et ses triceps. Quand on veut prendre des pecs, on pratique des mouvements de développé et d'écartés pour stimuler les fibres musculaires des pectoraux sur les schémas moteurs dont elles sont responsables. Donc pourquoi ne pas faire pareil pour perdre du gras là où il nous dérange le plus, et faire des abdos pour perdre ses poignées d'amour ? Malheureusement, la logique de fonctionnement de la perte de graisse est un petit peu différente de celle de la prise de muscle, qui est un phénomène fondamentalement localisé en fonction des muscles que vous sollicitez, comme le prouve la différence de développement musculaire des bras des tennismen, par exemple. Voyons donc s'il est possible de cibler la perte de graisse comme il est possible de cibler la perte de muscle, et si perdre de la graisse au niveau de la taille est aussi simple que de faire des séries d'abdos.

LA PERTE DE GRAISSE LOCALISÉE A TOUJOURS ÉTÉ CONSIDÉRÉE COMME IMPOSSIBLE

Quand j'étais coach en salle de musculation, je me suis toujours senti mal en devant expliquer la réalité de la chose à des clients hyperenthousiastes à l'idée d'enchaîner les séries de crunchs dans l'espoir d'obtenir enfin le 6-pack de leur rêve. Botter le cul de ceux qui manquent de motivation pour atteindre leurs objectifs est une chose, mais devoir dire à ceux qui sont ultra motivés que la démarche choisie pour atteindre les leurs ne les mènera pas bien loin en est une autre. Et malheureusement, il semble que la majorité des recherches sur la question de la perte de graisse localisée n'aient abouti à aucun résultat encourageant. Pouvoir perdre du gras dans une partie spécifique de son corps en l'entraînant de façon privilégiée semble malheureusement impossible. De nombreuses études ont demandé aux participants d'entraîner le haut de leur corps et pas le bas, ou bien le bas et pas le haut ; exclusivement leur jambe gauche et pas leur jambe droite, ou l'inverse ; idem pour le bras gauche versus le bras droit. Sans succès. Les chercheurs en sciences de l'entraînement se cassent la tête depuis les années 1970 pour essayer d'apporter un semblant de crédibilité à cette stratégie consistant à faire fondre un peu de gras à un endroit précis, mais en vain. Ce serait sympa si les choses étaient aussi simples, et qu'il suffisait de travailler ses abdos pour sécher au niveau des abdos, mais malheureusement, ça n'est pas comme ça que ça marche. Et pour avoir dû annoncer ça à plusieurs personnes que je voyais venir à la salle pour ne faire que des abdos dans le but de faire fondre leurs petites poignées d'amour, je peux vous dire que j'avais l'impression d'annoncer à un enfant de 5 ans que le Père Noël n'existe pas. Par conséquent, les professionnels de la communauté du fitness *evidence-based* et les coachs soucieux des résultats de leurs clients ont misé sur la sagesse, en conseillant aux gens d'envisager une approche plus globale : rééquilibrer leur alimentation et mettre en place un déficit calorique afin de leur permettre de perdre du gras tout court, sans avoir la possibilité de choisir où, jusqu'à ce qu'ils aient perdu suffisamment de gras sur l'ensemble de leurs corps pour que le gras stocké dans les petites zones récalcitrantes qu'ils voulaient éradiquer finisse par fondre lui aussi à force de patience et d'efforts.

JUSQU'À CE QUE...

Jusqu'à ce que le vent tourne dans le monde des sciences de l'entraînement, et que certains éléments nouveaux parviennent aux oreilles des équipes de recherche. En 2017, une étude italienne au protocole extrêmement bien contrôlé (ce qui n'est malheureusement pas toujours le cas, souvent faute de moyens suffisants) est venue chambouler les quasi-certitudes de la communauté scientifique vis-à-vis de la perte de graisse localisée. Dans cette étude l'entraînement du haut du corps des sujets a très clairement déclenché une perte de graisse plus importante sur le haut du corps que sur le bas du corps, et l'entraînement du bas du corps a généré une perte de graisse plus importante sur le bas du corps que sur le haut du corps.

Ces résultats ont été mesurés avec des méthodes bien plus fiables que les méthodes utilisées auparavant dans les études des années 1970. Donc ça y est finalement ? La perte de graisse localisée est enfin une réalité scientifiquement avérée ? On peut donc se contenter d'aller faire des abdos pour perdre ses poignées d'amour, et des cours d'abdos-fessiers pour faire fondre sa culotte de cheval ? Pas si vite mes mignons. Cette étude dit en effet que la perte de graisse localisée est un phénomène réel vérifiable en conditions expérimentales, mais le protocole d'entraînement très spécifique utilisé pour y parvenir apporte une forte nuance à la question. Eh oui que voulez-vous, ça ne serait pas marrant si c'était aussi simple !

OK, C'EST TECHNIQUEMENT POSSIBLE. MAIS EST-CE VRAIMENT UTILE EN PRATIQUE ?

Les chercheurs italiens de l'étude de 2017 qui ont réussi à mettre en évidence une perte de graisse localisée de façon incontestable ne se sont malheureusement pas contentés de demander aux participants de « faire des abdos pour perdre du ventre », ou de suivre des cours d'abdos-fessiers pour perdre la graisse sur le bas du corps. Le protocole expérimental utilisé était très spécifique, et réunit trois conditions majeures, sans lesquelles il est virtuellement impossible de recréer les mêmes résultats :

• Ils ont utilisé des exercices pratiqués à forte intensité (plus de 70 % du 1RM des participants, c'est-à-dire 70 % du poids qu'ils peuvent soulever sur une répétition à effort maximal), ce qui a eu pour effet d'augmenter la température corporelle locale de façon importante, ainsi que la circulation sanguine dans les zones visées et l'acheminement de certaines hormones favorables à la combustion des acides gras dans le tissu adipeux, notamment l'adrénaline et la noradrénaline. Autant vous dire que vos séries de 100 abdos n'auront clairement jamais le même effet, malheureusement.

• Une fois ces exercices intenses terminés, les participants faisaient 30 minutes de cardio léger sur les parties du corps visées : du vélo lorsque la perte de graisse était ciblée sur le bas du corps, et du vélo à bras lorsque l'objectif était de maximiser la perte de graisse sur le haut du corps. Le but ? Créer une utilisation réelle des acides gras qui avaient été déstockés au préalable du tissu adipeux à l'aide d'un exercice de faible intensité comme le cardio pour les oxyder dans le tissu musculaire afin de produire de l'énergie, et éviter que ces acides gras mis en circulation retournent se loger dans le tissu adipeux duquel ils ont été détachés, faute d'être utilisés.

• Et troisième condition sine qua non, les sujets de l'étude étaient tous en déficit calorique, et leurs corps étaient donc déjà dans les conditions idéales pour générer une perte de graisse globale, sans laquelle une perte de graisse localisée, aussi complexe soit-elle à mettre en place, n'est même pas envisageable.

Même si cette étude extrêmement bien contrôlée vient changer la donne de la perte de graisse localisée en théorie, la pratique n'est clairement pas aussi simple que de faire des abdos pour faire fondre ses petites poignées d'amour. Les conditions nécessaires à remplir pour parvenir à générer une perte de graisse localisée présentent également un problème majeur, en plus de la relative complication de l'ensemble du protocole. L'intensité importante des premiers exercices va générer une croissance musculaire au niveau des muscles présents sur la zone travaillée. Et si vous décidez d'utiliser cette stratégie pour avoir un torse en V et des abdos découpés, il y a de fortes chances pour que vous n'ayez absolument pas envie d'épaissir votre taille en musclant vos abdos et vos obliques dans le seul but d'y brûler un peu plus de graisse qu'ailleurs.

L'autre souci, c'est qu'effectuer des exercices à haute intensité qui développent la masse musculaire suivis d'un travail cardiovasculaire sur les mêmes parties du corps créera un effet d'interférence, qui réduira à la fois l'efficacité des exercices de musculation et du cardio. Donc même si vous êtes une femme qui souhaite muscler ses fessiers et perdre de la graisse dessus, le cardio que vous devrez faire après vos exercices intenses pour les fessiers viendrait nuire à la croissance musculaire de vos fessiers. Ça fait quand même beaucoup d'efforts pour pas grand-chose, vous ne croyez pas ?

FAIRE DU MUSCLE
AVEC SES ABDOS

Vous l'avez compris, ça n'est pas en faisant des abdos que vous allez perdre du ventre. Votre capacité à perdre de la graisse (y compris sur le ventre) est dictée par votre bilan énergétique total, et pas par le fait que vous sollicitiez ou non la musculature de vos abdominaux. Néanmoins, dans une dynamique sportive globale tout comme d'un point de vue esthétique, il peut s'avérer intéressant de travailler ces abdominaux pour les renforcer ou éventuellement les rendre un peu plus esthétiques en générant un peu d'hypertrophie à cet endroit-là. Gardez tout de même en tête que **qui dit hypertrophie dit augmentation de la taille des muscles**, et que l'augmentation de l'épaisseur de vos abdominaux amènera forcément une augmentation substantielle de l'épaisseur de votre taille. Par conséquent, si vous avez déjà les hanches larges ou la taille relativement épaisse, travailler vos abdominaux spécifiquement, et notamment vos obliques, peut devenir contre-productif sur le long terme d'un point de vue esthétique, du moins si vous souhaitez conserver un torse en V avec les épaules larges et la taille marquée. Mais si l'esthétique est la dernière de vos préoccupations, et que vous voulez simplement être une machine de guerre et construire les abdos et le tronc les plus solides possible, alors renforcer vos abdominaux est aussi important que travailler le reste de vos groupes musculaires. On constate généralement des obliques très développés et des tailles très musclées et relativement larges chez tous les sportifs pratiquant des sports de combat ou de contact, comme les judokas, les lutteurs ou les rugbymen. Esthétiquement, on aime ou pas, mais si vous voulez être inarrêtable sur un terrain ou un tatami, vous n'avez pas d'autre choix que de vous construire une armure solide ! Si vous décidez donc de travailler et de renforcer vos abdominaux, voici 3 exercices très simples que vous pouvez effectuer sans risque.

Et si vous vous posez la question de savoir si solliciter la colonne vertébrale en flexion n'est pas dangereux, et si les crunchs ne vont pas finir par vous laisser paraplégique, sachez qu'elle est faite pour bouger dans l'ensemble de l'amplitude disponible comme toutes les autres articulations, et que se limiter au gainage de peur de fléchir ou étendre sa colonne vertébrale est sans doute le meilleur moyen de se fragiliser sur le long terme et de préparer le terrain de futures blessures par manque de mobilité et de sollicitation de la zone.

RAPPELEZ-VOUS : LA SANTÉ, C'EST LE MOUVEMENT, PAS L'IMMOBILISME.

ACTION !

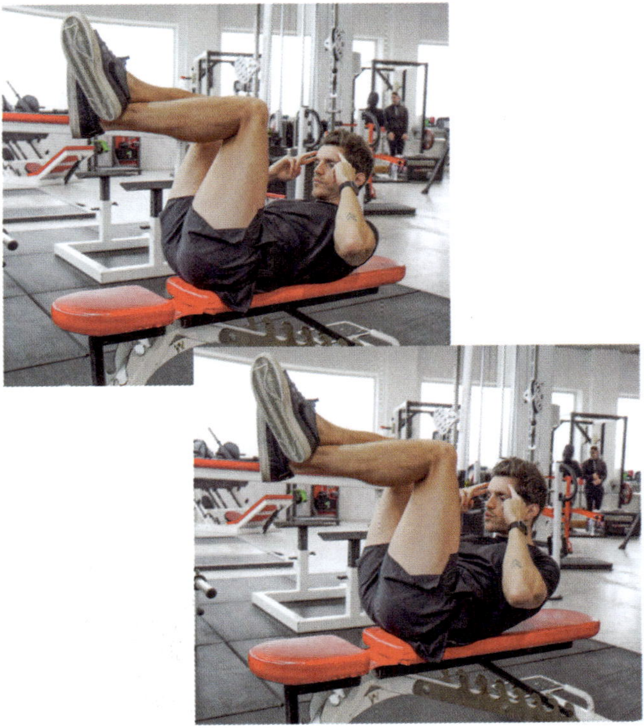

CRUNCH

• Départ couché sur le dos sur un banc ou sur le sol, les hanches, genoux fléchis à 90 degrés, pieds en l'air.
• Scapulas (omoplates) et bras décollés du sol, doigts sur les tempes ou le haut de votre front, ou la poitrine.

1. Rapprocher le sternum du bassin en contractant les abdominaux, en expirant profondément et en engageant le périnée.
2. Revenir à la position initiale en contrôlant la descente, sans reposer les scapulas sur le sol.

Muscles principaux travaillés : grand droit de l'abdomen, transverse.

Attention à ne jamais tirer sur la nuque avec vos mains.

Le but est de faire une flexion de la colonne à l'aide des seuls abdominaux, pas de rapprocher artificiellement votre tête de vos genoux.

Travaillez simplement dans l'amplitude que vous permet la force de vos abdominaux.

CRUNCH INCLINÉ

• Départ couché sur le dos sur un banc incliné, entre 15 et 30 degrés. Se tenir au haut du banc pour ne pas glisser.
• Abdos contractés pour décoller les fesses du banc. Hanches et genoux fléchis à plus de 90 degrés, jambes ramenées vers la poitrine. Bas du dos arrondi, jamais creusé.
1. Enrouler la colonne vertébrale en expirant le plus profondément possible, abdos contractés. Ramener le bassin vers la poitrine tout en engageant activement le périnée.
2. Laisser le bassin s'éloigner en relâchant progressivement la tension des abdos, dos arrondi, mouvement contrôlé jusqu'à revenir dans la position de départ. Fesses décollées du banc pendant toute la durée du mouvement.

Muscles principaux travaillés : grand droit de l'abdomen, transverse. Attention à ne pas creuser le bas du dos et à chercher à monter les genoux vers le ciel.

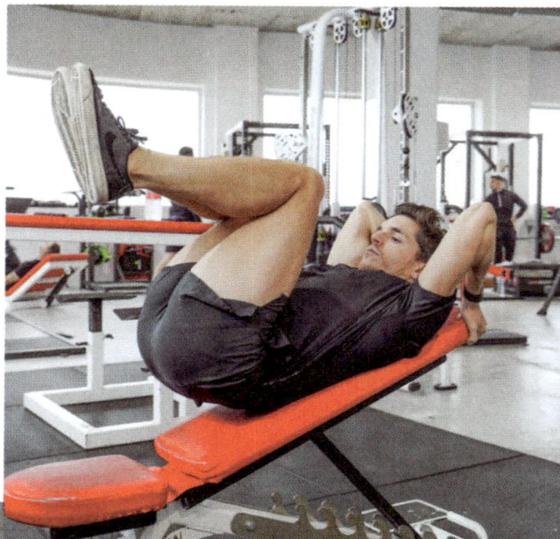

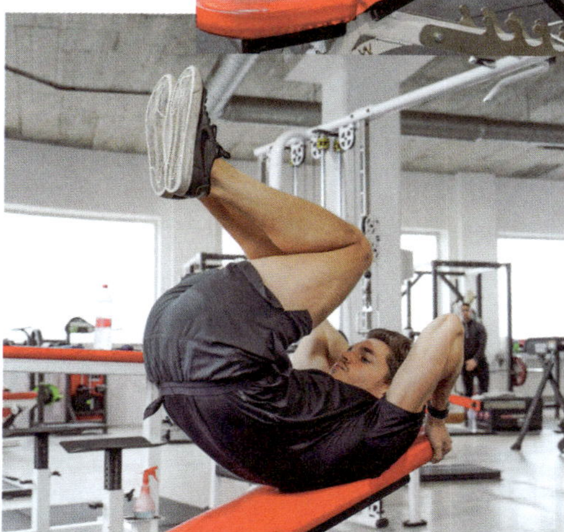

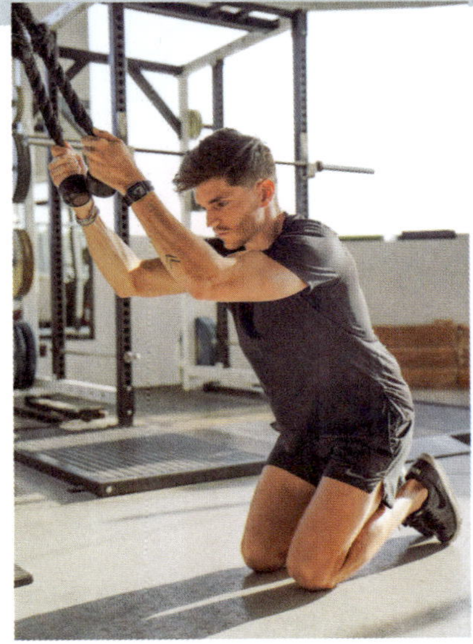

CRUNCH À LA POULIE

• Départ à genoux face à une poulie haute, une extrémité de corde dans chaque main, coudes à hauteur des épaules, bassin en position neutre, bas du dos non creusé.

1. Rapprocher le sternum du bassin en contractant les abdominaux et en expirant le plus possible, tout en engageant le périnée.
2. Laisser le poids de la poulie vous ramener à la position initiale en relachant progressivement la tension des abdos.

Muscles principaux travaillés : grand droit de l'abdomen, transverse.

Attention à ne pas tirer sur la corde avec les bras. Il ne s'agit pas d'un mouvement de tirage, mais bien d'un crunch. Le poids et la poulie ne sont là que pour offrir une résistance supplémentaire à la flexion du buste, pas pour être bougés par les bras. Idéalement, l'angle entre les bras et le buste ne doit pas bouger de façon significative au cours du mouvement.

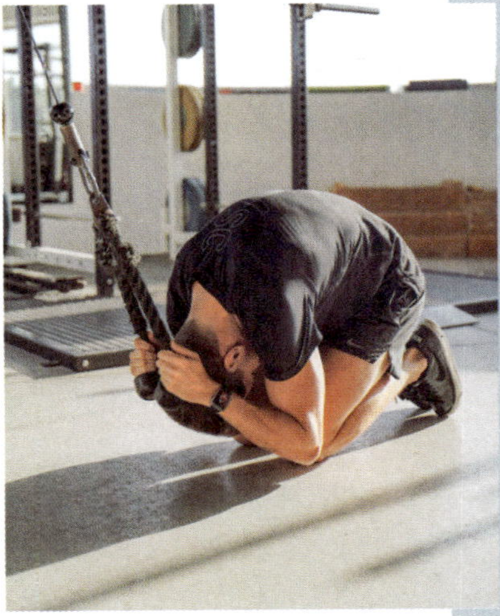

« J'AI FAIT UNE SUPER SÉANCE : J'AI DES COURBATURES ÉNORMES ! »

MAIS POURQUOI SE FAIRE DU MAL ?

Nous sommes tous différents, et varions donc dans la façon dont nous réagissons à l'entraînement, mais les premières fois de votre vie où vous allez faire une séance de musculation un peu sérieuse, si ce n'est pas déjà fait, il y a de fortes chances pour que vous ayez l'impression dans les jours qui suivent de vous être fait passer dessus par un troupeau de chameaux en rut ! Mais je vous rassure, c'est une expérience absolument formidable, et qui vaut la peine d'être vécue !

Les courbatures sont un phénomène assez étrange du monde de l'entraînement, associé à pas mal de fausses croyances dans la tête des débutants comme de certains pratiquants plus expérimentés, malheureusement. En revanche, c'est un phénomène qui ne laisse personne indifférent, bizarrement surtout après une grosse séance de squat, parce que l'intensité de la douleur que l'on peut ressentir à cause des courbatures est telle qu'il est parfois tout simplement impossible de s'entraîner à nouveau, voire de marcher normalement ou de se désincarcérer de son canap' ! Si cela vous est déjà arrivé, non seulement vous avez probablement poussé le bouchon un peu loin, Maurice, mais vous savez pertinemment à quel point les courbatures vous impactent et vous envoient le message qu'il se passe très clairement dans vos muscles quelque chose de parfaitement inhabituel. Pourquoi certains pratiquants ont tendance à considérer ces douleurs comme le signe d'une séance réussie, qui favorisera par conséquent la croissance musculaire ? Grosses douleurs = gros travail des muscles = gros résultats ? Nous allons voir ce que sont les courbatures, comment elles surviennent, et nous demander si oui ou non elles sont à rechercher dans le cadre de votre entraînement.

LES COURBATURES,

C'EST QUOI ?

Les courbatures sont des douleurs musculaires retardées qui surviennent dans les muscles sollicités par un entraînement intense, dans un délai allant de quelques heures à quelques jours après la séance. Le nom anglais du phénomène, *Delayed Onset Muscle Soreness* (pour douleurs musculaire à apparition retardée), ou DOMS, dépeint de façon plus explicite cette réalité unique. Si vous avez déjà fait un effort musculaire intense, ou une séance de musculation dans votre vie (ce que j'espère vivement !), vous savez qu'utiliser ses muscles à 100 % de leurs capacités peut être assez inconfortable sur le moment : résister à la tension mécanique et à la charge qui s'oppose à l'action de vos muscles est un vrai défi, les membres peuvent trembler, vous pouvez ressentir une intense sensation de brûlure dans les muscles engagés, etc. Cela dit, cette douleur passagère et somme toute assez logique n'a aucune commune mesure avec les douleurs engendrées par les courbatures que vous pouvez ressentir les jours suivants. Les douleurs déclenchées par les courbatures sont parfois si affreuses que vous pouvez vous demander si vous ne vous êtes pas déchiré un muscle pendant l'entraînement, alors même qu'aucune douleur vive n'était survenue au cours de la séance. Comment cela est-il possible ? Mystère. La seule certitude que vous avez, c'est que ça fait un mal de chien !

L'ironie dans tout ça, c'est que même si tout le monde ou presque a déjà fait au moins une fois dans sa vie l'expérience de courbatures absolument atroces, en 2023, **les scientifiques de l'entraînement ne sont toujours pas capables d'expliquer avec une absolue certitude la raison de leur apparition**. Plusieurs phénomènes physiologiques et interactions dans les tissus musculaires et nerveux fournissent tout de même des pistes crédibles quant à la raison de leur manifestation. Certaines sources scientifiques avancent que les douleurs sont occasionnées par le fait que les microdéchirures des tissus musculaires et des fascias génèrent de l'inflammation, et que cette inflammation envoie un message qui active les cellules nerveuses alentour, créant une cascade de signalisation cellulaire inhabituelle qui active les circuits de la douleur. Selon d'autres publications scientifiques, les douleurs des courbatures seraient dues à l'endommagement du tissu nerveux plutôt que musculaire, engendré notamment par la compression des terminaisons nerveuses des faisceaux neuromusculaires, des petits organismes présents dans toutes nos fibres musculaires et responsables entre autres de contrôler le degré d'allongement de celles-ci. En cas d'étirement intense et répétitif des fibres musculaires, le liquide contenu dans les faisceaux neuromusculaires (par définition incompressible, comme tous les liquides), viendrait écraser les terminaisons nerveuses, causant des douleurs importantes dans les jours suivant la contrainte mécanique d'étirement. En réalité, la nature exacte du mécanisme qui engendre les douleurs liées aux courbatures n'est pas encore clairement identifiée, mais cela ne nous empêche pas d'avoir quand même énormément de données scientifiques utiles pour comprendre comment surviennent les courbatures, et comment les éviter.

LE LIEN DE CAUSE À EFFETS...

Ce qu'on sait de source sûre (répétez ça 10 fois le matin en vous levant si vous rencontrez des difficultés à articuler !), c'est que les courbatures, qu'elles soient liées à des lésions musculaires, conjonctives ou nerveuses, surviennent quand vous dépassez la capacité d'absorption des contraintes mécaniques de vos tissus. Comme souvent dans votre corps, l'apparition d'une douleur intense et prolongée est rarement le signe que les choses se passent comme sur des roulettes (*No shit Sherlock*). En gros, vous demandez à vos structures de produire un effort intense auquel il n'est pas habitué. Et comme la physiologie humaine aime les évolutions progressives et que les mécanismes de l'adaptation prennent du temps, quand on veut aller plus vite que la musique, on finit forcément par le payer ! D'après l'état des dernières recherches en science de l'entraînement, il y a donc assez peu de doute que les courbatures sont liées à des dommages tissulaires, notamment musculaires et nerveux. Néanmoins, le problème survient quand les gens en viennent à établir un lien de cause à effet direct entre l'intensité des douleurs qu'ils ressentent et la quantité de dommages occasionnés dans les muscles par leur séance, voire l'efficacité de celle-ci. En réalité, il n'y a pas de corrélation entre l'intensité des douleurs ressenties et la quantité de dommages musculaires réels. Cette absence de corrélation a été démontrée à maintes reprises depuis les travaux de Newham en 1988, à l'aide de clichés IRM de cellules musculaires pris après une séance. Ses travaux illustrent bien qu'il est possible de constater des dommages tissulaires extrêmement importants dans les muscles, sans pour autant que les sujets ne rapportent de courbatures significatives, ainsi que des cas opposés où les sujets se plaignaient de courbatures atroces sans que leurs cellules musculaires ne présentent le moindre signe de dommage.

... MAIS PAS POUR TOUS !

On sait aussi que les courbatures, comme de nombreux autres phénomènes physiologiques, présentent une importante variabilité interindividuelle. En français : certaines personnes ressentent des courbatures pratiquement toute leur vie, quel que soit leur niveau d'entraînement, tandis que d'autres n'en ressentent pratiquement jamais. Certains groupes musculaires donnent également assez rarement lieu à des courbatures, comme les deltoïdes par exemple (ces muscles donnant leur forme arrondie à vos épaules), tandis que d'autres peuvent en occasionner de très sévères chez la plupart des gens, comme c'est le cas des ischio-jambiers. Si vous avez déjà eu l'impression de ne plus pouvoir marcher ou monter des escaliers après une séance de sprint, de squat ou de soulevé de terre, sachez au moins que vous n'êtes pas le seul ! Un des facteurs pouvant expliquer ces différences de réaction entre les groupes musculaires pourrait être le fait que les muscles bi-articulaires (dont les insertions traversent deux articulations) sont souvent plus sensibles aux lésions musculaires, notamment parce qu'ils sont étirés des deux côtés en même temps. C'est notamment le cas des ischio-jambiers, dont les chefs musculaires traversent à la fois votre hanche et votre genou (sauf le chef court du biceps fémoral, pour les fondus d'anatomie), qui sont souvent sujets aux courbatures, voire aux élongations et aux déchirures musculaires.

Néanmoins, malgré les différences entre les gens et entre les groupes musculaires, quelques invariants émergent de façon assez systématique. Les courbatures se manifestent de façon notable principalement après avoir réalisé un effort inhabituel. Évidemment, quand on est débutant, tout effort musculaire est inhabituel me direz-vous, raison pour laquelle les débutants sont sans aucun doute le groupe au sein duquel le phénomène des courbatures est le plus marqué. Mais vous pouvez également encore faire l'expérience de sévères courbatures après des années d'entraînement, si vous intégrez à votre routine un exercice que vous n'avez jamais effectué auparavant, un volume total plus important que d'habitude ou un régime de contraction musculaire que vous pratiquez peu. De façon assez caractéristique, les contractions excentriques, qui se produisent quand les points d'insertion des muscles s'écartent en résistant à la tension et que les muscles s'allongent, engendrent très souvent des courbatures assez sévères. Peut-être à cause des conséquences tissulaires inhérentes aux efforts excentriques sur les fibres musculaires ou les terminaisons nerveuses des faisceaux neuromusculaires, comme avancé par certaines recherches, mais surtout parce que les contractions excentriques ne sont pas habituelles pour la plupart des pratiquants et qu'elles occupent une place minime dans l'immense majorité des programmes. Quand des personnes prennent l'habitude de subir davantage de contractions excentriques, les courbatures liées à ce genre d'efforts sont moins importantes, illustrant le fait que les douleurs sont surtout liées à un stimulus musculaire nouveau et inhabituel. L'autre invariant des courbatures, c'est qu'elles ont tendance à engendrer des altérations dans les schémas moteurs et l'activité des muscles. Les recherches montrent qu'il n'est par exemple pas rare que les courbatures engendrent une réduction de la proprioception (la capacité de votre système nerveux à percevoir des informations provenant des muscles, des articulations et des os pour savoir dans quelle position ils se trouvent et comment les contrôler efficacement) et de la capacité d'activation des muscles touchés, voire une diminution de la capacité de production de force pouvant aller jusqu'à 50 %. En gros, clairement pas top pour les séances d'après !

LES COURBATURES SONT-ELLES SYNONYMES DE CROISSANCE MUSCULAIRE ?

Dans le microcosme de la musculation, il est facile de comprendre comment le fait que les débutants ressentent les courbatures les plus fortes et connaissent à la fois la croissance musculaire la plus importante dans leurs premiers mois de musculation ait pu amener les gens à penser que les deux phénomènes étaient directement liés. Néanmoins, il est tout à fait possible de déclencher des courbatures extrêmement intenses avec des modes d'entraînement qui n'ont aucune chance de générer de croissance musculaire significative. Si vous avez déjà couru un marathon, vous savez de quoi je parle ! Si c'est votre premier, il y a de fortes chances pour que vous ayez besoin de béquilles les jours d'après (je force le trait, mais à peine), ou que vos fléchisseurs de hanches soient si douloureux que vous ne parveniez même plus à lever la jambe à l'horizontale pendant 3 ou 4 jours après avoir passé la ligne d'arrivée ! Enfin de vraies blessures de guerre, bravo champion ! Or, on sait pertinemment que les efforts prolongés en endurance sont fort peu susceptibles de déclencher la moindre croissance musculaire chez des sujets un minimum entraînés. C'est donc le signe que les courbatures sont effectivement liées à la réalisation d'un nouveau type d'effort musculaire, et ne sont pas synonymes de croissance musculaire. Quand les débutants commencent à s'habituer à la nature spécifique du travail en musculation, ou à n'importe quel autre sport, leurs courbatures s'atténuent peu à peu, alors que leur taux de croissance musculaire peut en soi rester assez élevé pendant bien plus longtemps. Un phénomène extrêmement intéressant connu en anglais sous le nom de *repeated bout effect* génère après une seule séance incluant un stimulus musculaire nouveau des adaptations dans votre corps qui vont réduire considérablement l'intensité et l'ampleur des courbatures ressenties la deuxième fois que vous pratiquerez ce sport ou cet exercice. Le corps s'habitue à ce stimulus totalement inédit, et normalise la réponse douloureuse en atténuant l'intensité du message, même si la croissance musculaire qui peut découler de cette deuxième séance et de toutes les suivantes vous permet quand même de prendre du muscle si votre programme est bien structuré. Vous voyez donc que quelle que soit la façon dont on observe les courbatures, elles ne sont pas liées à la croissance musculaire et ne devraient pas être activement recherchées en tant que telles comme le signe d'une séance efficace et productive qui va favoriser l'hypertrophie. Bien au contraire, si vous avez si mal aux muscles que vous ne pouvez même pas vous entraîner quelques jours après, ou que votre force diminue carrément, les courbatures auront par définition un effet négatif sur votre capacité à vous entraîner comme il faut, et donc sur l'efficacité de votre séance. Donc quand vous entendrez à l'avenir quelqu'un dire « No Pain, No Gain » en se tapant sur les cuisses pour se féliciter de ses courbatures, vous savez qu'il est resté bloqué en 1998 !

LES FAUSSES BONNES IDÉES

Aussi amusant soit-il de voir ses petits camarades boiter comme des goélands alcooliques le lendemain d'une grosse séance de jambes, maintenant que nous avons compris que les courbatures sont en réalité néfastes pour la croissance musculaire, il est facile de concevoir que toute stratégie d'entraînement optimale devrait viser à les minimiser.

Les étirements par exemple, contrairement à ce qu'on pourrait penser, ne font en réalité qu'ajouter des contraintes mécaniques sur les tissus déjà lésés et douloureux. Les recherches sont donc très claires sur le fait qu'ils sont inefficaces pour réduire les douleurs musculaires et les courbatures. Pire encore, la littérature scientifique montre que les étirements diminuent l'apport en sang et en oxygène vers les muscles et les tendons, peuvent réduire la production d'un facteur de croissance important connu sous le nom d'IGF-1, et diminuer ainsi la récupération musculaire et le développement de la force. À carrément proscrire en cas de courbatures, donc.

Les massages, ainsi que les automassages au rouleau, très utilisés dans certaines communautés comme le Crossfit, présentent un profil un peu différent. Les recherches dont nous disposons sur les automassages au rouleau montrent que leur principal avantage est une augmentation de la tolérance du système nerveux central à la douleur, sans véritable changement physiologique au niveau des fibres musculaires ou des tissus conjonctifs.

POUR ÉVITER LES COURBATURES, ON FAIT QUOI ?

ON DOSE ET ON Y VA PROGRESSIVEMENT !

Déjà, on arrête de rechercher activement les courbatures via ses entraînements, et de se glorifier quand on s'est mis un tel tarif à la salle qu'on n'arrive même plus à lever les jambes pendant 3 jours. Il n'y a rien de bénéfique à ne pas pouvoir poursuivre son programme d'entraînement habituel (et le reste de ses activités normales) à cause d'une seule séance mal gérée. Ensuite, on apprend à faire preuve de patience, et à doser son effort, surtout en cas de retour à l'entraînement après une période d'arrêt prolongée.

Si vous êtes totalement débutant, approchez chaque nouvel exercice et chaque nouvelle machine avec détermination, et avec prudence. Rappelez-vous que vos muscles ne sont absolument pas habitués à s'étirer et à se raccourcir tout en résistant à une charge importante dans des amplitudes de mouvements que vous n'avez jusque-là jamais explorées, et allez-y progressivement pendant quelques semaines le temps de vous habituer aux schémas moteurs. Échauffez-vous attentivement, et commencez chaque mouvement avec très peu de charge ou barre à vide.

Ajoutez du poids progressivement aux machines et à vos barres, jusqu'à atteindre un poids que vous maîtrisez parfaitement (même si ce poids est clairement inférieur à ce que votre ego voudrait vous voir mettre sur la barre), ne faites pas 50 séries par exercice la première fois que vous vous lancez dans un nouveau programme, et évitez d'aller jusqu'à l'échec musculaire complet. Vous n'êtes pas en sucre, loin de là, mais gardez-en un peu sous la pédale. Vous aurez tout le temps d'augmenter vos charges, le volume et l'intensité de vos entraînements d'ici quelques mois. Dites-vous que vous construisez les bases d'une hygiène de vie qui vous accompagnera jusqu'à la fin de vos jours si vous faites les choses bien, et que ces premières semaines constituent le b.a.-ba de votre apprentissage. On n'apprend pas à faire des alexandrins avant de maîtriser l'alphabet, nom de bu de nom de bu !

ON S'ÉCOUTE ET ON SE PRÉSERVE !

Si vous avez dû interrompre votre entraînement et que vous revenez à la salle, la logique est la même : n'allez pas pécher par orgueil ! N'allez pas réattaquer bille en tête avec la même intensité et la même proximité à l'échec que ce que vous étiez capable de tolérer quand vous avez dû arrêter. Et même si votre ego va évidemment vous pousser à aller plus vite que la musique, soyez plus malin que lui. Gardez en tête que les dommages musculaires encourus ne seront que les prémices de blessures potentiellement beaucoup plus graves et incapacitantes, comme les claquages, les élongations ou encore les vraies déchirures musculaires, douloureuses et invalidantes ; laissez-vous du temps. L'idéal serait de pouvoir reprendre vos marques et de reconstruire petit à petit votre précédent volume d'entraînement sans jamais occasionner de blessures (évidemment), ni de douleurs ou de courbatures. Si vous parvenez à faire ça, vous saurez que vous avez fait preuve de précaution, et que vous avez laissé à votre corps le temps de se réadapter à ces nouvelles contraintes.

LE MASSAGE

Si vous souhaitez utiliser un rouleau de massage de temps à autre n'occasionnez pas davantage de lésions en écrasant complètement les muscles et en vous massant jusqu'à tomber dans les pommes, ce qui serait par définition contre-productif dans une logique de récupération. Contentez-vous de masser légèrement afin d'atténuer le ressenti de vos courbatures. Les massages légers quant à eux, s'ils ont peu d'effets directs sur les tissus endommagés ou douloureux, peuvent en revanche augmenter un peu le drainage des œdèmes musculaires et la circulation sanguine périphérique, vous aider à vous relaxer plus facilement et à vous détendre davantage. Vous aurez sans doute toujours aussi mal, mais vous prendrez les choses avec le sourire !

Pour ce qui est de la cryothérapie, méthode de traitement par le froid où l'on plonge le corps dans une cabine soufflant de l'air à -150 degrés pendant quelques minutes, il semble malheureusement que les preuves scientifiques ne soient pas assez convaincantes. Même si elle apporte effectivement un sentiment passager de soulagement et d'atténuation des symptômes. Les recherches ont démontré que l'exposition au froid intense en l'absence de blessure nuit de façon significative à l'inflammation nécessaire au processus de réparation des dommages musculaires, et donc aux mécanismes de l'adaptation des fibres musculaires à l'entraînement en musculation et à l'hypertrophie sur le long terme. Donc pas dingue non plus, finalement.

APPRENDRE À DIFFÉRENCIER LA DENSITÉ ÉNERGÉTIQUE D'UNE POMME DE TERRE ET D'UN DONUT N'AURAIT CLAIREMENT PAS ÉTÉ DU LUXE !

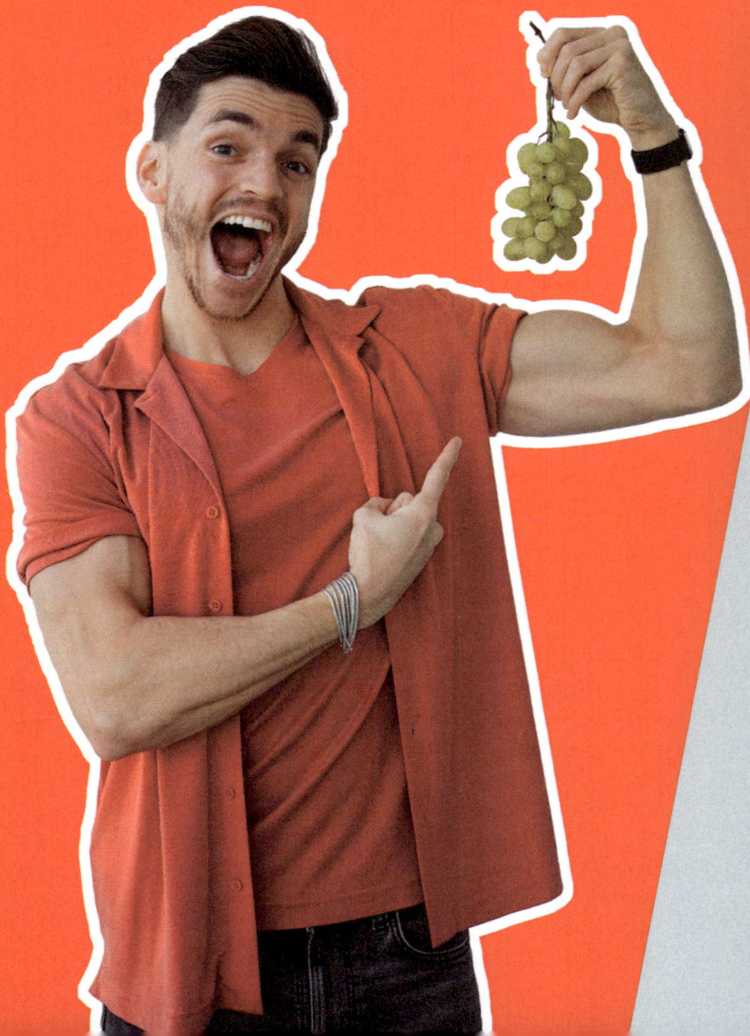

NUTRITION

Maintenant que nous avons déblayé un à un les principaux mythes liés à l'entraînement, et libéré nos corps du carcan des fausses croyances sportives, nous allons pouvoir nous attaquer aux idées reçues sur la nutrition. En effet, pour une hygiène de vie optimale, il vous faut évidemment savoir dépenser correctement votre énergie, mais aussi savoir vous nourrir. La nutrition a cela de fascinant qu'elle est tout autant affaire de performance que de bien-être et de longévité. Bien manger, c'est fournir à son corps les nutriments dont il a besoin pour fonctionner de façon optimale, permettant également de se sentir bien au quotidien.

Alors j'espère que vous êtes prêts, parce qu'on est parti pour casser du mythe à grands coups de poêle à frire ! Chaud devant !

« JE NE MANGE PLUS RIEN ET JE NE PERDS PAS DE POIDS ! »

LES BASES DU BILAN ÉNERGÉTIQUE

Combien connaissez-vous de personnes qui ont essayé de perdre du poids et ont abandonné au bout de seulement quelques semaines après avoir essuyé un échec cuisant ? Et pour cause ! Si perdre du poids est en théorie assez simple (et nous allons évidemment nous pencher sur la théorie), il n'en reste pas moins qu'il est nécessaire de maîtriser quelques connaissances de base pour faire les choses intelligemment et obtenir des résultats concrets. C'est la raison même pour laquelle beaucoup se lancent dans un régime pour toujours reprendre davantage de poids. Se construire un équilibre alimentaire solide et un corps en bonne santé est probablement l'affaire d'une vie, et qu'aucun régime d'un mois ou deux ne saurait vous apporter ce qu'une modification progressive et en profondeur de vos habitudes peut faire pour votre hygiène de vie et votre santé sur le long terme.

UN KILO DE PLUMES OU UN KILO DE PLOMB ?

En réalité, même si les choses peuvent parfois paraître complexes, on en revient toujours à cette bonne vieille logique de cour de récréation : qu'est ce qui pèse plus lourd selon vous, 1 kilo de plumes ou 1 kilo de plomb ? Évidemment, comprendre que ces deux ensembles pèsent le même poids (si, si, je vous assure), même si un kilo de plomb tient dans le creux de votre main et qu'il faut probablement une baignoire entière pour loger un kilo de plumes, est la base même de la compréhension des concepts élémentaires que sont le poids, le volume et la densité. Plus un corps est dense, plus il pèse un poids important pour un volume donné, ou moins il occupe de volume pour un poids donné. Et même s'il y a de fortes chances que vous ne soyez pas tombé deux fois de suite dans le panneau de cette énigme enfantine dans la cour du collège, la plupart des adultes sensés et doués de raison se prennent encore les pieds dans le tapis quand il s'agit d'appliquer la même logique à l'équilibre nutritionnel.

En effet, parce que nous n'avons généralement aucune idée de la valeur énergétique des aliments que nous consommons au quotidien et de la quantité d'énergie chimique que chaque ingrédient comporte, nous avons naturellement tendance à raisonner en termes de quantité plutôt qu'en termes de calories. C'est la raison pour laquelle on entend souvent « je ne mange rien, et pourtant je ne perds pas de poids ! » Pourquoi ? Pour la bonne et simple raison qu'ils s'affament en réduisant les quantités de nourriture de façon drastique, généralement sans s'apercevoir que le peu de nourriture qu'ils continuent à consommer possède en réalité une importante densité énergétique, et fait qu'ils ne sont tout simplement pas en déficit calorique, comme il est nécessaire de l'être pour pouvoir perdre du gras sur le long terme.

C'est un peu comme si vous essayiez d'alléger la cargaison d'un navire composé de 100 kilos de plumes et de 100 kilos de plomb. Disons que le poids total de la cargaison représente votre total calorique. Les 100 kilos de plumes occuperaient quasiment l'intégralité du pont, alors que les 100 kilos de plomb n'occuperaient sur le pont du navire que le volume d'une petite valise. Mettons que vous vouliez l'alléger (créer un déficit calorique) tout en conservant le volume au maximum (pour ne pas avoir faim toute la journée et conserver un bon volume alimentaire). En somme, le pont du navire, c'est votre estomac. Si vous balancez l'intégralité des ballots de plumes à la mer, et éliminez visuellement 90 % de l'espace et du volume total alloué précédemment à la cargaison, il n'en resterait pas moins que les 100 kilos de plomb qui occupent une place dérisoire dans un petit coin du pont du navire (votre estomac) constitueraient encore 50 % du poids de la cargaison initiale (votre total calorique). Plutôt que de passer une matinée à vous débarrasser de l'ensemble des ballots de plumes, vous auriez pu obtenir le même résultat en termes de réduction du poids de la cargaison (votre total calorique) en jetant simplement une valise de plomb à la mer. Et vous auriez ainsi conservé 90 % du volume de votre cargaison (votre volume alimentaire) tout en créant un déficit calorique de 50 %. Alors que si vous balancez tous les ballots de plume à la mer, et que quand vous commencez à mourir de faim, vous ajoutez une ou deux valises de plomb (ça se fait facilement après tout), vous allez très vite revenir à votre apport calorique de départ, voire le dépasser sans vous en rendre compte, parce que le pont du navire ne sera toujours pas plein, et que vous aurez l'impression de ne « pas avoir ajouté grand-chose ». Et c'est malheureusement exactement ce que certains font quand ils se contentent de raisonner en termes de volume de nourriture sans accorder aucune attention à la densité énergétique des aliments qu'ils consomment.

ALIMENTATION, ÉNERGIE ET FAUSSES CROYANCES

Même si manger des viandes, des poissons, des fruits et des légumes non transformés est une bonne chose pour votre santé globale, si vous mangez plus de calories à partir de ces sources naturelles que votre corps n'en a besoin pour fonctionner, vous allez stocker l'énergie alimentaire excédentaire sous forme de tissu adipeux et prendre du gras !

À l'inverse, et l'expérience a déjà été démontrée par de nombreux professionnels de santé soucieux d'illustrer la réalité de cette double dynamique, il est parfaitement possible de perdre du poids et de diminuer votre stockage de tissus adipeux en ne consommant que des hamburgers, des cookies ou des donuts. Ça ne signifie évidemment pas que c'est la meilleure chose à faire, parce que vos marqueurs de santé vont forcément en prendre un coup sur le long terme, et surtout parce que l'absence totale de satiété liée à la consommation de ces produits ultra-transformés et extrêmement denses énergétiquement va vous laisser affamé au quotidien, mais d'un point de vue purement chimique et expérimental, c'est tout à fait possible. « Comment » dites-vous ? Mais de façon très logique ! Si votre corps a besoin de 2 500 Cal pour pouvoir fonctionner normalement et que vous consommez 3 500 Cal à partir de sources d'aliments de très bonne qualité, naturels et non transformés, que vous le vouliez ou non, vous allez prendre du poids.

Si ce même corps a toujours besoin de 2 500 Cal, et que vous vous contentez de consommer 1 500 Cal à base de burgers, de cookies, de pizzas ou de donuts (ce qui va arriver relativement vite, soyez sans crainte), vous allez forcément métaboliser du tissu adipeux nécessaire au fonctionnement de votre organisme soumis au déficit calorique, et perdre du gras. Cela ne signifie évidemment pas qu'il faut vous ruer sur les aliments ultra-transformés si vous souhaitez perdre du gras, bien au contraire ! Je me fais simplement ici l'avocat du diable et souligne cette double logique extrêmement importante pour vous montrer à quel point la qualité des aliments qui composent votre alimentation quotidienne et la quantité d'énergie chimique qu'elle vous apporte sont deux réalités totalement distinctes.

Dans un monde idéal, vous voulez consommer une quantité d'énergie appropriée à vos besoins physiologiques, tout en mangeant des aliments de la meilleure qualité possible pour optimiser votre santé sur le long terme. Cependant, manger des aliments entiers et non transformés n'a jamais permis de perdre magiquement du gras si vous ne parvenez pas à mettre en place un déficit énergétique, tout comme manger de temps en temps des aliments transformés et industrialisés ne signifie pas nécessairement que vous stockerez du tissu adipeux, à partir du moment où vous êtes capable d'en consommer sans dépasser votre total calorique quotidien.

Qualité de l'alimentation, naturelle ou pas, et quantité d'énergie alimentaire sont deux concepts parfois corrélés, mais fondamentalement différents, qu'il faut savoir identifier parallèlement pour pouvoir faire les choses de façon optimale et ne jamais être victime de fausses croyances ou de stratégies alimentaires biaisées.

LA FAIM : L'ENNEMI PUBLIC NUMÉRO 1 DE LA PERTE DE GRAS

Si vous essayez de perdre du gras en diminuant les quantités totales de nourriture que vous ingurgitez, la première conséquence est que vous allez avoir davantage faim. Votre cerveau fonctionne en effet en synergie avec votre estomac et votre tube digestif, et l'ensemble des capteurs de pression situés sur la paroi de l'estomac renseigne votre cerveau sur le fait que vous avez assez mangé ou non. Donc, si vous diminuez les quantités de nourriture subitement, votre cerveau va naturellement vous rappeler à l'ordre en vous faisant comprendre que vous n'avez pas mangé assez, son rôle premier étant de conserver l'énergie pour vous maintenir en vie quoi qu'il arrive. C'est un peu ce qui se passe après avoir balancé tous les ballots de plumes à la mer. Il n'y a pratiquement plus rien sur le pont, et vous avez l'impression que la cargaison est vide.

Néanmoins, la valise de plomb est toujours là, et il est tout à fait possible que vous ayez même maladroitement augmenté légèrement les quantités d'aliments extrêmement caloriques pour compenser (en ajoutant quelques petites valises de plomb), et que par conséquent, vous continuiez à ingérer la même quantité d'énergie alimentaire tout en ayant l'impression de ne « plus rien manger ». La solution de cette énigme (qui n'en est pas une, vous l'avez bien compris) est donc toute simple : les gens confondent volume alimentaire et quantité d'énergie chimique dans leur assiette, et pensent que le but pour maigrir est de manger moins de nourriture, sans comprendre que l'essentiel est de parvenir à consommer un peu moins d'énergie que vous n'en avez besoin pour maintenir votre poids actuel, dans le but de taper dans les réserves et de brûler du tissu adipeux. Pour faire simple : de créer un léger déficit énergétique (littéralement un léger manque d'énergie), pour forcer le corps à puiser de l'énergie dans ses réserves, le tissu adipeux !

La triste vérité, et je sais à quel point elle fait mal à entendre, c'est que ceux qui s'affament et qui ont l'impression de ne plus rien manger sont malgré eux souvent en train de consommer la même quantité d'énergie chimique qu'auparavant. La seule différence est qu'ils mangent effectivement moins de nourriture totale, et ont par conséquent le sentiment de « manger moins ». Sauf que votre organisme se moque comme d'une guigne de la quantité de nourriture que vous ingérez pour ce qui est de la conservation de l'énergie. Tout ce qui lui importe pour préserver ou dégrader ses tissus et faire fonctionner la machine, c'est la quantité d'énergie qu'il va pouvoir tirer des aliments que vous consommez. On comprend donc que de cette méconnaissance des principes de base de la thermodynamique découle une erreur fatidique. **En voulant consommer moins d'énergie pour perdre du gras, la plupart d'entre nous finissent par s'affamer en consommant une quantité de nourriture dérisoire pour une quantité d'énergie alimentaire somme toute pas si faible**. Et c'est le début de la fin. Sans mauvais jeu de mots.

MAIS ALORS QUE FAIRE ?

Exactement l'inverse de la dynamique classique suivie par ceux qui essaient de s'affamer pour perdre du poids. C'est-à-dire : manger au moins autant, si ce n'est davantage de nourriture qu'auparavant. Mais manger la même quantité de *nourriture totale*. Pas d'ingurgiter la même quantité *d'énergie alimentaire*. **La solution pour pouvoir faire jouer la théorie de la thermodynamique en votre faveur et perdre du gras sans effort est tout simplement de continuer à consommer la même quantité de nourriture totale, tout en diminuant la quantité d'énergie alimentaire que vous consommez au quotidien.** Et pour ce faire, il convient donc de prendre l'exact contre-pied de la plupart des personnes et de choisir tout simplement des aliments un peu moins denses en énergie alimentaire, et qui vous fournissent par conséquent un volume de nourriture supérieur pour la même quantité d'énergie chimique, et d'en manger un peu moins, ou le même volume de nourriture pour une quantité d'énergie chimique moindre. Le kilo de plumes vs. le kilo de plomb, en somme.

Ce faisant, vous n'aurez par définition pas l'impression de manger moins, puisque l'intégralité de vos récepteurs de pression enverra à votre cerveau le message que la même quantité de nourriture totale passe dans la bouche, à l'intérieur de l'œsophage, de l'intestin et du reste du tube digestif, et pourtant votre organisme recevra légèrement moins d'énergie chimique, avec laquelle il devra continuer à produire la même quantité de travail, de mouvement et d'effort au quotidien. Résultat : votre corps est obligé de puiser dans ses réserves énergétiques (le gras stocké dans votre corps sous forme de tissu adipeux) et donc de dégrader ses propres tissus pour pouvoir répondre à la demande de production d'énergie, puisque le bilan énergétique déficitaire fait qu'il n'a plus assez d'énergie chimique disponible via l'alimentation pour subvenir à ses besoins. Et comme par magie, on passe d'une situation désespérée dans laquelle on a l'impression de s'affamer tous les jours pour n'obtenir aucun résultat en termes de pertes de gras, à une situation miraculeuse dans laquelle on est capable de perdre du gars très progressivement et sans effort, et surtout sans jamais avoir l'impression de s'affamer, de se priver où d'accumuler petit à petit de la frustration en se soumettant inutilement à une période de régime aussi drastique qu'absurde.

Beaucoup pensent que la perte de gras est une énigme absolue parce qu'ils soumettent leur cerveau à la sensation de la faim, et pas leur CORPS à un déficit calorique. Si vous souhaitez perdre du gras, vous devez soumettre votre organisme à un déficit calorique. Mais cela ne signifie absolument pas que vous devez manger moins de nourriture totale ou avoir l'impression de sucer des cailloux au bout de trois semaines ! Cela signifie simplement qu'il vous faut être un petit peu plus malin que la moyenne, faire preuve de stratégie

NE JAMAIS VOUS AFFAMER !

Vous savez à quel point la faim est un phénomène psychologique ; des études renversantes ont déjà démontré cet état de fait à maintes reprises. Pour contourner la perception du volume de nourriture par le cerveau des sujets, ils ont eu recours à une manipulation assez astucieuse : remplacer les aliments par des gels spéciaux permettant de manipuler grandement le contenu énergétique de la nourriture, sans en altérer l'apparence physique, le goût ou la texture. Tenez-vous bien, les sujets de l'étude consommaient soit 2294 Cal, soit 313 Cal pendant deux jours d'affilée ! C'est-à-dire peanuts dans le second cas (littéralement pour le coup, à peine l'équivalent calorique d'un Snickers et demi). Le constat incroyable de l'étude est que même dans le cas où ils ne mangeaient que 300 Cal, la façon dont ils interagissaient avec les autres participants de l'étude, la qualité de leur sommeil et leurs performances cognitives n'ont absolument pas été impactés par ces deux jours de famine dissimulée. Aucun impact négatif. Vous voulez la meilleure ? À l'issue de l'étude, lorsqu'on leur révélait la nature exacte du protocole de l'étude, les sujets étaient absolument incapables de savoir s'ils avaient été affectés à l'un ou l'autre des deux groupes, et s'ils avaient en fait pratiquement jeûné ou consommé un total calorique de maintenance. Dans la tête on vous dit !

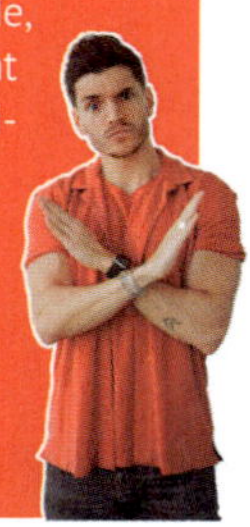

pour optimiser votre alimentation : consommez des aliments les plus naturels et savoureux possibles, toujours aussi riches en nutriments, mais qui apportent à votre organisme une moindre quantité d'énergie chimique pour le même volume alimentaire, pour atteindre facilement un déficit calorique sans frustration. Voilà pour la théorie essentielle à maîtriser pour comprendre la réalité du déficit calorique, et l'absolue inutilité de s'affamer pour perdre du poids.

« Mais Antoine, dans la vraie vie, on mange des aliments, pas des calories ! »

Certes. Et c'est là qu'on s'aperçoit que la base même de l'éducation nutritionnelle qui aurait pu nous aider à aborder cette partie de la vie de façon sereine a été très légèrement négligée dans la totalité des programmes scolaires de la garderie au baccalauréat. Et c'est dommage ! Vu le temps qu'on a passé à apprendre tous les détails de la vie d'Hugues Capet, de la dynastie des Carolingiens et de la Révolution industrielle (aussi passionnants que puissent être ces différents sujets), un petit cours rapide et efficace pour apprendre à différencier la densité énergétique d'une pomme de terre et d'un donut n'aurait clairement pas été du luxe !

LA VÉRITÉ SI JE MANGE...

La vérité est que nous manquons cruellement des connaissances les plus élémentaires en termes de nutrition, d'alimentation et même de cuisine. Pour preuve : j'ai appris à me servir d'un bec Bunsen en cours de chimie avant de savoir découper un poulet ! C'est vous dire si les concepts de bilan énergétique ou de déficit calorique nous passent très largement au-dessus du cigare.

Vous apprendre à vous alimenter correctement toute votre vie est sans doute bien au-delà de la portée de ce livre, puisque j'y ai entre autres consacré une chaîne YouTube entière, et qu'on n'a toujours pas fait le tour après plus de 450 vidéos sur la question, mais à la lecture de l'ensemble de ces chapitres, vous devriez tout de même pouvoir vous construire quelques bases solides.

Pour vous aider davantage, je vous invite à jeter un œil aux vidéos *Nutrition* de ma chaîne YouTube, dans lesquelles vous pourrez trouver tout un tas d'astuces pour optimiser votre alimentation, votre volume alimentaire, et faire au mieux pour perdre du gras intelligemment.

LES CONSEILS NUTRITIONNELS ESSENTIELS

On l'a compris, à la place de la stratégie drastique de court terme que proposent la culture des régimes et tous les magazines féminins à l'approche de l'été, il est bon de penser long terme. Privation vs. optimisation. Réduction vs. rééquilibrage. Moins de nourriture vs. volume alimentaire optimisé. Date de fin vs. adoption d'un nouveau mode de vie. Perte de poids vs. amélioration de la composition corporelle. Chiffre sur la balance vs. santé optimale. Changement drastique vs. construction de nouvelles habitudes en douceur. Rigidité vs. bienveillance.

Voici donc quelques tips pour vous aider à rééquilibrer votre assiette et votre approche alimentaire en général si vous souhaitez perdre du gras.

NE JAMAIS SE SOUMETTRE À LA FAIM

La satiété est une des sensations les plus agréables qui soient, et il y a peu de choses aussi inconfortables qu'avoir faim tout au long de la journée. Je le répète pour ceux du fond qui n'auraient pas bien entendu : **vous n'avez PAS besoin de vous affamer pour perdre du gras**. La faim n'est pas un indicateur souhaitable du succès de votre démarche ou du niveau de sérieux de votre investissement personnel. Elle n'est pas un signe que votre corps brûle des graisses ou que votre démarche commence à payer. Si vous entendez dire que vous avez besoin de résister à la faim pour obtenir le corps de vos rêves, fuyez en courant ! La faim est une sensation extrêmement désagréable, et qui met immédiatement à l'épreuve notre volonté et la fonction exécutive de notre cerveau. Elle déclenche en nous des réflexes naturels de survie qui vont à l'encontre de vos efforts de perte de gras et vous mettent des bâtons dans les roues. C'est le facteur numéro un pour lequel les « régimes » échouent. Apprendre à réduire au maximum votre sensation de faim permet de ne pas recourir toute la journée à sa force de volonté, pire scénario pour une perte de gras. Vous avez déjà fait les courses le ventre vide parce que vous n'aviez pas eu le temps de manger auparavant ? Vous voyez ce qui se passe quand vous passez dans le rayon des bonbons, des gâteaux ou des pâtisseries ? **Votre cerveau vous pousse inévitablement vers les signaux alimentaires les plus stimulants, parce que son but, en plus de vous maintenir en vie, est de maintenir votre bien-être, et qu'engloutir deux ou trois donuts est toujours plus sympa quand on meurt de faim que de prendre le temps de se faire une**

salade avec un filet de saumon. La faim est un phénomène incroyablement psychologique, et les études nous montrent que même des phénomènes liés aux pathologies mentales et comportementales comme l'hyperphagie boulimique peuvent être prédits intégralement par le niveau de faim que les individus ressentent au quotidien. Personne n'est un superhéros. Et le but n'est pas d'éprouver votre force mentale à longueur de journée ou de « tenir bon ». Vous avez autre chose à faire ! La vie est déjà suffisamment compliquée et remplie de challenges pour ne pas dépenser d'énergie mentale supplémentaire pour accomplir une tâche qui peut être menée à bien sans efforts démesurés. Même vos envies de manger incontrôlables (« J'ai eu un coup de fringale à 17 h, je ne sais pas pourquoi, mais j'aurais mangé n'importe quoi ! »), ces fameuses fringales, sont intégralement dictées par votre niveau de faim. Plus vous êtes rassasié au cours de vos journées, moins vous êtes tentés de manger n'importe quoi. D'autant que nous ne sommes pas tous égaux face à la sensation de faim, et que certaines personnes ont naturellement plus faim que d'autres à la suite d'une consommation calorique donnée, même une fois les variables du poids et de la composition corporelle prises en compte. C'est la variabilité interindividuelle liée à l'appétit, et c'est un facteur complexe lié à notre génétique, à notre éducation alimentaire et à notre environnement social. Et si vous pensez que vous êtes suffisamment « fort » mentalement pour ne pas vous laisser influencer par les autres, détrompez-vous ! Une étude incroyable a démontré qu'on aurait 4 fois plus de chances de commander un dessert au restaurant face à un serveur en surpoids plutôt que face à un serveur plus mince. De très nombreux facteurs stimulent votre sensation de faim et votre appétit. Rendre votre alimentation la plus rassasiante possible est donc le meilleur moyen de perdre du gras en se soumettant au minimum à la sensation de faim, et donc de maximiser ses chances de réussite. Clairement pas la méthode « régime » classique !

OPTIMISER SON VOLUME ALIMENTAIRE

Augmenter le niveau de satiété de son alimentation devrait être le principe de base de toute démarche visant une perte de gras, puisque cela a pour conséquence directe de diminuer votre envie de manger, et donc votre apport calorique spontané.

Vous mangez des aliments plus rassasiants > vous mangez moins de calories > vous atteignez plus facilement un déficit calorique > vous perdez plus facilement du gras.

En pratique, il y a des dizaines de points à optimiser dans votre alimentation et d'astuces à mettre en place pour maximiser votre satiété en manipulant intelligemment votre volume alimentaire. En voici quelques-uns.

Éviter les calories liquides. Les liquides caloriques, comme les jus et les sodas, ne sont pas plus rassasiants que l'eau, et contiennent évidemment beaucoup plus de calories, qui n'améliorent donc pas votre satiété. À la place, buvez évidemment de l'eau, du thé ou du café décaféiné, ou des sodas zéros calories. Oui, ça aide à maximiser la satiété, surtout dans le cas de boissons gazeuses, et non, les édulcorants de synthèse ne sont pas mauvais pour la santé. Si vous voulez en savoir plus sur cette passionnante question, on en parle dans le chapitre dédié au sucre !

L'eau naturellement présente dans les aliments augmente considérablement la satiété. Ne buvez pas vos calories, mais MANGEZ des aliments qui contiennent naturellement beaucoup d'eau, comme les fruits et les légumes ! Et on ne parle pas de soupes ici. Simplement d'aliments solides, qu'il est nécessaire de mâcher, mais qui contiennent naturellement une bonne part d'eau. Pourquoi la teneur en eau est importante pour la satiété ? Pensez aux fruits secs par exemple. Un abricot sur un arbre comporte environ 45 calories aux 100 g.

Les abricots secs en revanche, comportent 240 calories aux 100 g. C'est-à-dire plus de 5 fois plus. Simplement parce qu'ils ont été déshydratés. Donc manger 400 g d'abricots secs (largement faisable, on est d'accord) vous amènerait à consommer 1 000 Cal, alors qu'il faudrait consommer plus de 2,2 kilos d'abricots frais pour arriver au même total calorique. Et qui mange 2,2 kilos d'abricots dans la vraie vie, hors enterrement de vie de garçon ? Personne. La teneur en eau est donc un facteur capital déterminant le niveau de satiété des aliments, et c'est la raison pour laquelle si vous mangez par exemple des fruits secs, consommer la même quantité de fruits frais réduira drastiquement votre apport calorique spontané. Il est cependant dramatique de constater que certains se mettent à penser à manger des fruits et des légumes seulement quand ils souhaitent perdre du gras. Les fruits et les légumes devraient constituer la base de notre alimentation, et nous devrions en manger à tous les repas, toute l'année. Pas simplement quand on veut faire diminuer son tour de taille. D'un côté, chips et bouteille de coca. De l'autre, fruits, légumes et boissons zéro calories. Vous avez compris l'idée.

Comprendre la logique de l'indice de satiété. Les aliments de notre alimentation ne se valent clairement pas tous concernant la façon dont ils impactent notre satiété. Vous le verrez dans le chapitre de ce livre consacré au sucre, un des problèmes majeurs du sucre est qu'il fournit des calories qui ne rassasient absolument pas. Même s'il ne fait pas plus « grossir » que n'importe quoi d'autre à calories égales, il est très facile de surconsommer du sucre ou des produits qui en contiennent, justement parce que notre sensation de faim ne diminue pas, ou peu, après les avoir ingérés. Ce qui ne signifie pas qu'il faut impérativement bannir de votre alimentation tout ce qui contient du sucre (on n'est pas chez les influenceurs de téléréalité…), mais avoir conscience de l'indice de satiété de ses aliments est un point important pour autoréguler ses niveaux de faim et son apport calorique.

Inclure certains des aliments les plus rassasiants qui soient. Et pour vous éviter d'aller à la pêche aux données vous-même, on peut s'inspirer du travail de recherche de l'équipe Bayesian, qui a identifié certains des aliments les plus rassasiants dans le tableau suivant.

LÉGUMES LES PLUS RASSASIANTS (RICHES EN FIBRES)	FRUITS LES PLUS RASSASIANTS (RICHES EN FIBRES)	LAITERIE
Citrouilles Pousses de soja Légumes verts Champignons Chou-fleur	Fraises Mûres, Pamplemousse Papaye Prunes Pêches	Le fromage blanc très visqueux (pensez à du ciment) Le cottage cheese La caséine Les blancs d'œufs. Même si le jaune est bien sûr très nutritif et bon pour la santé, dans une perspective de perte de gras, ajouter du blanc d'œuf à vos plats ou préparations augmentera leur degré de satiété
	Les fruits en général ont de bons résultats en termes d'indice de satiété, mais certains fruits sont beaucoup plus rassasiants que d'autres.	

Voilà, grâce à tous ces conseils, vous savez maintenant bien mieux comment optimiser votre alimentation pour réussir à perdre du gras sans tomber dans le piège des régimes, et surtout éviter la frustration liée au fait de s'affamer sans aucun résultat. Rappelez-vous : construire un équilibre alimentaire qui vous satisfait est une affaire sur le long terme. Intéressez-vous davantage à ce que vous mangez, apprenez à faire de meilleurs choix, soyez curieux, faites preuve de bon sens, et vous mettrez toutes les chances de votre côté pour atteindre vos objectifs sans effort ni frustration.

ET L'ALCOOL DANS TOUT ÇA ?

Ça, vous le savez probablement déjà si vous avez fait quelques soirées alcoolisées et que vous êtes rentrés à 4 pattes à 5 h du matin, incapable de vous déshabiller ou de vous brosser les dents, mais parfaitement en mesure de déglinguer un paquet de pâtes avec un bocal entier de sauce au pesto ! L'alcool a la fâcheuse tendance de stimuler votre appétit, et pas de la meilleure façon qu'il soit. Par ailleurs, il a aussi un impact sur

MENU 1 : L'OMELETTE ET CHOU ROUGE	MENU 2 : L'AVOCAT/SAUMON
Grosse omelette : 2 œufs + 300 ml de blanc d'œuf, 200 g de choux rouge	200 g de Saumon, 100 g d'avocat et 100 g de noix de cajou
200 g de fromage blanc 0 % et 125 g framboises	
Total : 518 Cal 60 g de protéines 40 g de glucides 12 g de lipides Poids total : 650 g de nourriture Goût : +++ Volume : +++	Total : 1 202 Cal 60 g de protéines 3 g de glucides 93 g de lipides Poids total : 400 g de nourriture Goût : +++ Volume : L

le fonctionnement de votre activité cérébrale. Il la ralentit, mais la modifie également de façon assez singulière. On appelle ça la diminution du contrôle exécutif, et ce phénomène vous rend davantage réceptif à la partie de votre cerveau qui recherche du bien-être et des récompenses, plutôt que la partie de votre cerveau qui vous aide le reste du temps à respecter vos engagements et vos objectifs sur le long terme. Si vous êtes « au régime », il y a donc de fortes chances que la consommation d'alcool vous incite à oublier vos objectifs de perte de poids et à succomber au plaisir immédiat de consommer une part de pizza ou une bonne barquette de frites. Pas vraiment l'idéal pour respecter sa stratégie alimentaire.

Autre problème de taille, l'alcool inhibe également la combustion des graisses. L'acétate, le produit de la dégradation de l'alcool dans votre foie, agit effectivement comme une substance toxique pour votre métabolisme et empêche le corps de brûler des graisses pour produire de l'énergie. Les acides gras en circulation dans votre sang sont alors stockés sous forme de tissu adipeux plutôt que d'être utilisés à des fins énergétiques par votre corps lorsque vous êtes intoxiqué par la consommation d'alcool. Si vous ne consommez pas plus de calories que nécessaires sur la journée, cela peut ne pas être un problème. Mais si l'alcool stimule votre appétit au point que vous vous jetez sur tout ce qui bouge, la consommation excédentaire de calories, et surtout de lipides, va augmenter le stockage de cette énergie alimentaire sous forme de tissu adipeux. C'est pour ça qu'on dit généralement que l'alcool a la fâcheuse tendance à faire grossir, en raison de son action particulièrement néfaste sur le métabolisme, et notamment l'utilisation des lipides. Donc si le schéma classique de vos soirées ressemble à quelques pizzas, kebabs ou nachos, arrosés de bières et autres boissons alcoolisées du même genre, vous savez que vous vous tirez une balle dans le pied en termes de perte de graisse. Le « bide à bière », ça vous parle ? Le stockage de tissu adipeux lié à la consommation d'alcool cumulée sur le long terme est un parfait exemple des effets conjugués de ces différents phénomènes.

« C'EST LE REPAS LE PLUS IMPORTANT DE LA JOURNÉE »

LA VÉRITÉ SUR LE PETIT DÉJ'

Chaque fois que vous vous retrouvez en famille et que l'idée vous vient de vous téléporter directement du plumard au salon sans passer par la case p'tit déj parce que vous avez fait une grosse grasse mat', on vous rabâche le même couplet : « Le petit déjeuner, c'est le repas le plus important de la journée ! » « Ce n'est pas bon de ne pas prendre de p'tit déj ! ». « Mange au moins une tartine ! » « Sauter le petit déj donne du diabète ! » Mais stop à la fin ! Si vous avez l'ultime audace d'avoir développé l'impardonnable habitude de suivre un jeûne intermittent, entraînant des remarques sur l'importance de s'enfiler trois tartines entre 8 h et midi pour être un citoyen convenable, il est grand temps de faire un état des lieux scientifique de ce que la recherche en nutrition a à dire de la VRAIE pertinence du petit déjeuner pour la santé ! Donc pose cette tartoche Jean-Patrick, car dans ce nouveau chapitre, on va voler dans les plumes d'un bon paquet d'idées reçues au rayon petit déj ! C'est parti ! Et en cadence !

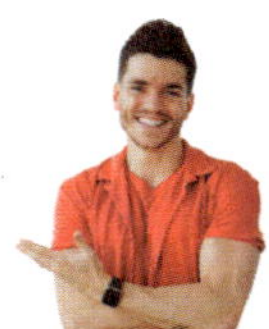

LE JEÛNE INTERMITTENT !

Le jeûne intermittent, ou *intermittent fasting* en anglais, est une pratique alimentaire popularisée par Martin Berkhan, alias LeanGains, consistant à regrouper l'ensemble de ses apports nutritionnels sur une fenêtre de plus ou moins 8 heures, et donc à jeûner pendant une durée de plus ou moins 16 heures, tous les jours. Même s'il est possible de pratiquer un jeune intermittent du soir ou du matin, l'implémentation la plus populaire de cette méthode consiste souvent à repousser le premier repas de la journée aux alentours de midi-14 h, et donc, contrairement à l'usage répandu, à ne pas prendre de petit déjeuner. Si vous souhaitez en apprendre davantage sur cette pratique extrêmement intéressante, je vous renvoie au chapitre du livre dédié à la question, p. 99.

SAUTER LE PETIT DÉJ', ÇA VEUT DIRE QUOI EXACTEMENT ?

Sauter ou ne pas prendre de petit déj ? Nuance ! Afin de comprendre le fond du problème, je vous propose deux scénarios différents.

CEUX QUI NE PRENNENT JAMAIS DE PETIT DÉJEUNER.	CEUX QUI « SAUTENT LE P'TIT DÉJ' ».
Ceux qui ne prennent pas de petit déj respectent des habitudes alimentaires saines et c'est bien la régularité qui compte le plus pour la santé sur le long terme, bien davantage que de savoir si vous mettez quelque chose dans votre bouche entre 6h du mat et midi.	Ceux qui sautent le petit déjeuner une fois de temps en temps le font généralement pour une raison très simple : parce qu'ils sont à la ramasse (à la cabane, à la bourre), qu'ils se sont réveillés en retard et ne se sont pas assez organisés pour avoir pris le temps d'un petit déjeuner en cohérence avec leurs objectifs physiques ou de santé, ou pire encore, parce qu'ils n'ont aucune habitude alimentaire en place, n'accordent pas d'importance à leur structure ou leur fréquence alimentaire, et mangent un peu au petit bonheur la chance quand l'envie leur prend ou l'occasion se présente. Les recherches montrent donc que le fait de « sauter le p'tit déj' » révèle en fait le comportement de personnes mangeant sur le chemin du travail de façon totalement désorganisée et non préparée, souvent dans la précipitation voire debout ou dans les transports, donc plus susceptibles de grignoter des snacks hyper transformés et mauvais pour la santé sous prétexte que c'est rapide et prêt à l'emploi.

Nous sommes ici face à un cas typique de confusion entre corrélation et causalité. Sauter le petit dej n'est qu'un marqueur d'un mode de vie irrégulier et désorganisé. À côté de ça, les personnes qui ne prennent tout simplement pas de petit déjeuner, jamais, de manière régulière, se portent plutôt bien. Donc le fait de ne pas prendre de petit déjeuner n'est pas mauvais en soi. C'est un facteur qui n'est mauvais que s'il est révélateur d'une hygiène alimentaire bancale, ou qu'il vous pousse à un mode de vie irrégulier qui conduit à des écarts.

Et là-dessus, les recherches sont EXTRÊMEMENT claires. Avoir une fréquence alimentaire irrégulière a des conséquences horribles pour la santé sur le long terme.

• Un cholestérol à jeun et un cholestérol LDL plus élevés : clairement pas le top pour votre santé cardiovasculaire.
• Une hypertension artérielle.
• Une perturbation du rythme circadien de votre appétit entraînant une plus grande faim. Grosso modo, votre horloge interne ne sait plus très bien comment réguler votre appétit, puisque vous l'obligez à manger un peu n'importe quand dans la journée, et tout se dérègle. On a tous fait l'expérience de ce phénomène un jour ou l'autre : les jours où vous ne pouvez pas manger à vos heures habituelles, vous avez bizarrement le ventre qui se met à gargouiller, et tendance à manger n'importe quoi dans la foulée et à faire plus d'écarts que d'habitude.
• Une sensibilité à l'insuline diminuée après les repas : globalement votre corps devient moins sensible à l'insuline. Donc lorsque vous mangez à des heures auxquelles votre corps n'est pas habitué, votre organisme a besoin de produire plus d'insuline après le repas que d'habitude pour une même quantité de nutriments consommée.
• Une augmentation de la production totale de cortisol au cours de la journée, hormone qui génère davantage de stress pour votre organisme que d'habitude. Pas bon non plus.
• une tendance à engendrer une compensation énergétique totale après coup. Donc ne pas sauter de repas si c'est pour « économiser des calories » et que vous avez l'habitude de prendre un petit déjeuner. Votre faim augmentera au cours de la journée pour compenser ce déficit inhabituel, et vous finirez probablement par manger autant, en plus de toute la cascade d'événements négatifs énumérée ici.

Le respect d'une fréquence alimentaire régulière est un critère très important pour la santé, comme pour la perte de gras et la prise de muscle.

Certains chercheurs avancent même l'idée qu'une fréquence alimentaire régulière est une habitude clé pour vivre au-delà de 100 ans. Comme quoi, les habitudes des anciens de manger à heure fixe ont du bon !

On l'a donc compris, « sauter le petit déj » et grignoter n'importe quoi par la suite est définitivement mauvais pour la santé, et à éviter si vous souhaitez optimiser votre santé et votre physique.

LE CONCEPT DU
JEÛNE INTERMITTENT

Le consensus scientifique est assez clair sur la question : le jeûne intermittent n'est ni bon, ni mauvais en soi, et il ne présente aucun avantage inhérent pour la santé et la perte de graisse : aucune différence entre une restriction énergétique constante ou intermittente pour ce qui est des changements de la composition corporelle, de la dépense énergétique, de l'état de santé cardiovasculaire ou du niveau de faim, comme l'ont montré les différentes recherches sur le sujet de 1992 à 2018.

Et c'est parfaitement logique quand on se penche d'un peu plus près sur notre héritage génétique : l'homme du Paléolithique n'avait pas des tartines toutes prêtes beurrées au saut du lit en sortant de sa caverne. Il a bien fallu être capable de ne pas manger immédiatement après le réveil pour pouvoir survivre et perpétuer l'espèce humaine.

Donc en soi le jeûne intermittent, ou ne pas prendre de petit déjeuner, n'a rien d'extraordinaire humainement parlant. Ne pas manger dès le réveil est même le mode de fonctionnement premier de notre évolution. Ça n'est que maintenant que les sociétés modernes nous permettent de consommer suffisamment de nourriture pour subvenir à nos besoins que nous avons le luxe de pouvoir nous dire que manger est la première chose qu'on va faire après avoir ouvert les yeux le matin.

MANGER LE MATIN :
BONNE OU MAUVAISE IDÉE ?

Il y a une vraie corrélation dans les recherches entre petit déjeuner et niveau d'activité le matin. Ceux qui consomment un petit déjeuner ont tendance à se mouvoir spontanément le matin : sortir leurs poubelles, relever le courrier ou promener leur chien, passer à la pharmacie, faire une course à l'épicerie du coin ou simplement balayer des feuilles mortes dans le jardin. Autant de petites activités qui nous paraissent anodines, mais qui mises bout à bout et réalisées de façon systématique augmentent la dépense énergétique totale. À l'inverse, et ça se vérifie aussi, le jeûne a tendance à diminuer les dépenses énergétiques. Surtout si on a l'impression de se soumettre à une restriction cognitive. Il a par exemple été montré que le jeûne du Ramadan, qui implique de jeûner tant que le soleil est encore debout, diminuait les niveaux d'activité physique pendant la journée.

Que vous ayez naturellement l'habitude de prendre un petit déjeuner, ou que vous n'ayez généralement jamais faim le matin, vous vous posez sûrement la question : cela ne vaudrait-il pas le coup de prendre quand même un petit dej ? Au cas où. Malgré les envies de chacun, quelle est la stratégie alimentaire la plus optimale ? Quelle est la meilleure conduite à tenir ?

Et là, ce que montrent les recherches, et je trouve ça plutôt magnifique, c'est que pour une fois ne vous forcez pas à faire des trucs complètement contre-intuitifs pour les beaux yeux de la science, car il semble que sur la question du petit dej, vous puissiez vous fier à votre instinct. Pourquoi ? Parce qu'en termes de petit dej, les recherches semblent montrer **qu'il est bon de suivre sa tendance naturelle.**

Outre la faim, il est également important de rappeler que le moment où vous mangez devrait aussi dépendre (pour faire les choses de façon optimale) de votre activité physique.

Pour faire simple, votre corps assimile mieux les nutriments quand vous les consommez à proximité des moments où vous êtes physiquement actif. Parce que c'est là qu'il en a besoin : pour créer de l'énergie plus facilement disponible pour l'effort, pour reconstituer vos stocks de glycogène, réparer des tissus endommagés par l'effort musculaire, etc. Il est important de manger autour de vos moments d'activité pour optimiser votre nutrition (assimilation, métabolisme, répartition des calories, synthèse de nouvelles protéines musculaires, sensibilité à l'insuline, etc.).

ON JEÛNE OU ON DÉJEUNE

La nutrition permet une infinité de façons de manger de façon optimale. Le but de ce livre est simplement de vous donner les armes pour prendre les meilleures décisions pour vous et vivre en harmonie avec vos choix.

LA FAIM DU MATIN, UNE VIE PLUTÔT ACTIVE

• Vous avez naturellement faim le matin en vous levant, votre mode de vie ou votre travail vous amènent à bouger pas mal le matin et à être physiquement actif tôt dans la journée ? Vous pourriez parfaitement tirer parti de prendre le temps d'un petit déjeuner équilibré. L'augmentation de votre niveau d'activité le matin vous permettra de brûler facilement les calories supplémentaires, vous serez globalement plus actif et vous aurez moins faim sur le reste de la journée.

LA FAIM DU MATIN, UNE VIE PLUTÔT SÉDENTAIRE

• Vous n'êtes pas physiquement actif le matin mais vous avez quand même une faim de loup en vous réveillant ? Personne ne vous interdit de manger ! Il pourrait être utile de voir si vous mangez assez le soir et autour de vos périodes d'activité. Si vous aimez manger le matin alors que vous n'êtes pas physiquement actif, du moment que cela ne vous amène pas à trop augmenter votre total calorique et à prendre du gras, faites comme vous préférez ! La vie est trop courte pour vivre selon des règles qui n'augmentent pas notre bien-être sur le long terme.

PAS FAIM LE MATIN, ET UNE VIE PLUTÔT SÉDENTAIRE

• Vous avez rarement faim le matin, votre mode de vie ou votre travail ne vous obligent pas à être trop actif ou même à sortir de chez vous avant midi et vous avez souvent faim le soir, avec des dîners organisés plusieurs fois par semaine au restaurant ou chez des amis ? Dans ce cas, rien ne vous oblige à consommer un petit déjeuner le matin (ni la science de la nutrition, ni votre appétit, ni votre niveau d'activité le matin, ni votre tante Jeanine !), et vous pouvez parfaitement économiser ces calories pour plus tard dans la journée, autour de votre entraînement ou d'un bon dîner avec de la famille ou des amis.

PAS FAIM LE MATIN MAIS UNE VIE PLUTÔT ACTIVE

• Vous êtes coach sportif, plombier, militaire, paysagiste ou déménageur, et vous commencez à vous activer tôt le matin ? Vous avez potentiellement besoin d'énergie pour être actif en début de journée et implémenter un jeûne intermittent n'est probablement pas la meilleure idée qui soit. Si vous êtes physiquement actif le matin, vous pourriez même potentiellement augmenter considérablement votre dépense énergétique en prenant un petit déjeuner. Manger n'est jamais une obligation, disons simplement que vous mettez toutes les chances de votre côté en rapprochant vos prises alimentaires de vos pics d'activité physique. Mais si pour des raisons d'organisation, de confort digestif ou de préférence personnelle, vous préférez de ne pas manger le matin et conserver ces calories pour un autre moment de la journée, vous êtes parfaitement libre de vous organiser comme bon vous semble.

Pour savoir si vous avez besoin ou de petit déjeuner, tenez tout simplement compte de votre faim naturelle, ainsi que de votre niveau d'activité le matin. Donc à vous la liberté ! Ou les tartines. C'est vous qui voyez.

L'EFFET TROMPEUR DES HABITUDES...

On dispose par exemple d'une étude d'Halsey et al. (2012) qui « force » des personnes ne prenant normalement pas de petit déjeuner à prendre un petit déjeuner le matin, et des personnes prenant normalement un petit déjeuner, à le sauter. Et tenez-vous bien :

• les hommes ne prenant d'habitude pas de petit déjeuner ont consommé beaucoup plus d'énergie en en prenant un dans le cadre de l'expérience ;

• les femmes qui avaient l'habitude de prendre un petit déjeuner ont mangé significativement plus et plus tard dans la journée lorsqu'on les empêchait de prendre un petit déjeuner le matin.

Comme quoi, le simple fait de perturber vos habitudes dérègle les mécanismes qui régulent votre appétit, et vous pousse à manger davantage. Dans les deux sens. Une étude similaire de LeChimant et al. (2017) montre que les femmes qui avaient naturellement tendance à ne pas prendre de petit déjeuner ne réagissaient pas bien au fait de prendre un petit déjeuner. Ça n'a pas eu sur elles l'effet normal de suppression de l'appétit au cours du reste de la journée que les adeptes du petit déjeuner connaissent bien (prendre un bon petit déjeuner bien rassasiant pour « tenir » toute la matinée jusqu'à l'heure du déjeuner), et ça a même entraîné une augmentation de l'apport énergétique, et par conséquent une prise de gras.

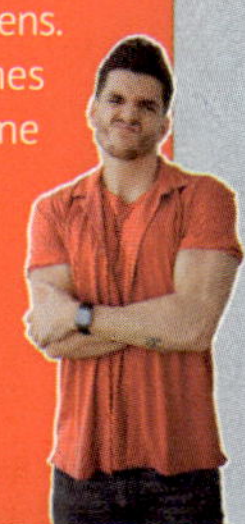

« ACCRO À LA CAFÉINE ? MOI ? NON ! »

LA VÉRITÉ SUR LA POTION MAGIQUE

Si je vous disais : « je viens de découvrir une substance chimique qui booste ma motivation, mon humeur, mes performances intellectuelles, mon niveau de concentration, mon focus, mon efficacité dans le travail, et parfois même mes performances physiques ! Cette substance géniale et extrêmement puissante, c'est la 1,3,7-triméthylxanthine. » Vous me prendriez pour un barjot, on est d'accord ? Eh bien l'autre petit nom de la 1,3,7-triméthylxanthine, c'est la caféine, et il y a de fortes chances que vous soyez tout aussi barjot que moi !

Chaque fois que je parle de café ou de caféine avec quelqu'un, c'est la même histoire. « Moi, accro à la caféine ? Non ! Ahana. Ça ne me fait rien ! Je vais te dire, ça me fait tellement rien que je peux même boire du café avant d'aller au lit, et ça ne m'empêche même pas de dormir ! ». Vous connaissez ce discours. Comme moi, vous l'avez probablement entendu de nombreuses fois dans la bouche de vos proches, de vos collègues de bureau ou de votre conjoint. Et peut-être même que vous avez vous aussi déjà réagi comme ça, ou eu des pensées similaires.

Consciemment ou non, la caféine fait sans doute partie de votre quotidien, et il n'est pas impossible que vous ne soyez pas au courant de la puissance de ses effets sur votre santé ou votre mode de vie. La caféine a cela de pervers qu'elle s'insinue de plus en plus dans nos sociétés, de façon déguisée, et qu'elle est surtout de plus en plus banalisée, accessible, voire glorifiée dans certains milieux sociaux ou professionnels.

Alors même que cette substance n'est pas « mauvaise » ou diabolique en soi (puisqu' aucun composé chimique n'est fondamentalement bon ou mauvais, c'est son usage, et la dose utilisée qui conditionnent les effets qu'elle a sur nous), il est important de comprendre comment fonctionne la caféine dans votre corps et quels sont ses potentiels effets néfastes pour éviter de faire n'importe quoi avec ! Une fois que vous aurez lu ce chapitre, je suis convaincu que vous serez parfaitement en mesure de faire preuve de bon sens et d'utiliser la caféine à bon escient. Suivez le guide !

LA CAFÉINE,

QU'EST-CE QUE C'EST ?

La caféine est une substance chimique naturelle, présente dans de nombreux aliments et découverte en 1819 par un chimiste allemand qui lui donna le nom de « kaffein », en référence à sa présence dans un des aliments les plus répandus au monde, le café. On la retrouve à l'état naturel dans les feuilles, les graines et les fruits de différentes plantes, notamment le caféier, le guarana, le théier et le cacao. Si elle est consommée depuis le Paléolithique sous sa forme naturelle, sa consommation mondiale a désormais atteint les 120 000 tonnes par an, ce qui en fait la substance psychoactive la plus consommée au monde.

On retrouve la caféine dans de nombreux aliments et surtout des boissons de notre quotidien : dans le café bien sûr, mais aussi le thé, les boissons énergisantes en tous genres et dans bon nombre de sodas de grande consommation, le plus connu étant bien sûr le célèbre Coca-Cola. Ses effets stimulants ont permis de remplacer les feuilles de coca, cette plante utilisée à l'origine dans la recette. On trouve également de la caféine dans le cacao et donc dans une certaine mesure dans le chocolat de grande consommation, même si plus le pourcentage de cacao de votre chocolat est faible, moins il contiendra de caféine.

QUELS SONT SES EFFETS ?

Les effets de la caféine sont multiples, ce qui en fait une substance passionnante pour les petits amoureux de la science que vous êtes, mais c'est son effet stimulant qui l'a particulièrement rendu célèbre. La caféine bloque l'action de l'adénosine, une molécule de votre corps qui gère notamment les cycles d'éveil/sommeil et la somnolence. En bloquant l'action de l'adénosine, la caféine augmente l'activité nerveuse, ainsi que la libération d'adrénaline et de dopamine, de puissants neurotransmetteurs. La caféine agit donc comme un stimulant du système nerveux central, qui peut restaurer la vigilance, diminuer momentanément la somnolence liée à la fatigue ou au manque de sommeil, voire vous donner l'impression que vous êtes en meilleure forme physique que vous ne l'êtes réellement. En gros, cette substance quasi magique est capable de vous donner un coup de fouet quand vous vous sentez à plat, et de vous motiver mieux que les meilleurs speechs de développement personnel à accomplir les tâches de votre quotidien qui vous demandent une bonne dose de motivation ou d'énergie mentale.

Il est intéressant de noter que la « sagesse » populaire ainsi que l'industrie des compléments alimentaires lui attribuent aussi parfois un effet brûle-graisse. Même si la caféine engendre effectivement une augmentation de la dépense énergétique et une élévation du métabolisme, l'effet est en pratique négligeable, car il nécessite la consommation de doses qui sont bien au-delà de ce qu'il est raisonnable de consommer si vous ne voulez pas vous transformer en un hamster neurasthénique et paranoïaque. Quant à certains vendeurs d'huile de serpent qui vantent ses effets coupe-faim, la consommation de caféine ne semble dans les recherches réduire l'appétit que de façon très momentanée, et cette baisse d'appétit est même compensée plus tard dans la journée, aboutissant in fine à une diminution nulle de l'apport énergétique total.

Consommée à très forte dose, la caféine peut en réalité avoir de vrais effets ergogéniques, c'est-à-dire qu'elle est capable de booster physiquement vos performances sportives. Pour de vrai. Mais pour cela, il vous faudrait consommer une dose bien supérieure à la dose contenue dans une tasse de café ou n'importe quelle boisson énergisante, de l'ordre de plus de 3 mg/kg (donc plus de 240 mg de caféine pour un homme de 80 kg, ce qui est énorme).

Pour ce qui est des effets pas forcément désirables, la caféine entraîne également une accélération du rythme cardiaque, a un effet diurétique et relâche le sphincter anal interne, d'où la tristement célèbre formule « Café, clope, caca » (vous n'aurez pas acheté ce livre pour rien !). Consommée à de plus fortes doses, elle peut également déclencher des palpitations, de la tachycardie, voire une arythmie cardiaque pouvant entraîner la mort dans certains cas extrêmes. Mais dans la plupart des cas de consommation courante, elle peut également participer au développement de troubles psychologiques indésirables tels que l'anxiété, l'irritabilité ou l'insomnie, comme vous allez le voir par la suite.

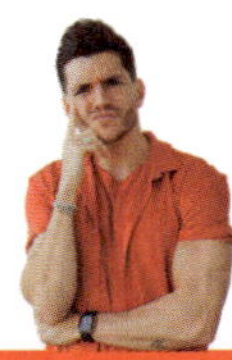

LE BOOST À LA CAFÉINE...

Notez que certaines études sont allées jusqu'à administrer plus de 9 mg de caféine par kilo de poids de corps à des coureurs et des cyclistes de compétition pour voir à quel point cela boostait leurs performances : l'endurance en course à pied a progressé de 44 %, et 51 % à vélo. De telles doses sont évidemment très clairement déconseillées hors du cadre purement expérimental (720 mg de caféine pour un homme de 80 kg, ou l'équivalent de 9 canettes de Red Bull !), mais force est de constater que l'effet est là ! Pourtant, même avec un dosage de 3 mg/kg, qui est déjà conséquent, vous aurez très probablement envie de vous surpasser à l'entraînement ou lors de votre compétition, grâce à une motivation décuplée, et peut-être même selon certaines recherches à un seuil de tolérance à la douleur légèrement plus élevé.

LA CAFÉINE,
ET NOTRE PSYCHOLOGIE

Là où le sujet de la caféine est prodigieusement intéressant, c'est que ses effets stimulants, qui sont bien réels et vérifiés dans les recherches, reposent quasi intégralement sur un effet placebo : même si la caféine change effectivement l'activité de certains neurotransmetteurs dans votre cerveau et active votre système nerveux central d'une façon inhabituelle, le déclenchement des effets stimulants sur la motivation est totalement psychologique. C'est parce que vous avez soudainement le sentiment de vous sentir différent et que vous savez pertinemment que la caféine est connue pour son effet coup de fouet que vous allez ressentir un sursaut de motivation pour classer enfin cette pile de papiers qui vous nargue depuis des mois ou remplir votre déclaration d'impôts (ne mentez pas, on est tous pareils). Selon les recherches, l'effet de la caféine est tellement placebo que dire à quelqu'un qu'on lui a administré une dose importante de caféine est plus efficace pour booster son degré de motivation que de lui administrer **réellement** une forte dose sans qu'il le sache. Et plus on pense avoir consommé une dose importante, plus on subit cet effet placebo. C'est ce qu'on appelle un effet dose-réponse (plus la dose est grande, plus l'effet est important) et c'est un concept inhérent à la reconnaissance même de la réalité de l'effet d'une substance, comme dans le cas du développement d'un médicament par exemple. L'effet placebo de la caféine, même s'il est donc par définition psychologique, est parfaitement réel.

Le problème est la vision à court terme qui pousse à une utilisation déraisonnée et abusive de la caféine. En effet, si l'on vous présente la caféine en ne mettant en avant que les caractéristiques évoquées dans le paragraphe ci-dessus, vous pourriez vous dire : « mais c'est absolument génial ! Et c'est en vente libre en plus ? » Incroyable, n'est-ce pas ? Mais si l'on se penche d'un peu plus près sur la réalité de la chose (et c'est ce qu'on fait dans ce livre, au cas où vous ne l'auriez pas encore remarqué !), on constate rapidement que la caféine, à cause de la nature de son fonctionnement sur notre organisme, présente en réalité des problèmes beaucoup plus préoccupants si consommée en excès que les seuls effets stimulants potentiellement sympas que tout le monde connaît :

- La caféine a tendance à augmenter l'anxiété, et pour ça 150 mg suffisent.
- La caféine génère une légère augmentation de la pression artérielle ainsi qu'une augmentation du risque d'interruption de grossesse.
- La caféine augmente la production chronique de cortisol, une des principales hormones liées au stress.
- La caféine joue un rôle majeur dans la régulation de votre rythme circadien (votre horloge interne), et nuit grandement à la qualité de votre sommeil.

C'est un effet très sous-estimé, mais extrêmement sérieux. Et nombreux sont ceux qui ont tendance à le sous-estimer parce qu'il est invisible. En effet, l'effet stimulant de la caféine dure à peine quelques heures après son ingestion (vous pouvez commencer à en ressentir les effets dès 5 minutes après sa consommation, et le pic de concentration dans votre plasma est atteint environ une heure après ingestion), mais son effet sur votre horloge interne, et notamment votre sommeil, perdure bien après que vous avez cessé d'en ressentir les effets.

Concrètement, si vous prenez un café à 17 h, vous sentirez un petit coup de boost jusqu'à 18 h 30, puis plus rien. Vous vous direz alors que ce petit café devenu de l'histoire ancienne ne vous posera absolument aucun problème une fois rentré chez vous. C'est mal connaître le métabolisme de la caféine, c'est-à-dire la façon dont votre corps réagit à la substance. En chimie, la demi-vie d'une substance est le temps nécessaire à votre organisme pour éliminer la moitié de la quantité initialement consommée. En bref, la durée au-delà de laquelle il ne reste plus que 50 % de la molécule en circulation dans votre corps. Mais comme vous vous en doutez, tant qu'il reste des traces d'une substance dans votre corps et que votre organisme ne l'a pas complètement éliminée, vous continuez logiquement d'en subir les effets. Et c'est là que le bât blesse. Alors que vous cessez de **ressentir** les effets directs de la caféine à peine quelques heures après l'avoir ingérée, sa demi-vie d'environ 5 heures fait que **ses effets néfastes pour votre organisme sont encore actifs près de 10 h après votre dernier café**. Et le piège réside justement dans le fait que l'on ne ressent plus ses effets directs alors que la molécule est toujours là. L'autre souci est que cette demi-vie déjà longue chez les adultes en bonne santé, peut encore augmenter dans des cas pas si particuliers que ça : la demi-vie de la caféine passe en effet à près de 7 heures chez les femmes prenant des contraceptifs oraux et à près de 10 heures chez les femmes enceintes. Ne parlons pas des nouveau-nés, chez qui elle peut aller de 65 à plus de 130 heures (!). Et si vous vous demandez si la caféine peut passer dans le lait maternel pendant l'allaitement, ne vous interrogez plus : c'est le cas !

MAIS MOI, ÇA NE ME FAIT RIEN !

Et c'est généralement quand on entend cette terrible phrase que les choses commencent à se gâter. Si vous avez l'impression de ne pas (plus ?) être sensible aux effets de la caféine, c'est que vous avez développé malgré vous un problème beaucoup plus sérieux : celui de la dépendance, au sens pharmacologique du terme. Le vrai problème de fond de la caféine (outre les effets secondaires sur votre rythme de vie qui, je vous l'accorde, sont déjà balaises !) c'est que si vous en consommez régulièrement, vous allez rapidement développer une tolérance à ses effets : lors d'une consommation quotidienne, les effets « positifs » de la caféine disparaissent progressivement au bout de 20 jours. Pour la plupart, consommer quotidiennement 100 mg de caféine (l'équivalent d'environ 2 cafés) suffit à développer une tolérance totale à une dose allant jusqu'à 200 mg par jour en l'espace de quatre semaines.

Et le vrai souci du développement de cette tolérance, c'est le sevrage. En effet, non seulement les effets bénéfiques que vous ressentiez initialement diminuent progressivement au fur et à mesure que vous en consommez, mais vous allez également commencer à vous sentir de moins en moins bien chaque fois que vous n'en consommez pas : maux de tête, fatigue, dépression, léthargie, difficulté à se concentrer, anxiété, irritabilité. Autant de symptômes sympathiques qui ressemblent plus à ceux d'une drogue dure que de la petite boisson inoffensive que tout le monde consomme tous les jours à la pause au bureau ou après déjeuner, n'est-ce pas ? Et pourtant, ces symptômes de sevrage sont bien réels. Je suis sûr que vous avez déjà entendu un membre de votre famille ou un de vos collègues dire « Ah mais de toute façon, moi il'n'faut pas me parler tant que j'n'ai pas bu mon café le matin ! ». Vous appelez ça comment vous, une substance qui nous rend tellement dépendant qu'elle change notre état émotionnel et mental quand on n'en consomme pas ?

La bonne nouvelle est que la dépendance à la caféine est totalement réversible, et que le chemin pour revenir à votre état normal est beaucoup moins douloureux que dans le cas de l'addiction à l'héroïne. Pour en sortir, il va simplement vous falloir arrêter de consommer totalement de la caféine pendant une période d'environ 9 jours. 9 jours après avoir courageusement décidé de rééquilibrer votre consommation, vous pourrez enfin apprécier à nouveau les effets positifs et stimulants d'une dose normale de caféine, sans avoir à souffrir automatiquement de ses effets néfastes

SPOILER ALERT : plus vous consommez de caféine, plus vous allez vous sentir à plat ! Les symptômes sont évidemment exactement les mêmes que les jours où vous ne consommiez pas de caféine par manque d'opportunité (ou parce que vous aviez oublié de racheter des capsules et la flemme de sortir de chez vous !), mais ils ne vont pas durer éternellement. Au bout de 3 jours, vous devriez passer le cap de la période la plus difficile, et vous serez totalement libéré des effets néfastes au bout de 9 jours, même si vous consommiez auparavant des doses assez importantes.

L'autre bonne nouvelle est que les symptômes engendrés par le sevrage de la caféine reposent sur le même effet placebo que ceux de sa consommation : c'est parce que vous savez intuitivement que vous vous sentez plus énergique et motivé quand vous en consommez que vous allez vous sentir plus fatigué et ramolli en tirant une croix dessus. Mais même si vous vous sentez au fond du trou et que vous avez l'impression de fonctionner au ralenti, les recherches montrent que les performances cognitives réelles ne sont pas affectées de façon significative pendant le sevrage. Fort de cette réassurance, vous pouvez donc vous mettre un bon coup de pied au c… et reprendre le cours de vos activités normales.

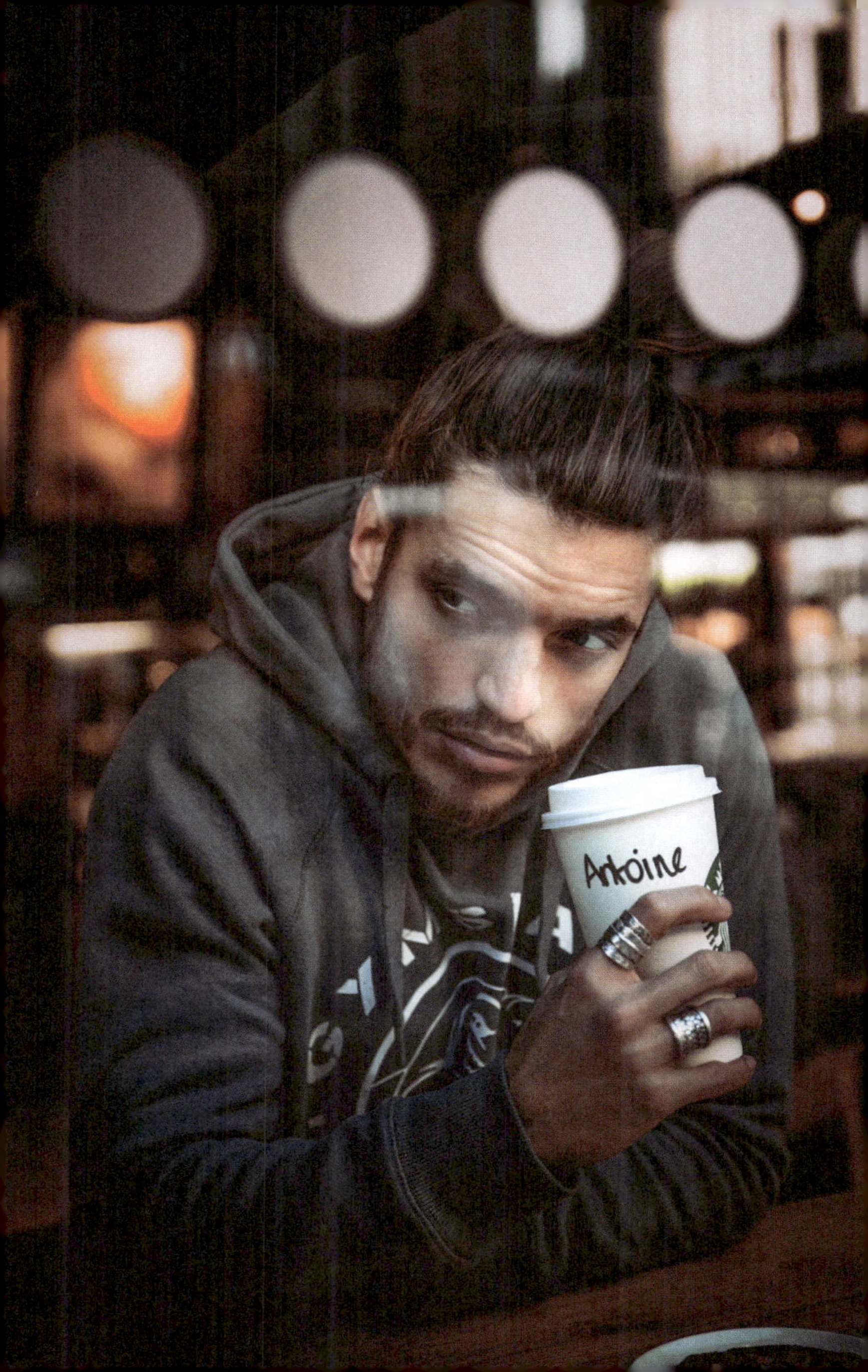
Antoine

CHALLENGE 9 JOURS POUR SE SEVRER DE LA CAFÉINE

Si vous avez décidé de prendre votre courage à deux mains et de vous sevrer des effets indésirables de la caféine : félicitations !

Voici comment vous y prendre de façon très simple, et à quoi vous attendre de façon réaliste. Quand on sait où l'on met les pieds, il est toujours plus facile d'arpenter le chemin.

JOUR 1

Vous vous levez du bon pied après une bonne nuit de sommeil réparatrice. Si vous voulez savoir comment optimiser la qualité de votre sommeil, je vous renvoie p. 198, et donc au chapitre sur… le sommeil pardi !

Et si vous avez l'habitude de prendre un café dès le matin au saut du lit : c'est là que vous passez en mode guerrier/guerrière ! Le plus dur dans un premier temps va évidemment être de ne pas retomber dans le cercle de l'habitude. Plutôt que d'essayer de tirer complètement un trait sur cette habitude que vous voulez perdre, je vous propose de la substituer. Quand vous êtes dans votre cuisine le matin, prêtez attention à tous les signaux qui habituellement vous conduisent à vous faire un café : l'impression d'avoir encore la tête dans un nuage de coton, brouillard mental, yeux collés, sensation de soif diffuse, odorat qui commence à s'activer. Tout ça, ce sont les stimuli qui vous poussent normalement à vous faire un café illico avant de penser à quoi que ce soit d'autre. La différence maintenant, c'est que c'est vous le maître à bord, et que vous allez pouvoir décider de ce que vous faites de cette opportunité. Mon conseil est simple : remplacez votre café par un nouveau comportement que vous appréciez, qui peut être accompli exactement dans le même contexte et qui va dans le sens de votre objectif. Puisque le but est d'arrêter de consommer de la caféine, on ne va évidemment pas se faire un de demi-litre de Coca ou un grand mug de thé noir (qui contient évidemment aussi de la caféine, puisque la caféine et la théine sont chimiquement la même molécule). En revanche, si vous souhaitez quand même boire quelque chose d'agréable, vous pouvez parfaitement remplacer votre café par un grand verre d'eau gazeuse, d'eau minérale dans laquelle vous aurez fait infuser la veille des fraises, du citron ou de la menthe (c'est délicieux et très frais !), un grand verre d'électrolytes sans calories pour faire le plein de sels minéraux, une infusion qui ne contient pas de caféine, un rooibos bien chaud saveur chocolat ou cannelle : bref, les possibilités sont illimitées !

En théorie, vous pourriez aussi vous faire un chocolat au lait ou un grand verre de jus de fruit frais pressé, mais je ne suis généralement pas fan des calories consommées sous forme liquide, surtout pour venir remplacer une boisson qui ne comportait pas de calories dans un premier temps. Parce que si vous aviez l'habitude de boire 4 cafés par jour et que vous les remplacez subitement par 4 jus d'orange de 250 ml, vous allez ajouter plus de 400 Cal à votre alimentation, sans aucune satiété supplémentaire et sans même vous en apercevoir, et potentiellement vous mettre à prendre du gras à cause de ce nouveau surplus calorique, sans comprendre ce qui vous arrive. Donc à moins d'avoir du mal à prendre du poids par manque d'appétit (et là, les calories liquides sont vos amies), veillez à remplacer votre café par une boisson sans calories. Si vous êtes comme moi et que vous appréciez que vos boissons aient un petit goût sucré, misez sur les sodas Zéro sans calories et sans caféine, les infusions ou le rooibos parfumé, quitte à ajouter un petit peu de sucralose pour accentuer le goût sucré sans les calories du sucre. Ce n'est pas parce que vous ne buvez plus de café que vous devez boire des boissons qui vous dépriment ! L'idée n'est pas de retirer un plaisir de votre quotidien. mais de remplacer une habitude que vous voulez perdre par quelque chose de tout aussi agréable et de plus aligné avec vos objectifs.

Gardez aussi à l'esprit que vous pouvez parfaitement remplacer le rituel du café par autre chose qu'une boisson. Les 5 minutes que vous prenez habituellement pour vous envoyer un double espresso sans sommation peuvent se convertir en séance d'étirements et de mobilité pour vous réveiller en douceur, en danse matinale pour vous mettre dans le mood d'une journée réussie, ou en douche froide énergisante pour attaquer votre semaine sur les chapeaux de roues ! C'est vous le seul maître à bord : à vous de décider quelle nouvelle habitude bénéfique vous voulez introduire dans votre vie.

Et c'est pareil au cours de votre journée ! Ce n'est pas parce que le monde de l'entreprise a banalisé la pause clope/café que vous n'avez pas le droit de faire des pauses beaucoup plus saines dans vos journées de travail.

To do

• J'identifie le ou les moments où je me fais habituellement un café/où j'en ai envie.

• Je trouve une nouvelle habitude de substitution saine que j'ai envie d'adopter

• Je me lève du bon pied et j'accomplis directement ma nouvelle habitude à la place de mon café du matin.

• Je commence à me visualiser en train d'accomplir cette nouvelle habitude dès que je ressens les stimuli qui me poussent généralement à me faire un café au cours de la journée.
• Je remplace mon café par la nouvelle habitude que j'ai mise en place et je profite pleinement de l'instant présent.
• J'en profite pour me coucher un peu plus tôt que d'habitude et tirer profit de l'amélioration de la qualité de mon sommeil.

JOUR 2

Si vous avez coché toutes les cases de la to do de la veille, vous êtes sur la bonne voie ! Aujourd'hui, il se peut que vous commenciez à ressentir les premiers signes de la fatigue, mais ça n'est pas obligatoire. Cela dépend de la quantité de café que vous buvez habituellement, et de votre hygiène de vie et de sommeil globale. Si vous buviez 5 cafés et 2 boissons énergétiques par jour pour vous tenir en l'air et compenser les effets négatifs d'un manque de sommeil chronique, il se peut que vous ayez l'impression de prendre une grosse claque ! Mais si vous aviez une consommation plus mesurée et que vous dormez plutôt bien et suffisamment, il se peut aussi

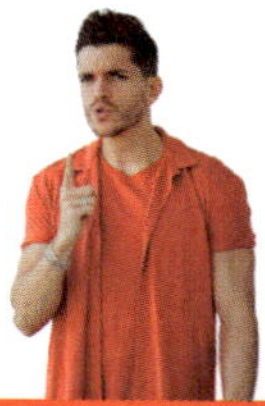

LA PAUSE-CAFÉ QUE VOUS VOULEZ...

Je n'ai jamais fumé de ma vie et je n'aime pas vraiment le café. Quand j'étais journaliste pour *Sport & Style*, le magazine mensuel de *L'Équipe*, je faisais souvent des micropauses pour m'étirer et faire des pompes au cours de la journée. Mon anticonformisme forcené faisait toujours beaucoup rire mes collègues, mais toutes les semaines, des gens de l'étage venait me demander des conseils pour avoir moins mal au dos, se remettre au sport, arrêter de fumer ou perdre du gras. À partir du moment où vous aurez compris que nous avons la chance de donner à nos vies la couleur que nous voulons, vous verrez que vous pouvez parfaitement envoyer péter la traditionnelle pause-café pour introduire ce que vous voulez dans votre quotidien : pause méditation pour apprendre à vous relaxer et apprécier le moment présent, travail de cohérence cardiaque ou de respiration abdominale, séance de visualisation positive pour vous projeter dans vos prochains objectifs, lecture d'un chapitre d'un bon bouquin, petite séance d'apnée statique ou microsieste sur la moquette de votre bureau… Les possibilités sont illimitées. À vous de voir ce changement comme une chance et de saisir l'opportunité qu'il représente.

que vous ne ressentiez aucune différence, et c'est tant mieux ! Quelles que soient les potentielles sensations désagréables que vous pourriez être amené à ressentir, accrochez-vous ! Vous n'en avez que pour quelques jours avant que votre corps et votre cerveau aient réappris à vivre de façon optimale sans caféine, et avant de retrouver une pêche de champion. Si vous avez le sentiment d'être au bout du rouleau, n'hésitez pas à faire des siestes ou microsiestes si vous en avez l'opportunité et que vous sentez que vous en avez besoin : même 10 minutes de sieste allongé dans un endroit calme peuvent suffire à régénérer vos niveaux de motivation, de concentration, d'énergie mentale et votre mémoire à court terme.

Et vous voulez la meilleure nouvelle : les recherches montrent que les symptômes inconfortables que l'on ressent à l'arrêt de la caféine sont tout aussi psychologiques que ses effets énergisants. Globalement, vous n'êtes pas vraiment au bout du rouleau, c'est juste votre cerveau qui ne comprend pas bien le changement d'ambiance, mais l'effet est purement placebo. Accrochez-vous, ça en vaut vraiment la peine !

JOUR 3

Le troisième jour, vous devriez être passé au-dessus de la majorité des sensations désagréables, et vous devriez surtout commencer à ressentir les effets positifs de l'arrêt de la caféine : diminution majeure des niveaux d'anxiété, moins d'agitation et de stress au cours de la journée, amélioration de la qualité du sommeil (plus de facilité à s'endormir, moins de réveils au milieu de la nuit, sentiment de se lever plus reposé)... Bienvenue dans votre nouvelle vie ! Ne lâchez surtout pas la nouvelle habitude saine que vous avez adoptée pour remplacer le café, vous êtes au top !

JOURS 4 À 8

Au cours de ces 5 jours, vous allez découvrir à quel point vous n'avez finalement pas besoin de caféine pour fonctionner et apprécier vos journées. Vous allez commencer à ressentir à nouveau à quel point un sommeil de qualité est plus important que la caféine pour vous sentir efficace, productif et détendu. La plupart des effets négatifs disparaissent en général totalement au cours de cette dernière phase, vous laissant à votre juste place : apaisé, centré, moins anxieux, et prêt à apprécier la vie pour ce qu'elle a à vous offrir chaque jour.

JOUR 9

Félicitations ! Si vous êtes arrivé jusque-là, vous avez triomphé de la caféine et de l'intégralité de ses effets négatifs sur votre humeur, vos niveaux d'énergie, votre focus, votre anxiété et votre sommeil. Vous n'êtes plus soumis à ses effets indésirables, et vous pouvez désormais vivre votre vie comme bon vous semble. Combattre ainsi cette mauvaise habitude et cesser de vous reposer sur la caféine comme une béquille pour compenser une hygiène de vie bancale est sans doute une des meilleures décisions que vous pouviez prendre pour votre santé, aussi bien physique que mentale, et votre bien-être au quotidien.

Je suis extrêmement fier de vous ! Et si en plus ce petit challenge a pu vous mettre sur la voie de la découverte de vous-même en vous incitant à prendre davantage soin de vous, à mieux dormir et à inclure dans votre vie de nouvelles habitudes qui vous font du bien, j'en suis très heureux.

ET APRÈS ?

Une fois le challenge terminé se pose évidemment la question de l'après. Devriez-vous recommencer à boire des boissons caféinées ? Faut-il vous abstenir à vie de consommer à nouveau cette substance diabolique ? Comme toujours, la réponse se trouve dans la mesure. Vous l'avez parfaitement compris, boire un café de temps en temps ne changera probablement rien à votre qualité de vie. En revanche, si vous êtes trop conciliant avec vous-même et que vous recommencez à consommer de la caféine petit à petit, pour finalement boire à nouveau plusieurs cafés ou boissons énergisantes par jour, vous serez tout simplement retombé dans votre précédent travers et serez à nouveau soumis aux effets indésirables de la caféine desquels vous aviez décidé de vous émanciper dans un premier temps. Mon meilleur conseil serait donc de décider tout simplement de ne plus consommer de caféine, puisque vous avez maintenant compris que vous n'en avez plus besoin pour être heureux. Si vous appréciez vraiment le goût du café et que ça vous manque, vous pouvez vous mettre à boire du café décaféiné. Le déca contient toujours un petit peu de caféine, mais sa teneur reste sous le seuil de psycho-activité, ce qui fait que vous n'aurez plus à subir les effets secondaires négatifs de la caféine et que vous pourrez continuer à en apprécier les arômes. Maintenant, je vous encourage à vous concentrer sur tout le positif qui a été amené par les nouvelles habitudes introduites dans votre vie au cours de ce challenge : dormir plus pour être plus en forme et mieux récupérer de vos journées, lire davantage et cultiver de nouveaux centres d'intérêt, boire des boissons sans caféine et sans calories et être mieux hydraté qu'auparavant, faire régulièrement des séances de mobilité, de méditation, de cohérence cardiaque, ou toute autre activité vous permettant de vous reconnecter à votre corps et de prendre soin de votre santé mentale. Il y a tellement de choses incroyables à mettre en place dans votre quotidien et qui ont des effets bien plus bénéfiques sur le long terme que de consommer de la caféine qu'il serait dommage de retomber bêtement dans cette vieille habitude par simple facilité. Vous ne trouvez pas ?

COMMENT BIEN USER DE LA CAFÉINE ?

NE VOUS PRIVEZ PAS !

Le café contient de nombreux composés phytochimiques intéressants pour la santé, comme ses polyphénols qui ont des effets antioxydants et anti-inflammatoires permettant une meilleure santé cardiovasculaire, un meilleur contrôle de la glycémie, un moindre risque de cancer et une baisse de la pression artérielle. Si vous aimez boire du café, sachez que le café décaféiné offre les mêmes bienfaits pour la santé, sans les inconvénients de la caféine. Le décaféiné, même s'il contient toujours un petit peu de caféine, en contient suffisamment peu pour rester sous le seuil de psychoactivité. Il en va de même pour le thé. Et si vous vous apprêtez à rétorquer que vous n'aimez pas le goût du déca et que, pour vous, le seul vrai café est le café contenant de la caféine, sachez que c'est encore une fois un effet purement placebo : dans les recherches en double aveugle, personne ne fait la différence entre le café caféiné et le décaféiné. Qu'elles consomment du café caféiné ou décaféiné, les personnes testées réagissent de la même façon aux batteries de tests psychotechniques. Aucune raison donc de consommer plus de caféine que nécessaire !

QUELLE QUANTITÉ DE CAFÉINE CONTIENNENT NOS BOISSONS DE TOUS LES JOURS ?

La quantité contenue dans une portion de café varie d'environ 40 mg pour un espresso (30 ml) de type arabica, à environ 100 mg pour une tasse de café filtré (120 ml). Le thé contient également de la caféine, et contrairement à ce qu'inciterait à penser la croyance populaire, l'effet de la caféine du thé est exactement le même que celle contenue dans le café.

Autre grande catégorie d'aliments de grande consommation contenant de la caféine : les sodas, tels que le Coca-Cola, qui contiennent entre 10 et 50 mg de caféine par portion individuelle.

Enfin, au sommet de la pyramide des boissons les plus riches en caféine se trouvent indéniablement les boissons énergisantes, comme les célèbres Red Bull, Monster et autres C4, dont la quantité de caféine varie entre 80 et un incroyable 250 mg de caféine par canette.

Ces boissons, bien que parfois très agréables au goût, présentent également un problème encore plus préoccupant que leur quantité astronomique de caféine par portion : un test de laboratoire indépendant a révélé que de nombreuses boissons énergisantes contenaient environ 20 % de caféine de plus que ce qui figure sur l'étiquette. Méfiance donc, parce que cela pourrait faire passer une canette censée contenir « uniquement » 80 mg de caféine à près de 100 mg, et une canette contenant 250 mg à près de 300.

Si vous tenez absolument à consommer de la caféine pour bénéficier de temps à autre de ses effets stimulants, le bon sens prime. Consommer de la caféine de façon responsable et raisonnée ne pose comme vous l'avez compris aucun problème pour votre santé (à condition bien sûr que vous ne soyez pas enceinte). L'excès est mauvais en toute chose, et c'est particulièrement vrai dans le cas de la caféine. Plus vous saurez faire preuve de mesure dans votre consommation de tous les jours, plus vous pourrez tirer profit de ses effets stimulants pour la motivation et la productivité, et moins vous deviendrez dépendants de ses effets secondaires et néfastes pour votre qualité de vie, votre sérénité et votre sommeil. Comme toujours, c'est à vous qu'il incombe de trouver le juste équilibre entre le bénéfice immédiat et le bénéfice à long terme. À la lumière de ce chapitre, vous devriez maintenant pouvoir agir en toute connaissance de cause.

PETIT GUIDE À L'USAGE DES AMATEURS DE CAFÉINE

Consommez de la caféine sur un estomac vide : cela augmente ses effets, car elle est absorbée plus rapidement, vous permettant donc d'en consommer une dose moins importante pour profiter du même effet stimulant.

Ne consommez pas de caféine 6 à 10 h avant de vous coucher, surtout si vous êtes quelqu'un chez qui la demi-vie est longue et que vous ressentez que la caféine impacte directement votre capacité à vous endormir ou la qualité de votre sommeil. Le matin est donc le moment le moins nocif à votre sommeil et à votre récupération.

Ne consommez pas de caféine si vous êtes enceinte, ou tout du moins limitez au maximum votre apport. Certaines recherches montrent que la consommation de caféine double le risque de faire une fausse couche. Ne consommez que la dose dont vous avez besoin pour certaines occasions (besoin de concentration accru, manque de sommeil occasionnel…) et n'en faites pas une habitude : avec une bonne hygiène de vie et un sommeil de qualité, vous n'avez pas besoin de caféine pour fonctionner à 100 % de vos capacités.

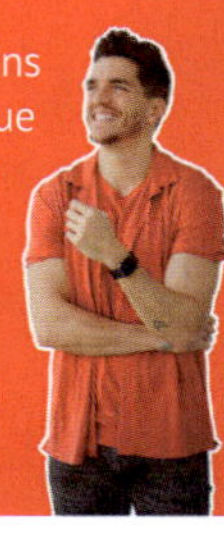

« LE SUCRE ÇA FAIT GROSSIR ? »

LA VÉRITÉ SUR LE SUCRE

Cette phrase, vous l'avez probablement déjà entendue un millier de fois : dans la bouche de vos grands-parents, dans la bouche de vos camarades de classe, et même dans celle de pas mal « d'experts » français de la nutrition et autres youtubeurs en tous genres, dont nous tairons ici les noms pour leur éviter un opprobre public. Mais le sucre, c'est quoi au juste ? Un aliment ? Un macronutriment ? Un goût ? Une saveur ?

Avant de commencer à colporter des approximations, ou de vouer carrément un culte aux idées reçues, je vous propose de nous intéresser à ce que la science a à nous apprendre à propos du sucre, afin de pouvoir appeler un chat un chat et de savoir si l'on doit bel et bien se méfier de cette étrange substance, décriée par certains, crainte par beaucoup, incomprise par tous.

LE SUCRE, C'EST QUOI ?

En général, quand on dit « sucre », on entend avant tout « sucre de table », cet ingrédient bien connu dans la culture culinaire française, qui trône dans les placards des mamies gâteau et sur la table du goûter depuis notre plus tendre enfance. Il constitue la base même de certains secteurs professionnels comme la confiserie, la pâtisserie, l'industrie des confitures, et malheureusement pour la santé de la plupart. Le sucre de table (ou saccharose, son nom chimique) est cette poudre blanche et granuleuse qu'on ne consomme jamais seule, mais dont l'intérêt est tellement évident quand on la mélange avec nos fruits, nos produits laitiers ou nos desserts, qu'il en est devenu totalement banal. Le saccharose adoucit le goût de pratiquement n'importe quoi et décuple la saveur de tout ce qu'il touche. Les restaurateurs en incorporent même des quantités phénoménales dans la quasi-totalité de leurs plats : vous serez sans doute bluffé de voir à quel point le sucre de table est omniprésent dans notre univers gustatif. Le sucre possède en effet ce pouvoir magique de sublimer le goût de presque n'importe quel plat ou aliment, même les préparations dont le goût est principalement salé (ça peut paraître contre-intuitif pour beaucoup, mais le sucre joue parfois un rôle fondamental de correcteur d'acidité, comme dans la soupe à la tomate, par exemple).

En France, le sucre de table provient majoritairement de l'extraction de la betterave sucrière (90 % du sucre de table dans notre pays), blanche (et non violette comme celle que vous avez l'habitude de déguster en salade et qui ruine vos t-shirts si vous avez le malheur d'en laisser échapper un morceau sur le trajet qui sépare votre assiette de votre bouche). Le sucre est donc déjà blanc lorsqu'il provient de la betterave, alors qu'il doit subir un raffinage pour devenir blanc lorsqu'il provient de la canne à sucre (5 % du sucre de table en France). Chimiquement parlant, ce sucre de table est du saccharose, et il est formé d'une molécule de glucose et d'une molécule de fructose (le sucre issu des fruits), qui sont des sucres dits « simples ».

Notez d'ailleurs que les scientifiques ne parlent plus de sucres « rapides » depuis le milieu des années 1980, mais bien de sucres « simples ». Si votre influenceur fitness préféré parle encore de sucres « rapides » et de sucres « lents », vous savez déjà qu'il ne sait pas de quoi il parle et qu'il est grand temps de changer de source d'information privilégiée. On sait aujourd'hui que tous les sucres, quelle que soit leur complexité, pénètrent plus ou moins à la même vitesse dans le sang. Donc le sort des glucides simples comme des glucides complexes est le même dans tous les cas : ils sont découpés en une multitude de molécules de sucre pour passer la barrière de l'intestin et être assimilés. Voilà pourquoi parler de sucres lents et de sucres rapides n'a aucun sens.

Les sucres sont également connus sous un nom qui vous est peut-être plus familier : les glucides. Eh oui ! La famille des sucres n'est rien d'autre qu'un des trois grands macronutriments qui composent notre alimentation (avec les protéines et les lipides). Les sucres sont différenciés de façon arbitraire en deux catégories : les sucres simples et les sucres complexes, en fonction du nombre de molécules qu'ils comportent.

Les sucres simples incluent les monosaccharides et les disaccharides : ils comportent un sucre (« mono » signifiant unique) ou deux (« di » signifiant double, vous commencez à comprendre). Les monosaccharides constituent la forme la plus simple de glucides qui soit : ils ne peuvent pas être réduits en taille à des formes de glucides plus petites (par hydrolyse, pour les amoureux de la chimie).

Quelques exemples de sucres simples :

- Le fructose (sucre des fruits)
- Le glucose (dans votre sang)
- Le lactose (sucre du lait)
- Le maltose (amidon hydrolysé présent dans la bière et les boissons à base de malt)
- Le sucrose, ou saccharose (sucre de table/sucre de canne)

Les sucres complexes (et non pas « lents », par pitié) quant à eux possèdent 3 sucres ou plus, et sont appelés oligosaccharides (oligo, qui signifie peu) ou polysaccharides (poly signifiant beaucoup). Leur chaîne moléculaire est donc plus longue que celle des sucres simples. C'est ce qui les différencie, et vous comprenez donc que la hiérarchie entre les sucres est une affaire de classification arbitraire. Notez que le glycogène, la forme de glucose stockée par le corps notamment dans les muscles et le foie, est aussi un polysaccharide, donc un sucre complexe, tandis que le glucose contenu dans votre sang, est quant à lui un sucre simple. Votre corps contient donc littéralement des sucres, stockés et utilisés à certains endroits stratégiques. Voilà pour la petite parenthèse biochimique.

D'emblée, on comprend donc très vite que « sucres » = glucides et que tous les aliments qui contiennent des glucides contiennent par la même occasion ce sucre diabolisé qui effraie tant les foules. De plus, le sucre fait littéralement partie intégrante de nous, puisqu'on le retrouve naturellement, qu'on le veuille ou non, dans notre sang, dans nos muscles et dans notre foie, où il est stocké sous forme de glycogène pour servir de carburant pour les futurs efforts. Mais il est également omniprésent dans le reste du règne animal et végétal, puisqu'on le retrouve chez un grand nombre de plantes, notamment dans les racines, les fruits et le nectar, où il sert à stocker l'énergie issue de la photosynthèse. De nombreux mammifères, oiseaux, insectes et bactéries, ayant compris l'intérêt énergétique évident du sucre, se nourrissent du saccharose des plantes, parfois même comme aliment principal.

Pourquoi diable faudrait-il donc s'en méfier, ou carrément cesser d'en consommer ?

LE SUCRE : L'ARBRE QUI CACHE LA FORÊT

Un article scientifique de juillet 2015 publié dans la revue scientifique *Advances in Nutrition* intitulé : *Les Controverses de l'impact du sucre sur la santé : que dit la science* montre que le sucre n'est évidemment pas le seul facteur contribuant à l'obésité, et souligne à juste titre que dans le cas d'un trouble aussi multifactoriel que l'obésité, il est fort peu probable qu'un seul nutriment isolé soit la cause de tous les maux. L'article rappelle un état de fait évident en soulignant qu'il est plus vraisemblable que ce soit l'ensemble du régime alimentaire, y compris une consommation calorique accrue provenant de sources multiples, qui joue un rôle significatif sur la prévalence de l'obésité. Et si vous avez déjà des connaissances ne seraient-ce que très basiques en nutrition, l'affirmation selon laquelle un aliment isolé ferait « grossir » en soi devrait déjà vous paraître bien peu pertinente, pour ne pas dire bancale.

Le sucre n'est évidemment pas le seul coupable. Mais ce n'est pas parce qu'il existe d'autres facteurs de risques nutritionnels pour la santé que le sucre est pour autant blanchi de tous soupçons. En effet ! Et pour mieux comprendre, attardons-nous sur ce qui a causé la peur du sucre et sa mauvaise réputation.

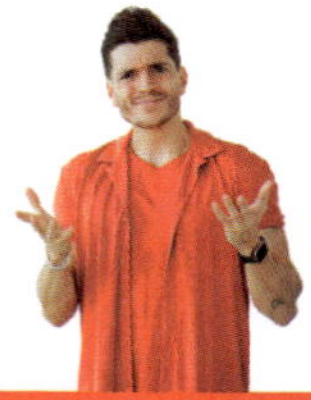

DÉFI
J'ARRÊTE LE SUCRE PENDANT 30 JOURS
ATTENTION À NE PAS TOUT CONFONDRE…

Si j'aime à croire que la démarche part certainement d'une bonne intention quand je lis les défis lancés par certains influenceurs sur les réseaux, elle est bien souvent maladroite. Vous l'avez compris, les sucres sont présents dans tous les aliments qui contiennent des glucides (par définition), et faire la « chasse au sucre », c'est-à-dire essayer d'éliminer artificiellement les glucides de son alimentation, n'a rien de pertinent en termes de santé. « Un mois sans sucre » ? C'est-à-dire ? Un mois sans riz, sans blé, sans maïs, sans avoine, sans pomme de terre ? Un mois sans fruits et sans légumes ?

Là où les choses peuvent éventuellement devenir un tantinet plus intéressantes, c'est si la personne prend le soin de nuancer sa démarche et de préciser qu'elle cherche à diminuer la part d'aliments industrialisés et transformés incorporant du sucre ajouté à leur processus de fabrication. Autrement dit, du sucre qui n'a pas vraiment lieu d'être, et qui est ajouté par les industriels pour augmenter la palatabilité de leurs produits (la caractéristique du goût qui rend un aliment agréable au palais), augmentant ainsi leur total calorique sans changer d'un iota leur pouvoir de satiété ; participant donc à l'augmentation de la densité calorique générale de l'offre alimentaire mise à notre disposition, dans nos sociétés industrialisées où garder la tête froide face à l'abondance alimentaire prime maintenant sur l'impérieuse nécessité de survivre. Mais là encore, pourquoi vouloir éradiquer tous les sucres ajoutés de façon aussi catégorique ? Que l'influenceur qui n'a jamais rajouté une cuillère à café de sucre à son fromage blanc quand il avait 8 ans me jette le premier sucrier !

Même si vous allez comprendre grâce à ce chapitre que le sucre n'est probablement pas l'ingrédient le plus intéressant en termes de nutrition, se forcer à réduire à néant sa part dans son alimentation confine au totalitarisme alimentaire, et incite à mon sens les gens en bonne santé à se soucier de l'arbre plutôt que du reste de la forêt. Faire la chasse frénétique au sucre revient à chercher un bouc émissaire fabriqué de toutes pièces sur qui rejeter toute la misère du monde et l'accuser à tort de tous nos maux et inconséquences, plutôt que de remettre l'ensemble de notre dynamique et de nos comportements en question.

L'ORIGINE DE LA PEUR
DU SUCRE

En 1972, le docteur John Yudkin, scientifique britannique et professeur en nutrition au Queen Elizabeth College de Londres, publie un livre intitulé *Pure White and Deadly, Comment le sucre nous tue, et que faire pour arrêter ça.* L'argument principal de son livre était de montrer que la consommation de sucre conduisait à une incidence considérablement accrue de thrombose coronarienne, qu'il était impliqué dans l'apparition et la prolifération des caries dentaires, qu'il jouait manifestement un rôle dans la construction du phénomène de l'obésité, favorisait le développement du diabète, des maladies du foie, et possiblement de certains cancers.

Alors que la sous-nutrition avait probablement constitué le principal danger en termes d'alimentation humaine au cours des siècles précédents, la malnutrition (phénomène dans le cadre duquel les gens s'alimentent à la fois mal et trop) devenait une réalité, et il fallait un coupable. L'idée du potentiel danger du sucre se développe peu à peu, et finit par devenir une véritable psychose. En avril 2004, le *American Journal of Clinical Nutrition* publie un article soulignant des similitudes entre l'augmentation de la disponibilité du sirop de maïs riche en fructose et la prévalence de l'obésité aux États Unis. Avec des études conduites par des chercheurs et des livres publiés par des médecins, il n'en a pas fallu beaucoup plus pour que l'opinion publique se mette à pointer du doigt le sucre comme une des causes principales de l'obésité et de la malnutrition (définie à la fois comme les conséquences des carences, mais aussi des excès et des déséquilibres nutritionnels).

Pourtant, les chercheurs n'ont fait que souligner des corrélations, donc des tendances qui vont dans le même sens, plutôt que mettre en lumière des causalités, des faits engendrant d'autres faits. Les corrélations soulignées par le livre de Yudkin et toutes les études qui ont suivi dans les années 1990 et 2000 entre augmentation de la consommation de boissons riches en sirop de fructose et augmentation du taux d'obésité ne sont que des courbes qui vont dans le même sens, et ne sont pas plus pertinentes que l'augmentation de la consommation de mozzarella et du nombre de diplômes de doctorats en génie civil décernés aux États Unis entre 2000 et 2009 (alors que ces deux courbes, je vous le donne en mille, sont elles aussi quasiment identiques).

SI VOUS VOULEZ VOUS AMUSER AVEC CE GENRE DE FAUSSES CORRÉLATIONS, VOICI UN LIEN RENVOYANT VERS D'AUTRES CORRÉLATIONS FARFELUES EXTRÊMEMENT ENRICHISSANTES POUR DÉVELOPPER SON ESPRIT CRITIQUE : WWW.TYLERVIGEN.COM/SPURIOUS-CORRELATIONS

On le sait aujourd'hui, l'obésité est un phénomène largement multifactoriel : inadéquation entre les apports et la dépense énergétique, augmentation de la sédentarité, transmissions épigénétiques d'une mauvaise réponse à l'effort physique, prédisposition génétique à la réduction de l'activité physique spontanée en cas de suralimentation, à la diminution de la sensibilité à l'insuline, différences dans la stimulation de l'appétit compensatoire, d'assimilation et d'absorption des nutriments, différence d'adaptation du taux métabolique de base en cas de déficit ou de surplus calorique... Vous l'avez compris. Une simple corrélation ne suffit pas à prouver scientifiquement une relation de cause à effet entre deux phénomènes.

LE SUCRE VS. LES AUTRES GLUCIDES

On peut dire que vous avez de la chance, car depuis le début de cette polémique, de nombreuses études pertinentes se sont déjà penchées sur cette question : une étude de West et al. publiée en 2001 a analysé l'évolution de 95 sujets en surpoids soumis à un déficit calorique d'environ 600 Cal et répartis en deux groupes :

• Un groupe dont seulement 10 % des calories provenaient de saccharose, donc de sucre de table.

• Un groupe consommant le même nombre de calories total, mais à l'apport réduit en saccharose, à hauteur de seulement 5 % de ses apports.

À l'issue des 8 semaines de l'étude, les chercheurs ont pu observer que l'évolution de la perte de graisse et de l'indice de masse corporelle était similaire dans les deux groupes, concluant qu'aucun élément ne justifiait donc le fait d'exclure le sucre de table d'un régime de perte de poids, puisqu'il ne faisait manifestement pas davantage grossir que les autres types de glucides.

Une seconde étude réalisée par Surwit et al. en 1997 a analysé l'évolution de 42 femmes soumises à un régime hypocalorique et réparties en deux groupes aux profils encore plus contrastés que ceux de la précédente étude.

• Un groupe dont 43 % de l'apport énergétique provenait de sucre de table, ce qui est tout bonnement énorme (imaginez consommer près de la moitié de vos calories via du sucre de table : bonne chance !).

• Et un groupe consommant le même nombre de calories, mais dont seulement 4 % du total calorique émanait de sucrose.

Conclusion au terme de l'étude : les deux groupes ont présenté des évolutions comparables en termes de diminution de la dépression, de faim et de mauvaise humeur, ainsi qu'une augmentation de la vigilance et de l'humeur positive dans le temps. Les chercheurs en concluent donc qu'un régime hypocalorique contenant une haute teneur en sucre de table n'affecte pas de façon négative la perte de poids, le métabolisme, le profil des lipides plasmatiques, ou même l'état émotionnel. En gros et en français, que le sucre en soi n'est pas mauvais pour la santé !

ALORS LE SUCRE ON EN MANGE OU PAS ?

EST-CE BON POUR TOUT LE MONDE ?

Le fait que vous consommiez peu ou beaucoup de sucres simples dans votre alimentation n'a aucun effet négatif sur des marqueurs de santé pertinents tels que la perte de poids, le métabolisme, le profil des lipides plasmatiques, ou même l'état émotionnel si vous ne présentez pas de problème de santé majeur. Par conséquent, le sucre en soi n'a pas à être évité à tout prix si vous jouissez d'une santé métabolique normale, et il n'est pas de façon inhérente néfaste à la perte de poids ou au maintien de votre poids de corps. Néanmoins, et c'est évidemment là que les choses doivent être nuancées, votre capacité à utiliser correctement le sucre d'un point de vue métabolique est directement liée à votre état de santé. En règle générale dans les recherches, les personnes ayant une bonne tolérance aux glucides peuvent consommer autant de glucides qu'elles le souhaitent (y compris du sucre), tandis que les personnes ayant une mauvaise tolérance aux glucides perdent plus de gras avec une alimentation riche en lipides, à calories et protéines évidemment égales. Et devinez quoi, une mauvaise tolérance aux glucides est évidemment fréquente chez les personnes en surpoids. Cette mauvaise capacité à tolérer les glucides s'assimile en pratique à un (pré)diabète de type II.

Si vous êtes en mauvaise santé, plutôt en surpoids, assez peu actif, ou avec une mauvaise tolérance aux glucides, il y a de fortes chances que consommer du sucre dans votre alimentation n'arrange pas les choses, et il pourrait être judicieux de vous tenir à l'écart des aliments contenant beaucoup de glucides et de sucres ajoutés. Focaliser vos apports nutritionnels sur des aliments non transformés et contenant des sucres naturellement présents dans la matrice alimentaire, comme les légumes et les fruits par exemple, est un moyen sûr de prendre soin de sa santé simplement, sans tomber dans la psychose.

EST-CE UTILE SUR LE PLAN NUTRITIONNEL ?

« La satiété, elle a que des problèmes. La satiété… » Vous l'avez compris, le sucre ne fait pas grossir de façon isolée. En effet, personne n'échappe aux lois de la physique, et plus particulièrement de la thermodynamique. Antoine de Lavoisier le disait déjà au 18e siècle (avant de se faire raccourcir en 1794 par les révolutionnaires assez peu reconnaissants de la richesse de ses apports pour la chimie mondiale) : rien ne se perd, rien ne se crée, tout se transforme. Ce qui fait grossir, vous le savez, c'est l'excédent calorique.

Le fait que vous consommiez sur le long terme plus de calories que ce dont votre corps a besoin pour fonctionner. Et pas un aliment isolé. Néanmoins, le sucre présente tout de même deux caractéristiques essentielles qui méritent qu'on s'y attarde, et qui expliquent en partie pourquoi le sucre conduit à augmenter de façon indirecte l'apport calorique, par deux leviers très simples :

- Le sucre est bon. Si si, je vous assure, au goût tout du moins.
- Le sucre est peu rassasiant.

Le fait que le sucre soit bon est bien sûr une évidence. Le sucre a bon goût. Nous autres humains sommes généralement davantage attirés par un plat ou un aliment si celui-ci contient une certaine quantité de sucre. Et cet état de fait n'a pas échappé aux géants de l'industrie alimentaire, ni aux pontes de la grande gastronomie : le sucre est un exhausteur de goût. Il a longtemps été utilisé pour affirmer davantage les saveurs des aliments bruts, et il est fortement plébiscité pour ses atouts de conservation. Ces dernières années, de nombreux chefs reconnus tendent à réduire son ajout au profit de la (re)découverte des aliments de qualité. Malheureusement, cet effort gastronomique voit le jour sur les tables d'exception, mais la norme de l'industrie reste encore de sucrer davantage les plats et préparation pour les rendre plus appétissants.

Pour ce qui est de l'aspect peu rassasiant, l'explication est simple. Premièrement, le sucre de table présente une densité calorique importante. 400 Cal aux 100 g. Cela peut sembler évident pour certains de mes lecteurs les plus aguerris, puisque le sucre de table est composé exclusivement de glucides, et que comme vous le savez déjà probablement, 1 g de glucides comporte 4 Cal. Deuxièmement, le sucre de table a également un indice de satiété très faible. Cela signifie que ça ne vous remplit pas beaucoup par rapport à la quantité d'énergie que vous consommez, contrairement aux pommes de terre par exemple, qui contrairement à l'idée qu'on s'en fait, présentent un excellent indice de satiété. Vous aurez donc beaucoup moins faim après avoir consommé 400 Cal de pommes de terre (ou de tout autre fruit, légume ou tubercule, puisque tous contiennent également des glucides) qu'après avoir ingurgité 400 Cal de sucre de table. Sans compter les vitamines et les minéraux, présents en grande quantité dans les fruits et les légumes, et totalement absents dans le sucre de table, et bien entendu l'un des éléments les plus importants pour la santé globale, et qui influence de façon majeure l'indice de satiété des aliments : les fibres. À la différence de nombreuses autres sources de glucides, le sucre de table ne comporte pas de fibres alimentaires, qui en plus d'améliorer le contrôle de la glycémie et la sensibilité à l'insuline, vous aident à vous sentir rassasié et augmentent votre niveau de satiété. Donc si vous ajoutez du sucre à un repas, il y a peu de chances que vous restreignez vos portions. Au contraire, il y a de fortes chances que vous mangiez davantage parce que le repas est plus savoureux.

LE DANGER DES ÉDULCORANTS

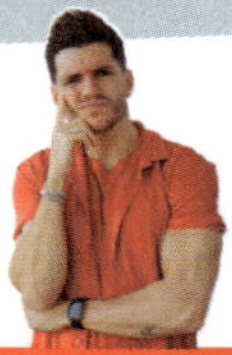

Aspartame, sucralose, érythritol, acésulfame k : à vos souhaits ! Si vous avez déjà entendu ou lu les noms un peu barbares de ces édulcorants de synthèse sur les étiquettes de vos produits alimentaires préférés, et que vous prêtez attention à ce qu'on raconte sur la nutrition dans les médias mainstream (malheur à vous !), vous vous êtes sans doute déjà demandé si les édulcorants faibles en calories n'étaient pas mauvais pour la santé. Pour le savoir, il convient déjà de distinguer édulcorants et additifs. Tous les édulcorants sont des additifs, puisque les industriels les ajoutent à leurs préparations pour en modifier le goût, mais tous les additifs ne sont pas des édulcorants. Il existe bon nombre d'additifs qui ne sont pas des édulcorants, et qui ont des effets néfastes pour la santé sur le long terme. C'est le cas par l'exemple de l'additif E250, le nitrite de sodium, utilisé dans la charcuterie et les viandes transformées en tant que conservateur et fixateur de couleurs, et qui augmente les risques de développer un cancer colorectal.

Les édulcorants quant à eux sont des substances au goût sucré, utilisées dans les préparations industrielles pour reproduire le goût du sucre tout en diminuant l'addition calorique de ces aliments. Et contrairement à ce que racontent la plupart des médias (souvent en suivant l'argumentaire bancal selon lequel « tout ce qui n'est pas naturel est forcément mauvais pour la santé »), les édulcorants les plus couramment utilisés dans le commerce comme la stévia, l'acésulfame k, l'aspartame, l'érythritol ou le sucralose ne présentent absolument aucun danger pour l'homme aux doses contenues dans nos aliments. Les seules études ayant révélé de potentiels dangers ont été conduites sur des rongeurs et avec des doses plus de 1000 fois supérieures à ce qu'il est raisonnablement possible de consommer normalement. Mais consommés à des doses normales, c'est-à-dire celles utilisées dans les produits de grande consommation et approuvées par les autorités de régulation sanitaire, les édulcorants de synthèse ne sont absolument pas nocifs pour la santé. Ils n'impactent pas non plus votre microbiote, votre glycémie ou vos niveaux d'insuline, comme on l'entend malheureusement souvent. Donc la prochaine fois que vous entendrez quelqu'un dire qu'il préfère boire un Coca normal plutôt qu'un Coca Zéro parce que ça contient de l'aspartame et que c'est « mauvais pour la santé », vous saurez quoi lui répondre.

Encore une fois, comme toujours en termes de chimie, c'est la dose qui fait le poison. Vous saviez par exemple que l'eau pouvait être mortelle ? Si vous buvez environ 10L d'eau d'un coup, la baisse de la concentration en électrolytes dans votre sang ainsi que les troubles cérébraux engendrés par l'endommagement de vos cellules nerveuses peut conduire à un empoisonnement à l'eau et entraîner la mort. En 2007, une Américaine de 28 ans est morte intoxiquée à l'eau après avoir pris part à un jeu radio dans le cadre duquel les participants devaient boire la plus grande quantité d'eau possible sans uriner. Elle avait bu 7,5 litres d'eau.

Par conséquent si comme la plupart, vous ne comptez pas vos calories, que vous mangez jusqu'à vous sentir rassasié et que vous commencez à ajouter du sucre dans vos yaourts, votre café, dans vos bols de muesli, dans vos plats mijotés et dans vos shakers de protéines, ou que vous consommez au quotidien beaucoup de plats préparés dans lesquels les industriels ajoutent bien plus de sucre que nécessaire sans que vous en ayez forcément conscience, vous risquez probablement de prendre du poids (ou de perdre moins de poids, si vous essayez de respecter un déficit calorique pour perdre du gras), tout simplement parce que votre apport calorique va augmenter sans que vous ayez l'impression de « manger plus ». C'est la définition même de l'absence d'action positive sur la satiété.

Pour conclure sur la question du sucre, et résumer notre propos avec un peu de bon sens, on peut rappeler que nous avons la chance de posséder un corps qui s'accommode parfaitement (quand on le garde en bonne santé) de la consommation de sucre, et heureusement pour nous, car on le trouve en abondance dans la nature dans plusieurs des aliments les plus nutritifs au monde : les fruits. Nous autres êtres humains avons consommé des fruits pendant la plus longue période de notre existence génétique. Le sucre est également le carburant préféré de nos muscles à l'effort pour produire de l'énergie, et comme nous l'avons vu, le glucose coule littéralement dans nos veines. Si vous êtes en bonne santé, vous n'avez pas à vous méfier du sucre comme de la peste. Simplement à être conscient de son impact sur votre appétit et sur votre niveau de satiété, et surtout garder à l'esprit que les industriels ont toujours la main lourde avec le sucre pour nous inciter à consommer toujours plus de leurs produits transformés.

Le sucre n'est donc pas mauvais. Il n'est pas bon non plus (sauf au goût, on s'entend !). Le sucre, notamment le sucre de table, donne simplement un goût agréable à tout ce qu'il touche, sans pour autant en améliorer la valeur nutritionnelle.

LES « CALORIES VIDES »

Vous avez probablement déjà entendu cette expression, et elle est souvent liée au sucre.

L'appellation « calories vides » renvoie au fait que les calories apportées par le sucre de table ne s'accompagnent d'aucun autre bienfait pour la santé que celui du goût ou du plaisir, contrairement au sucre contenu dans les fruits et autres aliments entiers naturels et non transformés bénéfiques pour l'organisme. Les fibres, vitamines, minéraux, oligoéléments et antioxydants accompagnent alors ce sucre naturellement présent dans la matrice alimentaire. Même s'ils contiennent bien entendu « du sucre », les fruits peuvent être consommés quotidiennement sans aucun danger, au-delà même du simple plaisir gustatif.

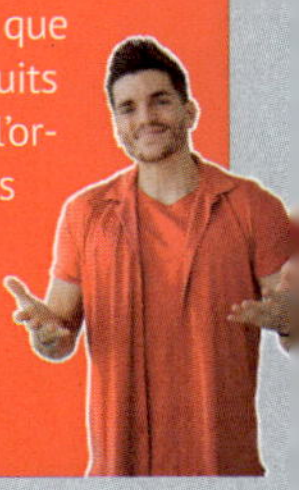

« J'ÉVITE DE MANGER GRAS, ÇA FAIT GROSSIR ! »

UNE HISTOIRE DE LIPIDES

Trop gras, trop salé, trop sucré : il n'en faut vraiment pas plus pour que nous en venions à penser que le sucre (on l'a vu), le sel et bien sûr le gras sont les ennemis du peuple et doivent être craints comme la petite vérole. C'est probablement la raison qui a poussé à penser, dans les années 1970 et le début des années 1980, qu'éliminer le gras de notre alimentation pouvait être une stratégie salutaire, et pouvait aider à combattre le problème du surpoids en développement constant dans notre société. C'est ainsi que l'industrie de la minceur a vu éclore la tendance des régimes low-fat (limitant la consommation d'aliments riches en matières grasses, comme les avocats, le saumon, les huiles et oléagineux…), l'ensemble des produits alimentaires marketés sans matière grasse ou 0 %, et c'est surtout comme ça que la plupart des consommateurs ont appris à se méfier inutilement des lipides, sans apprendre à faire la distinction nécessaire entre ce qui est bon ce qui ne l'est pas.

Pour éviter de vous laisser croire que le gras est mauvais pour la santé, et pour mettre fin à l'ensemble des idées reçues, penchons-nous si vous le voulez bien sur la question des lipides et si oui ou non vous avez réellement besoin d'arrêter de « manger gras ».

LES LIPIDES, C'EST QUOI ?

Ce sont des molécules constituant la matière grasse des êtres vivants, aussi bien végétaux qu'animaux. On les trouve donc dans notre alimentation (avocat, cacao, huiles, graines, oléagineux, poissons gras, viandes, produits laitiers) mais aussi dans notre corps, en circulation dans notre sang comme dans nos réserves de graisse. Bien que le mot « lipide » soit souvent utilisé comme synonyme de « graisse », ces deux termes ne sont pas équivalents, car tous les lipides ne sont pas des graisses. Les graisses correspondent stricto sensu aux seuls triglycérides. Les lipides englobent à la fois les acides gras et leurs dérivés – y compris les triglycérides – mais aussi les molécules comme le cholestérol.

DU CHOLESTÉROL DANS LES ARTÈRES !

« Bon » et « mauvais » cholestérol : ces appellations « bon » et « mauvais » cholestérol ne servent pas à désigner deux molécules différentes, mais font référence respectivement aux lipoprotéines de haute densité (HDL) et lipoprotéines de basse densité (LDL), les transporteurs du cholestérol dans le sang. L'hypothèse actuelle du « mauvais » cholestérol est assez simple à comprendre : des taux importants de LDL conduiraient au dépôt de cholestérol sur les parois des artères ; les récepteurs à LDL du foie et des tissus sont en effet très sensibles : au moindre changement biochimique d'une LDL, du fait d'une oxydation ou d'une dégradation liée par exemple à la fumée de cigarette, ou à d'autres facteurs comme le sucre, les lipoprotéines transportant le cholestérol ne seraient plus reconnues par les organes qui en ont besoin et seraient donc phagocytées (détruites par les phagocytes, ces cellules capables d'ingérer et de détruire des particules potentiellement nuisibles ou dangereuses dans notre organisme), puis formeraient un dépôt. Celui-ci créerait des plaques de corps gras qui s'accumuleraient et boucheraient les artères, ce qui pourrait accroître le risque de maladies cardiovasculaires (infarctus du myocarde) : c'est ce que l'on appelle l'athérosclérose (l'accumulation dans les parois des artères de « mauvais » cholestérol).

Cette hypothèse est néanmoins une simplification de la réalité complexe des lipoprotéines et du cholestérol. Ces différents transporteurs ne sont ni « bons », ni « mauvais » en soi, et s'échangent entre eux du cholestérol, ce qui fait qu'il n'y a pas de véritable frontière entre ces particules dans la réalité. C'est nous qui essayons de classer ce continuum de transporteurs de tailles diverses en des ensembles figés. Toutefois ce modèle, même s'il reste une simplification comme tous les modèles, permet quand même de se représenter la réalité de façon moins complexe, et de pouvoir la rendre un peu plus accessible.

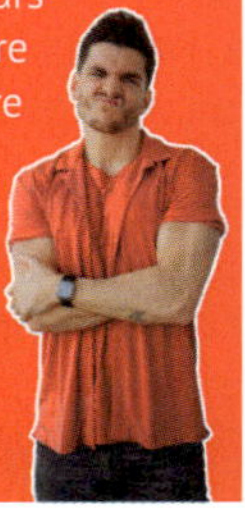

Les acides gras font partie de la grande famille des lipides. Ils jouent un rôle fondamental chez tous les êtres vivants, parce qu'ils forment notamment les membranes de nos cellules, et ce n'est pas rien !

On les retrouve dans notre alimentation, et ils se classent en 3 grandes catégories principales en fonction de leur structure moléculaire : les acides gras saturés, monoinsaturés et polyinsaturés.

Les acides gras essentiels sont appelés ainsi parce qu'ils ne peuvent être synthétisés en quantité suffisante par le corps humain. Parmi eux, les acides gras oméga-3 et oméga-6 sont des acides gras polyinsaturés.

Chez l'humain, seuls l'acide α-linolénique (ou ALA, un acide gras oméga-3) et l'acide linoléique (ou LA, un acide gras oméga-6) sont strictement essentiels, car ils ne sont pas synthétisés par l'organisme et doivent par conséquent lui être intégralement fournis par l'alimentation.

Les triglycérides (ou triacylglycérols) sont les lipides que nous stockons sous forme de réserve énergétique dans notre tissu adipeux. Emmagasinés sous notre peau et autour de nos organes, ils forment un tissu si particulièrement riche qu'ils permettent de bénéficier de précieuses réserves énergétiques quand la nourriture vient à manquer. Avant, on les appelait triglycérides. Maintenant, on les appelle plutôt triacylglycérols. Mais c'est exactement la même chose. Ces triacylglycérols, comme tous les autres types de lipides, présentent l'avantage énorme de pouvoir stocker une grande quantité d'énergie : 1 g de lipide = 9 Cal (contre seulement 4 Cal pour les glucides et les protéines).

Le cholestérol : type de lipide de la famille des stérols (pour les amoureux de la science, le cholestérol n'est donc pas un acide gras) qui joue un rôle central dans de nombreux procédés de notre organisme. S'il est lui aussi un constituant majeur de la membrane cellulaire chez les animaux (et les humains, évidemment), il joue également un rôle fondamental dans la capacité du corps à fabriquer les hormones stéroïdiennes (comme le cortisol) et sexuelles : la progestérone, les œstrogènes et la testostérone, notamment. C'est donc un composant essentiel de notre organisme. Le cholestérol étant hydrophobe (il repousse l'eau) il est transporté dans le sang par des lipoprotéines (assemblages de lipides et de protéines, qui elles, sont solubles dans l'eau, et donc dans le sang).

LE GRAS,
C'EST LA VIE

Le gras, c'est la vie. Déjà. Cette phrase vient d'un de mes personnages de fiction favoris[1] et même si elle est la phrase de l'antihéros proposant une vision très sarcastique de notre problématique, elle n'en reste pas moins réelle. Sans gras, vous mourrez. Petite nuance : sans consommation d'acides gras via votre alimentation, et sans stockage de triglycérides dans votre corps, vous finirez par mourir à petit feu. Mais ne soyons pas si alarmistes ! Voyons donc ce que le mot « gras » signifie, ce qu'il représente symboliquement, et les différentes réalités qu'il décrit pour être au clair avec cette notion essentielle. Le gras, surtout dans la bouche du grand public, peut représenter plusieurs choses distinctes.

GRAS, JE TE HAIS...

Évidemment, quand il s'agit de composition corporelle, le gras est ce que la société nous a appris à détester sur nous-mêmes : le ventre, la brioche, les poignées d'amour, la culotte de cheval, la matière molle accumulée sous notre peau quand nous mangeons trop, trop mal, ou que nous vivons un mode de vie trop sédentaire. Généralement, ce gras-là a mauvaise presse. Pour la plupart d'entre nous, c'est lui qui nous empêche d'afficher une silhouette en adéquation avec les standards de beauté actuels. Le gras est ce tissu prétendument inutile qui nous éloigne de notre idéal ou de notre appartenance à un groupe social. Cette matière est alors détestée au point que certains, complexés, ont recours à des actes chirurgicaux pour s'en débarrasser.

Ça, c'est la définition émotionnelle et sociale du gras. Et je pense qu'elle est très importante pour comprendre la façon dont certains envisagent « le gras » (ou plutôt les lipides) en général.

LA GARANTIE POSTÉRITÉ

Attardons-nous maintenant quelque peu sur la définition physiologique du gras. En réalité, ce gras-là, aussi disgracieux et indésirable qu'il puisse vous paraître, revêt une fonction essentielle : le stockage de l'énergie. Et oui, ce gras accumulé dans votre corps à mesure que vous lui permettez de faire des réserves est la meilleure option de votre organisme pour conserver durablement l'énergie alimentaire en vue de périodes de famine ou d'efforts conséquents. Ce gras que la plupart conspuent, constitue en fait notre passeport pour la postérité : sans cette capacité à stocker l'énergie alimentaire consommée via notre nourriture, nous n'aurions jamais eu la capacité de traverser les siècles pour transmettre notre patrimoine génétique d'une génération à l'autre et

---

1. Le seigneur Karadoc, dans la série *Kaamelott* créée par Alexandre Astier.

développer l'espèce humaine pour en faire ce qu'elle est aujourd'hui, que cela vous réjouisse ou non ! Et pour cause : ce tissu si particulier est le plus riche en énergie alimentaire qui soit.

Réfléchissons rapidement à une question simple. Imaginez-vous partir en expédition pour escalader le Kilimandjaro. Plus vous partez léger, moins vous souffrirez pendant l'ascension, donc chaque gramme dans votre sac à dos compte. Vous voulez emporter suffisamment de nourriture pour être sûr de ne pas avoir trop faim au beau milieu de l'expédition, mais vous voulez en même temps limiter le poids de vos vivres pour éviter d'avoir 10 kg de nourriture à trimbaler. Que faites-vous ? Vous emportez évidemment les aliments bénéficiant de la meilleure densité énergétique possible, c'est-à-dire ceux qui vous apporteront le plus d'énergie alimentaire, donc de calories, pour le moins de poids possible. Eh bien c'est exactement ce calcul évolutionniste que votre organisme a appris à faire naturellement depuis des millénaires. Il se trouve que le gras est littéralement le composant organique qui renferme le plus de calories pour le moins de poids. La densité énergétique des lipides est plus de deux fois supérieure à celles des deux autres macronutriments. Et c'est exactement la raison pour laquelle votre corps a appris à stocker les lipides de votre alimentation sous forme de tissu adipeux : pour emmagasiner efficacement de l'énergie alimentaire et avoir à tout moment un maximum d'énergie disponible à brûler pour un minimum de poids à transporter. Que vous décidiez de gravir le Kilimandjaro ou de vivre tranquillement pour transmettre simplement votre patrimoine génétique, **le gras, c'est la vie**.

GRAS QUI PEUT !

Pour ce qui est de l'énergie, la graisse corporelle renferme 9 441 Cal par kilogramme. Le tissu adipeux dans lequel la graisse est stockée n'est d'ailleurs pas composé que de gras, puisque sa composition renferme 87,5 % de triacylglycérols pour un peu moins de 12 % d'eau et de certaines protéines. Un kilo de tissu adipeux renferme donc 8 260 Cal. 8 260 Cal par kilo, ça fait un sacré paquet d'énergie métabolisable ! Et c'est exactement la quantité d'énergie qu'il vous faudrait brûler pour perdre un kilo de tissu adipeux. La graisse corporelle est une véritable bombe énergétique, qui permet à votre corps de disposer de réserves maximales de calories pour un encombrement minimum. Évidemment, depuis l'âge des cavernes, les dérives de la vie moderne et la sédentarisation progressive de nos habitudes de vie ont fait que nous avons désormais tendance à stocker beaucoup plus de gras que nécessaire. Et là où l'homo sapiens sapiens avait besoin de seulement quelques kilos de graisse pour arriver sans encombre à la fin de sa vie (aux alentours de 24 ans cela dit), le citoyen moyen qui prend sa voiture pour aller travailler 7 heures assis sur une chaise de bureau et rentre chez lui en voiture pour rester 3 heures assis devant la télé est évidemment victime de ce processus de conservation de l'énergie bien utile à l'ensemble de ses ancêtres.

Au Moyen Âge, et ce probablement jusqu'au XVIIIe ou XIXe siècle, avoir un niveau de vie qui permettait d'afficher une corpulence rondouillette était perçu comme une marque de pouvoir et de supériorité sociale. La raison est simple : la plupart ne mangeaient jamais à leur faim, accumuler du gras montrait à tout le monde que vous aviez de quoi nourrir abondamment votre famille et que vous n'étiez pas dans le besoin. Il est intéressant de voir que l'évolution de cette réalité sociale a influencé les critères de beauté au point que les caractéristiques physiques désirables au cours des siècles passés sont maintenant ce que la plupart essaient de fuir à tout prix. Un corps potelé, des cuisses et des fesses charnues, des hanches généreuses, une poitrine abondante, un visage rondouillet : le passeport idéal pour être un canon de beauté au XVIIe siècle ! Il n'y a qu'à contempler les tableaux des maîtres de la Renaissance pour s'en rendre compte. Manger à sa faim et stocker du gras était un privilège, et paysans et ouvriers étaient condamnés à une vie de labeur, se contentant de peu et mangeant maigre, faute de mieux.

Au-delà de cette rapide prise de conscience sociale et historique, si l'on remet les choses dans leur contexte actuel, on comprend aisément que ce gras a une réelle utilité physiologique. Je le répète ici, au risque de vous faire sourire : le gras, c'est la vie. Sans un stockage minimum de tissu adipeux, vous ne survivrez littéralement pas longtemps. C'est tellement vrai que votre corps renferme des réserves de graisse dites essentielles, dont il est impossible de se départir même avec la meilleure stratégie nutritionnelle au monde, sous peine de mourir littéralement de malnutrition. Vos organes, vos cellules, et de façon plus générale l'ensemble de votre organisme ont besoin d'un peu de ce tissu adipeux pour fonctionner. Sans graisse essentielle, pas de survie, pas de fonctionnement métabolique optimal, et surtout pas de capacité reproductive, ce qui fait que l'espèce tout entière s'éteindrait en l'espace d'une seule génération. Il est d'ailleurs extrêmement intéressant de noter que cette proportion de graisse essentielle est plus importante chez les femmes que chez les hommes. Vous savez pourquoi ? Parce que les femmes stockent davantage de tissu adipeux à l'intérieur de leurs organes sexuels et reproducteurs, au niveau des seins et des ovaires notamment. Ce qui fait qu'à apparence physique égale, en termes de pourcentage de masse grasse, une femme sera toujours environ 10 % plus grasse qu'un homme (10,8 % pour être exact, selon les études les plus pertinentes sur la question, à savoir les travaux de Deurenberg et al. de 1991). Et pourtant, une femme peut paraître tout aussi athlétique, dessinée et en bonne santé qu'un homme, tout en stockant par définition toujours plus de 10 % de graisse corporelle en plus. Le gras n'est donc pas votre ennemi. Il permet au contraire de créer la vie sous toutes ses formes.

Enfin le gras se trouve évidemment dans les lipides. Néanmoins, ces deux termes ne sont pas tout à fait équivalents : tous les lipides ne sont pas des graisses (en réalité, seuls les triglycérides sont des graisses), mais toutes les graisses sont des lipides ! Quoi qu'il en soit, les lipides représentent tout simplement l'un des trois macronutriments essentiels de l'ensemble de notre alimentation. Des trois macronutriments que sont les protéines, les glucides et les lipides, les lipides sont sans doute les plus mal compris et le plus redoutés, évidemment à tort.

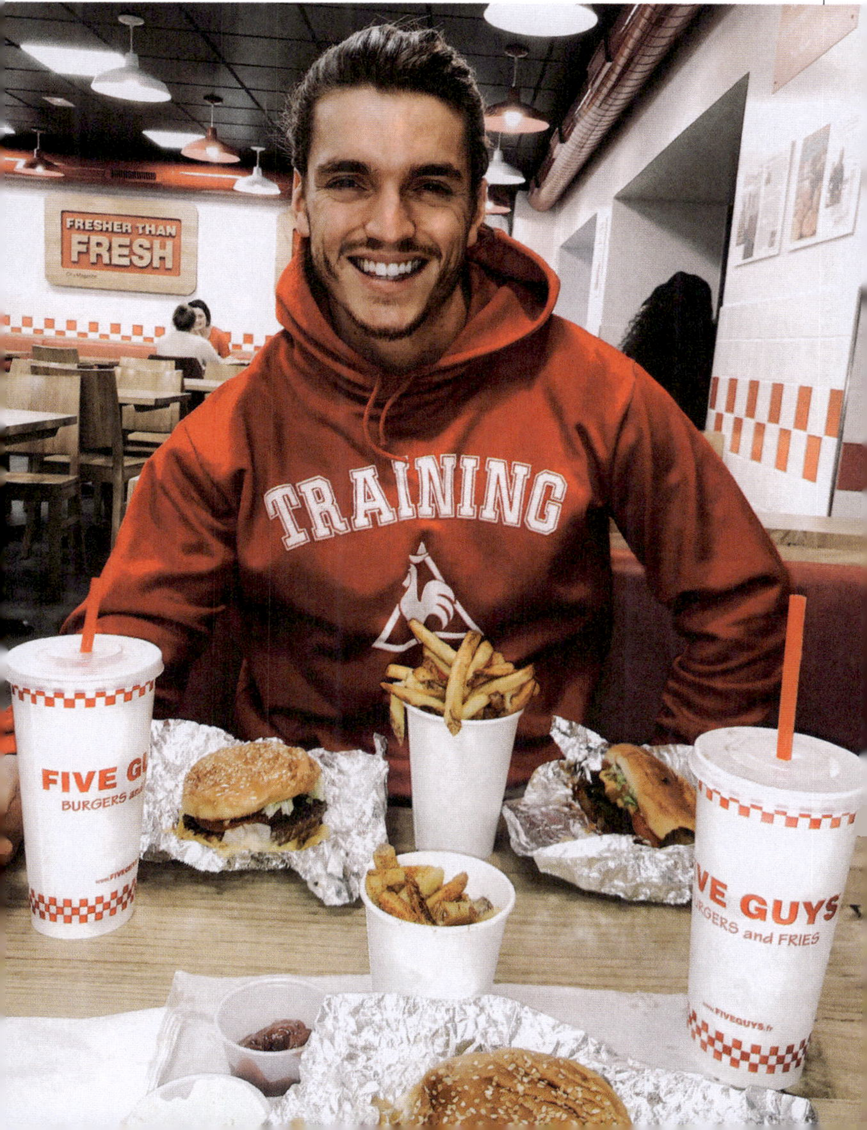

LES LIPIDES, QU'EST-CE QUE C'EST QUE CE TRUC ?

Nous allons faire un état des lieux rapide pour ceux qui avaient tendance à dormir en cours au lycée, bien calés près du radiateur. Les lipides ne sont effectivement pas à prendre à la légère, et bien les comprendre permet comme toujours de bien se comporter à leur égard : avec nuance et intelligence.

Les lipides constituent donc l'un des trois macronutriments de la Sainte Trinité alimentaire aux côtés des glucides et des protéines. Ils remplissent pour votre organisme des fonctions extrêmement importantes qui les rendent absolument incontournables dans le cadre d'une alimentation équilibrée. Parmi ces nombreuses fonctions, en voici quelques-unes à retenir :

- Les lipides constituent la membrane extérieure de vos cellules.
- Ils stockent l'énergie alimentaire dans le tissu adipeux.
- Ils servent de base à la fabrication de nombreuses hormones, y compris les hormones sexuelles stéroïdiennes comme les œstrogènes, les androgènes et la progestérone.

Vous voyez donc à quel point consommer des lipides est important pour votre santé. Je le dis et je le répète, sans une consommation suffisante de lipides, point de salut. Néanmoins, et c'est là où les choses deviennent intéressantes et où il faut faire preuve de nuance, les lipides ne sont pas tous égaux. Eh non ! Ce serait trop facile ! La famille des lipides renferme effectivement des lipides d'une qualité incroyable pour notre santé, mais également des lipides littéralement nocifs. Pour rester en bonne santé sur le long terme, il faut savoir les identifier pour éviter de les consommer. Faisons donc un petit tour d'horizon pour différencier les cygnes blancs des vilains petits canards.

LES DIFFÉRENTS LIPIDES

Il existe de nombreux types de lipides, pas ou peu importants à retenir. Une famille de lipides assez simples cependant, les acides gras, mérite toute votre attention. Les acides gras constituent la majeure partie des lipides de notre alimentation. Voici donc les différentes formes d'acides gras, dont vous avez déjà sûrement entendu parler.

LES ACIDES GRAS SATURÉS

Ou AGS. Décriés à tort, les AGS ont plutôt un effet neutre pour la santé. Ils sont bénéfiques pour la production d'hormones anabolisantes et de cholestérol, tous deux extrêmement importants pour la santé et la croissance musculaire. Ils ne sont pas à privilégier aux acides gras insaturés, généralement meilleurs pour la santé, mais ne méritent absolument pas d'être écartés de votre alimentation pour autant. En réalité, et c'est là qu'il faut être intelligent (attention je compte sur vous !), l'impact des lipides saturés sur votre santé dépend en grande partie de la qualité des aliments dans lesquels vous les consommez. Si vous tirez la majorité de vos acides gras saturés de viande rouge transformée et de charcuterie, je ne donne pas cher de votre peau ! S'ils proviennent en revanche de viandes non transformées, de bovins nourris naturellement (à l'herbe) ou de beurre, ou encore d'huile de coco ou de l'huile de palme si vous ne consommez pas de produits d'origine animale, vous n'avez pas à vous inquiéter. C'est pour ça que la qualité des aliments qui contiennent des lipides est importante ! Et c'est aussi pour ça que vous entendez souvent certaines personnes sensées dire que si l'on souhaite faire le choix du bio, les premiers aliments vers lesquels se tourner sont ceux contenant des lipides, comme la viande, les œufs et le poisson. Parce que lorsque les animaux sont nourris plus naturellement, le profil des lipides est meilleur (comme davantage d'oméga-3 et moins d'oméga-6), tout comme l'impact sur notre santé.

En termes de ratio, les lipides saturés devraient composer au maximum un tiers de votre apport total en lipides, le reste de vos lipides étant apporté par les acides gras insaturés, qui se divisent en deux catégories : les acides gras monoinsaturés, et les acides gras polyinsaturés.

LES ACIDES GRAS MONOINSATURÉS

On les appelle aussi oméga-9. On les trouve dans les olives, les avocats, les œufs, et pas mal d'oléagineux comme les noix de cajou, de pécan ou de macadamia. Ils ont globalement un effet positif sur la santé, notamment grâce à leur effet anti-inflammatoire. Néanmoins, la catégorie de lipides ayant les effets les plus clairement positifs sur la santé est celle des acides gras polyinsaturés.

LES ACIDES GRAS POLYINSATURÉS

Connus pour être de « bons lipides », les acides gras polyinsaturés regroupent les fameux oméga-3 et oméga-6. Les principaux oméga-3 sont l'EPA (acide eicosapentaénoïque), la DHA (acide docosahexaénoïque), tous deux presque exclusivement présents dans le poisson (quand je vous dis de manger du poisson, ce n'est pas pour des prunes !), et l'ALA (acide alpha-linolénique), un acide gras essentiel, présent principalement dans les végétaux. En plus de leurs effets centraux sur la plupart des systèmes importants de notre organisme (fonctionnement des systèmes nerveux, cérébral, immunitaire, constitution des membranes cellulaires), ils sont excellents pour la santé à de nombreux égards : ils sont anti-inflammatoires, neuroprotecteurs, diminuent la taille des caillots de sang dans vos vaisseaux et donc le risque d'AVC, et améliorent même le profil de vos lipides sanguins. Pas mal pour du « gras » que tout le monde diabolise ! Ils protègent également vos articulations et améliorent la sensibilité à l'insuline. Autant vous dire qu'en termes de bénéfices pour la santé, à part peut-être les protéines, on fait difficilement mieux ! Les meilleures sources d'oméga-3 sont évidemment les poissons gras (saumon, hareng, sardines, maquereaux, foie de morue).

L'intérêt des oméga-6 est un peu plus contextuel. Ils sont bons pour votre santé s'ils proviennent d'aliments entiers non transformés et s'inscrivent dans un certain ratio, mais deviennent inflammatoires si on les consomme via des aliments transformés et industrialisés. En pratique, les acides gras oméga-6 étant plus facilement disponibles dans notre alimentation (notamment l'acide linoléique, qui est le deuxième acide gras essentiel à notre survie que notre corps est incapable de synthétiser), il est judicieux d'essayer d'optimiser ses apports en oméga-3, sans forcément trop se soucier de son apport en oméga-6, à partir du moment où votre alimentation se compose majoritairement d'aliments entiers non transformés. Si en revanche vous enchaînez les fast-foods, les gâteaux, les pâtisseries et les plats préparés, malheur à votre rapport oméga-3/oméga-6 ! L'idéal serait d'avoir un ratio de 1/1, avec un maximum de ¼ (4 fois plus d'oméga-6 que d'oméga-3). Malheureusement, le « régime occidental moyen » (qui fait peine à voir), peut comporter jusqu'à 30 fois plus d'oméga-6 que d'oméga-3, et créer ainsi un déséquilibre majeur dans les apports en acides gras. Vous avez dit « problème de santé publique » ?

C'EST LA DOSE QUI FAIT LE POISON !

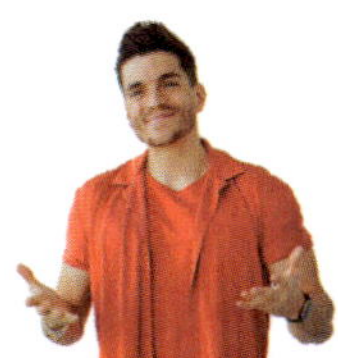

Les acides gras trans n'apportent rien sur le plan nutritionnel. On les retrouve dans les chips, fast-foods, frites, fritures, beignets… Ils sont très mauvais pour la santé. Comme toujours, c'est bien sûr la dose qui fait le poison. Vous pouvez donc très bien manger une portion de frites ou un donut de temps en temps sans mourir subitement d'un infarctus du myocarde, mais ce sont des aliments à ne consommer que de façon occasionnelle si vous avez plaisir à en manger, pas à inclure de façon régulière dans vos apports nutritionnels.

LES ACIDES GRAS TRANS

La dernière catégorie d'acide gras, notoirement mauvaise pour la santé ! La plupart des acides gras trans proviennent de graisses et d'huiles végétales partiellement hydrogénées, puisque ces acides gras découlent directement d'acides gras insaturés ayant été transformés. Pas bons du tout. Ces acides gras démoniaques sont probablement la raison pour laquelle la plupart des gens diabolisent les lipides (et à raison en l'occurrence !), et le principal facteur de détérioration de la qualité des produits de grande consommation de ces 50 dernières années. S'il faut parfois un peu de connaissances ou d'ingéniosité pour identifier les acides gras bons pour la santé, ceux-là ne demandent bizarrement aucun effort particulier : gâteaux, pâtisseries industrielles, viennoiseries, plats préparés, pizzas, donuts (et pourtant Dieu sait à quel point j'aime les donuts !), fritures en tous genres... Autant d'aliments par lesquels vous pourriez parfois vous laisser tenter (les industriels font tout pour), mais qui nuisent fortement à votre santé sur le long terme. Même si vous n'allez évidemment pas mourir d'un AVC en mangeant une frite tous les 6 mois, évitez impérativement de faire de ces aliments une habitude et de les consommer quotidiennement.

Vous l'avez peut-être déjà compris en lisant entre les lignes, la plupart des acides gras ne sont pas essentiels, puisque notre corps est capable de les produire de façon autonome, ce qui en soi relève d'une adaptation incroyable du point de vue de l'évolution. Néanmoins, deux acides gras ne peuvent être synthétisés par notre organisme, et doivent être apportés par notre alimentation. Il s'agit de l'acide linoléique (LA oméga-6) et l'acide alphalinoléique, acides gras essentiels (comme certains acides aminés contenus dans les protéines !). La raison pour laquelle vous entendez souvent qu'il est important de consommer de « bons » lipides, c'est tout simplement parce que la nature des acides gras de votre alimentation a un impact direct sur le fonctionnement de vos cellules, et donc évidemment sur votre santé. Intéressons-nous maintenant à la valeur énergétique des lipides, afin de comprendre si oui ou non, les lipides « font grossir ».

Comme pour toute chose, veillez bien sûr à la qualité de vos œufs ! Au-delà même des appellations marketing souvent fallacieuses, ce qui compte le plus, c'est ce que mangent les poules ! L'alimentation optimale des poules devrait comporter des graines de lin, ou de l'huile de poisson, qui leur permettent de pondre des œufs riches en oméga-3 (surtout en DHA). En magasin, visez les œufs notés « oméga-3 » ou issus du label Bleu-Blanc-Cœur. Mieux les poules sont nourries, plus elles pondent des œufs de qualité ! Donc si vous connaissez une poule qui souhaite optimiser son alimentation et la qualité de ses œufs, achetez-lui ce bouquin !

ALLONS NOUS FAIRE CUIRE UN ŒUF !

Les œufs aussi, c'est la vie ! Un œuf, c'est littéralement l'un des composants essentiels pour amener un petit être vivant à se développer. Et pourtant, les œufs sont un des aliments les plus critiqués du grand public. Le jaune d'œuf est en effet riche en cholestérol, et vous savez ce que les gens qui n'y connaissent rien ont tendance à en penser ! Pourtant, le profil lipidique des œufs est quasiment parfait, puisqu'ils contiennent aussi bien des acides gras saturés que monoinsaturés et polyinsaturés. Malgré les croyances populaires alarmistes véhiculant l'idée que les œufs vont boucher vos artères et vous faire mourir à petit feu, de très nombreuses études ont démontré que le cholestérol des œufs n'avait aucun impact négatif sur le profil de vos lipides sanguins, y compris une meta-analyse de 2018. Et du moment que vous consommez des œufs de qualité, de nombreuses études ont démontré que la quantité d'œufs consommés quotidiennement n'était pas un problème. Pas impressionné par les études ni par les méta-analyses ? Vous avez évidemment tort, mais comme j'aime convaincre même les plus sceptiques, écoutez bien celle-ci : un homme de 88 ans a consommé 25 œufs par jour pendant plusieurs années. Son taux de cholestérol ? Clair comme de l'eau de baptême[1] !

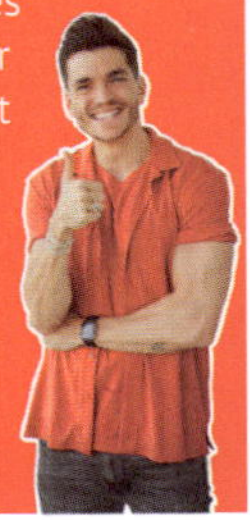

1. Cas étudié et rapporté dans le *New England Journal of Medicine.*

MAIS ALORS QUEL EST LE PROBLÈME ?

Le problème des lipides tient simplement au fait qu'étant le macronutriment le plus dense énergétiquement, c'est aussi celui avec lequel il est le plus facile de dépasser ses besoins caloriques. Puisque les lipides sont plus de deux fois plus caloriques que les deux autres macronutriments, surconsommer de l'énergie alimentaire est par définition plus de deux fois plus simple en mangeant des lipides qu'en consommant des protéines et des glucides.

Vous commencez à saisir pourquoi certaines personnes s'en méfient ? C'est tout simplement parce qu'au lieu de faire preuve de bon sens et de comprendre qu'il est important de consommer chaque macronutriment en fonction de ce qu'il apporte et des besoins de notre organisme, nombreux sont ceux qui ont toujours tendance à faire des simplifications extrêmes et à aller au plus pratique : les lipides sont riches en calories, on consomme tous les jours trop de calories, donc si l'on consomme moins de lipides, ça résoudra probablement le problème. Erreur Jean-Maurice ! Si le raisonnement peut paraître tentant, il n'en reste pas moins une simplification grossière.

Comme vous l'avez compris, votre corps a impérativement besoin de consommer suffisamment des bonnes sources de lipides pour pouvoir fonctionner de façon optimale. En revanche, les acides gras trans issus des graisses végétales hydrogénées particulièrement nocifs sont contenus dans les aliments et préparations extrêmement industrialisés, et sont utilisés la plupart du temps simplement pour ajouter de la saveur ou modifier la texture des plats préparés, mais vous n'auriez jamais l'idée de les utiliser si vous cuisiniez vous-même. C'est le drame de l'ère moderne. Si vous vous contentez de manger comme les géants de l'industrie agroalimentaire vous le suggèrent, c'est-à-dire en consommant simplement les produits les plus répandus et les plus facilement accessibles, comme l'être humain le fait depuis des millénaires (puisque nous recherchons par définition la facilité en tout pour économiser nos efforts), vous allez effectivement vous retrouver très rapidement en mauvaise santé. Pourquoi ? Pour la bonne et simple raison que la quasi-totalité des aliments transformés proposés par les grandes surfaces regorgent d'ingrédients et de lipides de très mauvaise qualité, et contiennent évidemment beaucoup trop de calories par rapport aux besoins d'un individu moyen. Chips, gâteau, plats en sauce, fritures, pâtisseries, beignets : les lipides de mauvaise qualité sont malheureusement partout.

La vérité doit maintenant vous apparaître de façon limpide. Vous pourrez parfaitement (et vous devez !) consommer des lipides tous les jours pour être en bonne santé. À deux conditions :

1. Que vous consommiez une **majorité de lipides de bonne qualité**, dont votre corps a effectivement besoin pour se développer et fonctionner harmonieusement. En favorisant l'apport en oméga-3 par rapport aux oméga-6 plus facilement accessibles, en surveillant vos apports en acides gras saturés (particulièrement présents dans notre bonne vieille gastronomie française), et en évitant autant que possible les acides gras trans et les aliments ultra-transformés.

2. Et que vous évitiez de consommer trop de calories au quotidien, que ce soit par l'intermédiaire d'un excès de lipides tout comme d'un excès d'autres macronutriments, puisque votre corps ne fera aucune différence si vous le nourrissez trop.

Ainsi, vos apports correspondant à vos dépenses énergétiques, vous pourrez traverser la vie sans cumuler, au fil des années, des kilos de tissu adipeux. Le début d'une vie saine quoi ! Alléluia !

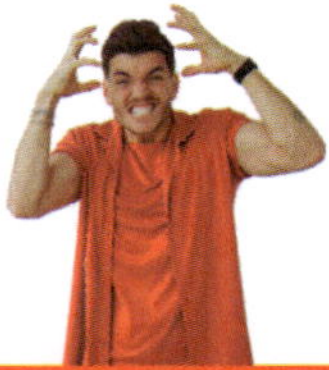

LES PRODUITS 0 %
LE SUPPÔT DE SATAN ?

En réalité, ce n'est pas parce que les produits allégés en matière grasse ou 0 % sont le fruit de la réflexion de l'industrie agroalimentaire qu'il faut forcément s'en détourner sans réfléchir. Pour faire simple, il est intéressant de comprendre que ces produits fournissent une alternative moins riche en calories, et donc souvent plus facile à intégrer dans votre quotidien.

Si vous avez un mode de vie très actif et que vous avez de bonnes habitudes alimentaires, que votre travail est physique et que vous vous dépensez une bonne partie de la journée, il y a fort à parier que vous n'avez pas besoin de consommer des aliments allégés en matière grasse ou 0 %. Vous pouvez probablement vous contenter de manger à votre faim, en vous concentrant sur des produits naturels et de bonne qualité, et en consommant les lipides sains que vous trouvez dans une alimentation équilibrée. Surtout si vous avez eu la chance de recevoir une éducation alimentaire équilibrée en grandissant. Malheureusement, le nombre de personnes cochant l'ensemble de ces critères se réduit comme peau de chagrin. Et pour la plupart, voire la quasi-totalité d'entre nous menant une vie extrêmement sédentaire, consommer certains produits dans des versions moins caloriques est en réalité un avantage vraiment intéressant. Encore une fois, tout est une question d'équilibre. On peut utiliser les versions allégées ou 0 % de certains produits, pour privilégier les versions classiques d'autres produits riches en lipides plus intéressants sur le plan gustatif ou nutritionnel. Consommer par exemple moins de lipides issus des produits laitiers classiques et davantage de lipides issus de poissons gras pourrait constituer une stratégie tout à fait valable pour optimiser la nature de vos apports en lipides sans éclater votre total calorique quotidien. Comme toujours, il est bon de faire preuve de discernement et d'éviter les idées reçues comme les déclarations catégoriques. Vous n'avez pas besoin d'éviter les produits allégés ou 0 % au seul prétexte qu'ils émanent de l'industrie agroalimentaire. Vous avez simplement besoin de :

- faire preuve de bon sens ;
- consommer une alimentation majoritairement composée de produits naturels et non transformés ;
- mettre en place une stratégie alimentaire adaptée à la réalité de vos propres besoins.

FAIRE LA PAIX
AVEC LE « GRAS »

Le gras n'est pas votre ennemi. Ni celui de votre alimentation, ni celui de votre corps. Les acides gras trans issus des matières grasses végétales hydrogénées de façon industrielle sont un véritable poison à éviter, simplement parce qu'ils ne vous apportent rien et détruisent les membranes de vos cellules à petit feu. Mais les acides gras de très bonne qualité contenus dans les viandes non transformées, les poissons et certains végétaux sont en revanche la base incontournable d'une alimentation équilibrée et d'une bonne santé sur le long terme. Faites preuve de bon sens, consommez de bons acides gras, et arrêtez d'écouter votre tante Jeanine qui raconte que le gras, ça fait grossir !

Si la qualité de vos lipides alimentaires est éminemment importante, la quantité l'est également ! Souvenez-vous que les lipides constituent le macronutriment le plus riche en calories (9 Cal/g). La plupart des organismes de santé conseillent judicieusement (pour une fois !) de consommer entre 20 et 35 % de votre apport calorique total sous forme de lipides. Envisagez 20 % comme le minimum en termes de santé. Si vous vous entraînez en musculation et voulez maximiser votre croissance musculaire, vous pouvez viser la fourchette haute. Et au sein de ces lipides, nous conseillons notamment aux élèves de notre formation Bayesian de consommer 700 grammes de poissons gras par semaine pour obtenir leur apport optimal en oméga-3.

COMBIEN DE CALORIES POUR UNE BONNE SANTÉ ?

Un homme consommant 2 500 Cal par jour devrait consommer quotidiennement entre 500 et 900 Cal de lipides, donc entre 55 et 100 g de lipides par jour.
Le cas des femmes présente une particularité intéressante. Leur métabolisme épargnant davantage les protéines et le glycogène que celui des hommes, elles recourent de façon privilégiée aux lipides pour la production d'énergie (et c'est aussi pour ça qu'elles ont toujours un pourcentage de masse grasse plus important que les hommes pour un poids de corps identique). Les lipides ont ainsi des effets positifs encore plus notables sur la santé cardiovasculaire et hormonale des femmes que sur celle des hommes. Pour vous, mesdames, viser la fourchette haute de ces recommandations est la meilleure façon d'optimiser votre composition corporelle et votre santé hormonale sur le long terme. Donc, une femme consommant 2 000 Cal par jour et souhaitant optimiser sa santé et sa masse musculaire devrait consommer quotidiennement au minimum 700 Cal de lipides, soit environ 75 g de lipides par jour.

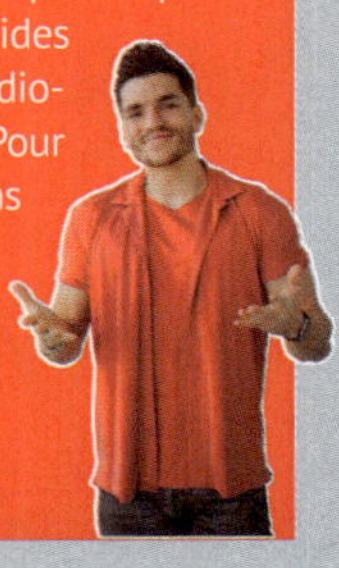

	EXEMPLES DE MENUS POUR UNE FEMME CONSOMMANT 2 000 CAL PAR JOUR	EXEMPLES DE MENUS POUR UN HOMME CONSOMMANT 2 000 CAL PAR JOUR
Petit déjeuner	250 g de skyr 200 g de fraises 20 g de noix du Brésil	2 œufs 250 g de skyr 300 g de myrtilles 300 g de concombres 30 g de mayonnaise
TOTAL REPAS 1	340 Cal 30 g de protéines 14 g de lipides 26 g de glucides	560 Cal 42 g de protéines 21 g de lipides 47 g de glucides
Déjeuner	200 g de saumon 200 g de courge butternut 30 g de pain aux noix 5 g d'huile d'olive 250 g de myrtilles	300 g de salade iceberg 150 g de blanc de poulet 120 g de fromage blanc 0 % 15 ml de sauce soja 30 g d'oignons caramélisés 1 banane 1 esquimau chocolat caramel
TOTAL REPAS 2	770 Cal 48 g de protéines 34 g de lipides 66 g de glucides	675 Cal 50 g de protéines 19 g de lipides 75 g de glucides
Dîner	2 œufs 1 tranche de gruyère light 10 g d'huile d'olive 200 g de pommes de terre cuites 200 g de concombres 15 ml de sauce soja	200 g de saumon 5 g d'huile d'olive 500 g de patates douces cuites ½ avocat 15 ml de sauce soja 100 g de dates
TOTAL REPAS 3	880 Cal 30 g de protéines 30 g de lipides 120 g de glucides	1 250 Cal 53 g de protéines 50 g de lipides 153 g de glucides
TOTAL DE LA JOURNÉE	1 980 Cal 108 g de protéines 78 g de lipides 212 g de glucides	2 500 Cal 146 g de protéines 90 g de lipides 276 g de glucides

« J'BOIS MON SHAKER JUSTE APRÈS MA SÉANCE POUR FAIRE DU MUSCLE ! »

LA VÉRITÉ SUR LA FENÊTRE ANABOLIQUE

Maintenant que vous avez compris que les protéines en poudre n'étaient pas le fruit de l'imagination de Satan lui-même, et que vous pouvez en consommer sans danger, il est temps de s'attaquer à un nouveau mythe, celui du biberon de protéines en poudre à consommer **immédiatement** après votre séance de musculation, sans quoi vos efforts pour développer vos muscles seraient réduits à néant. Dans ce chapitre comme dans tous les autres, apprenons encore une fois à manier l'art subtil de la nuance !

Vous avez sûrement déjà croisé une personne à la salle avec son shaker post-entraînement, qui effectue tranquillement l'intégralité de sa séance et qui, à peine sa dernière série de biceps terminée (évidemment dans le rack à squat), se rue dans les vestiaires, ouvre son sac, et avale son shaker de protéines cul sec comme un assoiffé qui vient de traverser le Sahara !

Cet empressement est-il justifié ? Faut-il oui ou non se précipiter après sa séance de musculation pour consommer des protéines sous peine d'avoir fourni tous ces efforts en vain ?

Avant de nous intéresser à tout ça, et de juger si oui ou non cette personne est à côté de ses pompes, penchons-nous si vous le voulez bien sur les apports de la science concernant la génétique, et plus particulièrement votre potentiel musculaire.

POTENTIEL MUSCULAIRE

GÉNÉTIQUE, TAS DE BRIQUES ET EMPIRE STATE BUILDING

Si l'on remet un peu les choses dans leur contexte, du point de vue de l'évolution, la croissance musculaire n'est pas toujours souhaitable, car c'est un processus énergétique intense, et coûteux. En effet, quand la nourriture se fait rare et que les calories viennent à manquer, il est plus important de ne pas mourir de faim que de se balader partout en étant énorme et sec.

Le corps construit donc de nouveaux muscles uniquement quand il reçoit de quoi le faire via votre alimentation, c'est-à-dire des protéines, les blocs de constitution de toutes les cellules de votre corps (et donc de vos muscles). Quand des acides aminés (les petits composants organiques élémentaires qui constituent les protéines, rappelez-vous) arrivent dans le sang après un repas (phénomène que les experts appellent l'hyperaminoacidémie postprandiale), le corps perçoit ce phénomène comme un message, et augmente le potentiel de construction de nouvelles protéines de votre propre corps. Et c'est logique quand on y pense ! Le corps réagit ni plus ni moins comme un maçon méticuleux : « Ah, on vient de me livrer de nouvelles briques ! Je vais pouvoir continuer à construire ma maison. » En sciences de l'entraînement, on dit que la **capacité de synthèse protéique** augmente. Néanmoins, et c'est là que je veux en venir avec mes histoires de briques, cette synthèse protéique ne peut augmenter que jusqu'à un certain point. Ce point est fixé par la limite supérieure de développement de la masse musculaire, elle-même dictée par votre environnement et votre code génétique. Un peu comme avec notre maçon encore une fois : si le plan de construction lui dicte de bâtir une maison de deux étages, il ne va pas continuer à empiler les briques pour concurrencer l'Empire State Building ! La maison, c'est votre corps. Et sa limite de développement est fixée par le plan de construction initial : votre code génétique.

Mais comme la nature est logique, les maisons ne se construisent jamais toutes seules. Même avec un tas de briques de bonne qualité, il faut un maçon motivé pour que la maison prenne forme. Quel besoin y a-t-il de construire une maison si le climat est doux et que la vie est belle ? Aucun ! Autant aller à la plage ! En revanche, si les temps sont durs, mieux vaut bâtir une maison solide pour se mettre à l'abri de tout ce qui peut arriver.

Eh bien c'est exactement pareil pour votre corps ! Votre organisme a besoin d'une raison valable pour construire des muscles supplémentaires, parce que ce processus est coûteux en énergie, et qu'il prend du temps. Cette raison valable, c'est le **stimulus** fourni par la tension mécanique que subissent vos muscles lors de votre entraînement en musculation. C'est le but même de l'entraînement en musculation : pousser votre corps à s'adapter, à devenir plus fort pour encaisser les prochains challenges, et donc à construire plus de muscle.

C'est pourquoi vous ne pouvez pas devenir énorme simplement en consommant une tonne de protéines : votre corps a besoin d'une bonne raison pour construire du muscle. Sans cette bonne raison, les briques resteront en tas dans le jardin. On dit à ce propos que l'apport en protéines est simplement permissif de la croissance musculaire : il est nécessaire (pas de briques, pas de maison), mais pas suffisant. Sinon, il suffirait de se gaver de protéines en permanence, et on serait tous des statues grecques de 100 kg de muscles : ce serait trop beau ! Mais personne ne construit une maison digne de ce nom en laissant simplement ses briques entassées au fond du jardin. Pour prendre du muscle, il faut certes consommer suffisamment de protéines, mais il faut aussi bien sûr s'entraîner suffisamment dur et intelligemment.

La triste réalité de la génétique, c'est aussi que plus vous progressez en musculation (et plus vous gagnez en masse musculaire), moins vous construisez de nouveau muscle, parce que vous vous rapprochez de votre potentiel génétique musculaire. Et c'est logique : plus la maison avance, et moins il reste à construire. On construit beaucoup au début, parce qu'il faut bâtir les fondations et qu'il y a tout à faire (et c'est pour ça que les débutants font toujours les progrès les plus rapides et les plus remarquables). Mais plus la maison devient solide et plus on se rapproche du plan de construction idéal, et plus les travaux ressemblent à des finitions.

C'est pour ça que quand on est « naturel », c'est-à-dire qu'on s'entraîne sans prendre d'hormones destinées à augmenter la croissance musculaire au-delà de la limite fixée par le potentiel génétique, comme les stéroïdes androgènes anabolisants, on ne continue pas à bâtir de la masse musculaire indéfiniment, en progressant toute sa vie autant que quand on était débutant. Parce que le corps obéit au plan de construction de départ qui se trouve dans vos chromosomes, et qu'il n'a aucune raison logique de construire 6 cheminées et 8 salles de bains simplement parce que vous trouvez ça chouette !

LA FENÊTRE ANABOLIQUE,

OU HISTOIRE DE MAÇONNERIE ?

Maintenant que je vous ai raconté cette belle histoire de maçonnerie et que vous avez tout compris (la vie est un sacré chantier, finalement !) il est temps de vous expliquer ce qu'est la **fenêtre anabolique**. La fenêtre anabolique définit la période qui survient juste après vos séances d'entraînement, pendant laquelle votre corps perçoit le besoin de devenir plus fort pour mieux résister aux efforts que vous lui demandez. Pour reprendre la métaphore de notre maçon dans son jardin (parce que je sais que vous l'aimez bien), c'est un peu comme si notre maçon essuyait une grosse tempête : s'il voit un tas de nouvelles briques arriver et qu'il est prudent, il va immédiatement se mettre à renforcer ses murs, sa charpente et sa toiture, pour être fin prêt quand une prochaine tempête arrivera. La tempête, c'est votre séance de musculation, pendant laquelle le vent souffle sur la maison (votre corps et ses muscles) et la met à mal. Cette période un peu spéciale juste après la tempête, c'est votre fenêtre anabolique : après l'entraînement, vos muscles deviennent plus sensibles aux acides aminés contenus dans les protéines, parce qu'ils ont besoin d'eux pour se reconstruire. C'est la **tension mécanique** exercée par les poids sur vos muscles qui va créer pour votre corps le message du besoin d'adaptation : vos muscles doivent devenir plus gros et plus forts s'ils veulent pouvoir faire face à un effort du même type à l'avenir (une nouvelle tempête). Et grâce à cette incitation de l'environnement (personne ne s'embête à construire des maisons solides s'il n'y a jamais de tempête à l'horizon, n'est-ce pas ?), notre maçon va vite augmenter sa vitesse de construction pour ne pas se faire surprendre par le prochain déluge : vos muscles reçoivent donc le message de mettre toutes les protéines disponibles à profit et d'augmenter le taux de construction de nouvelles cellules musculaires. « Les gars, on en a bavé, donc si on ne veut pas que le toit s'envole au prochain coup de tonnerre, il faut qu'on consolide tout ça ! ».

La réalité de la fenêtre anabolique, c'est qu'elle ne dure pas qu'une demi-heure : sa durée varie énormément, et ce surtout en fonction du niveau d'entraînement du sportif en question. Plus vous êtes débutant, et plus vous êtes loin de votre potentiel génétique maximum, plus vous avez la capacité de construire du nouveau muscle après chaque séance (les fondations de votre maison), donc plus la fenêtre anabolique sera longue. Les recherches nous montrent ainsi que la fenêtre anabolique peut durer plus de 72 heures, et ce même après une simple séance de cardio chez les débutants. C'est aussi pour ça qu'on dit que les débutants peuvent progresser avec presque n'importe quel type d'entraînement, même le moins optimal. Leurs muscles sont tellement peu habitués à fournir des efforts intenses que la moindre séance de musculation, même avec un faible volume de travail (peu d'exercices, peu de séries, peu de poids) peut déclencher une fenêtre d'opportunité importante, et donc une potentielle croissance musculaire significative. Et c'est logique, puisque leurs muscles ne sont même pas encore capables de produire un effort modéré, sans même parler d'un effort intense, puisqu'ils ne l'ont jamais fait. Leur corps doit donc s'adapter rapidement s'il veut pouvoir faire face au nouveau stimulus que représente l'entraînement, et donc ouvrir une fenêtre anabolique importante.

MAIS À MESURE QUE LA MAISON SE CONSTRUIT…

À mesure que vous progressez, que se passe-t-il ? Vous devenez plus résistant aux dommages musculaires et à la fatigue neuromusculaire (la maison est plus solide, donc les tempêtes font moins de dégâts), et surtout vous avez moins besoin de construire de nouveaux muscles, puisque vous vous rapprochez sans cesse de la limite maximale imposée par votre propre potentiel génétique (la maison commence à ressembler de plus en plus au plan idéal). C'est aussi la raison pour laquelle il est beaucoup plus dur de continuer à faire du muscle à un niveau très avancé, parce que le corps a besoin d'une incitation bien plus forte et d'un stimulus bien plus spécifique pour continuer à construire des cellules musculaires supplémentaires (il faut une sacrée tempête pour ébranler une maison solide, pas juste une petite bise). Passé le niveau débutant, il n'est plus possible de stimuler de la croissance musculaire avec n'importe quoi (clairement, un simple entraînement de cardio ne suffit plus à prendre du muscle au bout de seulement quelques semaines d'entraînement), tout simplement parce que le corps s'aguerrit et est maintenant capable de résister à des niveaux d'efforts beaucoup plus importants. Les fondations sont en place, le gros œuvre est fini, la maison est solide, il ne vous reste éventuellement plus qu'à travailler sur les finitions. Votre fenêtre anabolique est donc beaucoup plus réduite, parce que votre corps sait qu'il ne lui reste plus autant de muscle à construire pour arriver au résultat final (le fameux plan de construction, dicté par votre génétique). En conséquence, même si la fenêtre anabolique peut effectivement durer plusieurs jours chez des débutants et des individus encore peu entraînés, de nombreuses recherches montrent que sa durée effective se réduit à quelques heures, la majeure partie de l'augmentation de la synthèse protéique ayant lieu dans les 10 heures après l'entraînement. Et la logique va malheureusement encore plus loin que ça. Si les débutants peuvent donc faire du muscle pendant plusieurs jours après une seule séance de musculation, les pratiquants avancés ne peuvent tirer profit que de ce seul moment après leur séance d'entraînement, moment où la synthèse protéique reste élevée pendant quelques heures seulement. Passé ce délai, leur capacité à construire du nouveau muscle revient aux valeurs de départ, et il faudra attendre une prochaine séance d'entraînement pour bénéficier à nouveau d'une nouvelle fenêtre d'opportunité et bâtir plus de tissu musculaire que d'habitude, c'est-à-dire quand le corps a simplement à cœur d'entretenir les tissus, et pas de les développer.

La fenêtre anabolique n'est donc pas une fenêtre délimitée de façon stricte, qui vous permettrait de construire de nouveaux muscles 30 minutes après votre séance, et plus du tout ensuite. La fenêtre d'opportunité qu'elle représente est un continuum, qui évolue avec votre niveau de pratique, et se raccourcit à mesure que vous gagnez en niveau d'entraînement et en masse musculaire.

LA *WHEY PROTEIN*, OU PROTÉINE DE LACTOSÉRUM COMPLÉMENT ALIMENTAIRE OU PRODUIT DOPANT ?

La protéine de *whey* ou lactosérum, également appelé aussi petit-lait est un liquide jaune verdâtre, composé d'environ 94 % d'eau, de sucre, de protéines et de très peu de matières grasses. Longtemps considéré comme un sous-produit encombrant, parce qu'il était jusque-là impossible d'en faire quoi que ce soit d'un minimum attrayant et consommable, le lactosérum est d'abord utilisé pour alimenter le bétail, ou tout simplement rejeté dans les cours d'eau (entraînant d'ailleurs une pollution massive due à la décomposition et à la fermentation des protéines contenues dans ce précieux breuvage). Le tournant décisif dans l'histoire du lactosérum survient lorsque les progrès de l'industrialisation permettent de mettre au point des techniques pour exploiter les propriétés nutritionnelles remarquables de cet aliment, qui n'a plus rien d'un déchet dès lors qu'on sait comment en tirer le meilleur : des protéines de haute qualité biologique, qui ne sentent plus le jus de chaussette, et dotées d'un taux de masse grasse très bas, et donc d'une teneur en calories relativement dérisoire. Il n'en fallait pas plus au monde de la musculation pour s'emparer de ce déchet hissé au rang de potion magique par les progrès de l'industrie agroalimentaire, et considéré maintenant comme la vache à lait de l'industrie des compléments alimentaires : l'utilisation de protéines de lactosérum, et sa vente sous forme de poudres de protéines prêtes à l'emploi, explose aux États-Unis, en Europe et dans le monde entier.

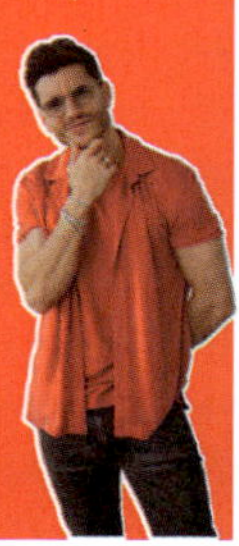

EN PRATIQUE, ON FAIT QUOI ALORS ?

ON SE JETTE SUR LES PROTS OU PAS ?!

SI JE DÉBUTE...

Étant donné que la fenêtre anabolique dure plusieurs jours après un entraînement de musculation, il n'est pas nécessaire de mettre en place un timing précis des protéines. Vous pouvez tranquillement rentrer chez vous et consommer des protéines au cours de votre prochain repas, sans rien changer de drastique à l'organisation de vos journées. Rien ne vous pousse (excepté la faim) à vous jeter sur les protéines comme la misère sur le pauvre monde juste après votre séance. Vous pouvez prendre votre temps.

SI JE SUIS INITÉ...

Si vous vous entraînez sérieusement depuis plusieurs années, il vous **faut** consommer une quantité importante de protéines après votre séance, car comme vous l'avez compris, c'est le seul moment où vous allez pouvoir construire de nouveaux muscles. Les protéines peuvent être alors une solution très utile, si vous êtes par exemple en voyage, en déplacement, ou que vous allez directement au travail après votre séance et que vous n'avez pas envie de vous promener avec des boîtes de thon albacore ou un poulet basquaise sous le bras, ce qui est compréhensible. Dans ce genre de circonstances, une dose de protéines en poudre qu'on emporte dans le fond d'un shaker auquel il suffira de rajouter un peu d'eau peut être la meilleure solution pour optimiser votre apport en protéines et votre croissance musculaire si vous avez des journées bien remplies. Mais si vous pouvez consommer un repas contenant la même quantité de protéines dans les 2 ou 3 heures après la fin de votre séance, le shaker n'est pas une obligation.

Au fur et à mesure que vous allez progresser en musculation et gagner en masse musculaire en revanche, votre fenêtre anabolique se raccourcissant, vous aurez tout intérêt à rapprocher progressivement votre repas postentraînement de la fin de votre séance. Au bout de quelques mois d'entraînement sérieux, la fenêtre anabolique passe de 72 h pour un débutant à seulement 24 h. Chez les pratiquants avancés, on l'a vu, le pic de la fenêtre anabolique se produit dans les 10 premières heures après l'entraînement.

« À FORCE DE FAIRE DES RÉGIMES, J'AI BOUSILLÉ MON MÉTABOLISME ! »

LA FAUSSE IDÉE DU MÉTABOLISME BLOQUÉ

Vous avez tout essayé, mais plus rien ne marche. Les techniques faciles du début ne fonctionnent même plus. Vous vous sentez démuni, découragé, et vous noyez votre détresse sous les tablettes de chocolat et les pots de crème glacée aux pots décorés de vaches dessinées. Je sais. C'est affreux.

Vous voulez vous sortir de ce trou sans fond dans lequel vous êtes tombé malgré vous en voulant paradoxalement vous reprendre en main et faire les choses bien ? Alors écoutez très attentivement ce que je vais vous dire : **votre métabolisme n'est pas bloqué**.

Rien dans votre corps n'est bloqué, rien n'est définitif, rien n'est immuable. « Bloqué », ça n'existe pas. L'immobilisme, ça ne marche que pour les gens qui ont définitivement baissé les bras, lâché la rampe et décidé de tirer un trait sur leur avenir et tous leurs espoirs. Ou les morts. Êtes-vous mort ? Non ! Donc rien n'est bloqué pour vous ! « Allô SOS détresse métabolisme, j'écoute ! ». Vous avez demandé de la science et des solutions concrètes ? Ne quittez pas…

LES RÉGIMES LOW CARB

Quand à peine 200 ans auparavant les peuples mourraient encore de famine, le monde a désormais besoin d'un nouveau bouc émissaire sur qui taper pour endiguer l'épidémie et rétablir tant bien que mal la santé des populations. Les glucides vont alors devenir l'ennemi public numéro 1 à la fin des années 1990, avec l'avènement des régimes poussés par des marketeurs de génie comme les créateurs Dukan et Atkins (méfiez-vous des régimes ayant un nom et une étiquette, mais on y reviendra). On mangerait trop et trop mal ? Plutôt que d'éduquer sur les principes élémentaires de la nutrition, il est en effet beaucoup plus facile (simpliste vous dites ?) de dire d'arrêter de consommer la nourriture de tous les jours (les glucides), et de condamner les moments les plus importants de la consommation quotidienne (le soir en rentrant du travail, et de préférence devant la télé en étant bien inactif). Et paf ! Vous avez la formule magique pour créer une parfaite fausse croyance qui durera des années et s'autoalimentera sans efforts en se nourrissant des angoisses de chacun et de l'absence de connaissances nutritionnelle de tous.

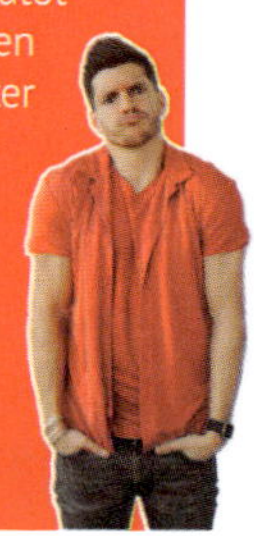

LE MÉTABOLISME,
C'EST QUOI ?

Le « métabolisme bloqué » est la solution de facilité. Le truc apparemment tellement évident et logique que tout le monde est prêt à le croire sans discuter, sans preuve scientifique valable ni aucune rationalité d'aucune sorte. Mais depuis quand les gens sont-ils devenus aussi crédules et acceptent-ils qu'on les dupe avec des imbécilités aussi incroyables ? Pour comprendre pourquoi votre métabolisme n'est pas bloqué, et ce qu'il se passe vraiment, on va revenir à la base. Votre métabolisme déjà, c'est quoi ? Parce qu'encore une fois, si on avait pris la peine de définir en amont les termes du sujet, il y a peu de chances que les gens se soient laissé embarquer dans des explications aussi fantasques.

Le **métabolisme** (qui est la base de la biologie), regroupe l'ensemble des transformations chimiques qui se produisent à l'intérieur de votre organisme. Il se divise en deux phases, dont vous avez probablement déjà entendu parler :

- Le catabolisme, qui regroupe toutes les réactions chimiques visant à dégrader des molécules de grande taille (macromolécules) en molécules de plus petite taille afin de libérer de l'énergie disponible, que le corps va pouvoir utiliser pour fonctionner.
- L'anabolisme, le processus inverse, qui regroupe toutes les réactions chimiques qui vont amener à la synthèse de ces macromolécules, et notamment à la création des nouvelles cellules de votre corps, et qui nécessitent donc un apport d'énergie.

Ça c'est votre métabolisme, le fonctionnement de votre corps, votre machine. Évidemment, comprendre demande de se concentrer un tout petit plus qu'aller simplement voir le régime à la mode que Kim Kardashian a utilisé pour rentrer dans sa dernière robe.

Le métabolisme d'un être vivant est donc l'ensemble des réactions chimiques qui lui permettent de se maintenir en vie, de dégrader des molécules pour créer de l'énergie, et d'utiliser l'énergie, notamment issue de la nourriture, pour recréer des molécules et des composants importants, renouveler ses cellules, etc. Et oui, j'ai parfaitement conscience que si je me contente de vous donner la définition du catabolisme et de l'anabolisme, et que je vous lâche comme ça dans la nature en vous disant « eh ben voilà, c'était cool, maintenant débrouillez-vous tous seuls ! », il y a de fortes chances pour que mes explications ne vous servent à rien ! Donc pas de panique, si vous vous sentez un peu perdu, c'est normal.

Pour simplifier la compréhension de tout ce micmac, les scientifiques ont mis au point un modèle permettant d'expliquer plus simplement la base du fonctionnement du vivant, modèle dit métabolisme

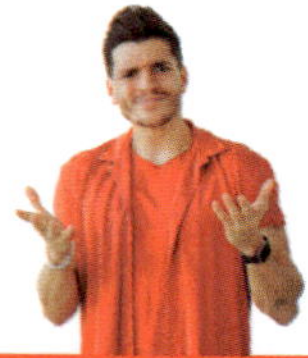

LES FAUX PRODUITS DU FITNESS

Le monde du fitness, de la nutrition et des régimes est particulièrement riche de ces créations inutiles où certains « génies du marketing » n'inventent que dans le but de vendre des produits lucratifs, comme :

- le nouveau régime ultra restrictif à la mode durant lequel vous ne pouvez plus rien manger de normal pendant les « 3 mois d'amorçage », à part les barres chocolatées portant le nom du régime écrit en gros dessus ;
- la nouvelle marque de « substituts de repas », qui vous propose de remplacer un de vos repas solide par une boisson en poudre ignoble et scandaleuse sur le plan nutritionnel, et coûtant 10 centimes à produire et 10 € à acheter ;
- le régime phénoménal grâce auquel les stars obtenaient leur corps de rêve dans les années 1990, consistant à ne plus consommer aucune protéine ni aucun lipide dans les 3 premières semaines et à voir comment vous vous sentez.

Mais ce sera génial ! Vous aurez enfin perdu les 7 kilos dont vous n'arriviez plus à vous débarrasser depuis le lycée, et vous pourrez avoir l'illusion que vous avez repris votre hygiène de vie en main, pendant quelques semaines, jusqu'à ce que vous repreniez évidemment vos habitudes normales, et l'intégralité du poids que vous avez perdu, en plus d'un petit bonus. Eh oui, sinon l'industrie des régimes ne durerait pas longtemps. Elle a besoin de votre crédulité, de vos espoirs et de vos échecs, répétés et tellement prévisibles.

de base, ou métabolisme basal, bien plus utile en pratique. Le métabolisme de base (ou basal) est l'ensemble des besoins énergétiques incontournables de votre organisme, c'est-à-dire la quantité minimale de dépense d'énergie quotidienne qui permet à votre organisme de survivre, même quand vous ne faites rien. Comme l'électricité que votre appartement consomme même quand vous n'êtes pas chez vous, simplement pour faire tourner le frigo, le congélateur, l'horloge du four, etc. Au repos, votre corps consomme quand même évidemment de l'énergie pour faire fonctionner la machine : le cœur, le cerveau (si, si, je vous assure, ça aussi c'est censé fonctionner en permanence !), la respiration, le maintien de votre température corporelle, etc. Autant de fonctions qui consomment de l'énergie devant être apportée par votre alimentation. Et devinez quoi, votre métabolisme de base, c'est-à-dire la quantité d'énergie dépensée par votre corps au repos en une journée, dépend évidemment de vos paramètres physiques, et varie donc d'un individu à l'autre. Même si on peut lire dans beaucoup de manuels et d'ouvrages un peu datés que le métabolisme de base dépend de tout un tas de paramètres tels que la taille, le poids, l'âge et le sexe, ces différentes variables ne sont pertinentes que parce qu'elles influencent la seule et unique donnée qui régit *vraiment* le métabolisme de base : la masse maigre. C'est-à-dire, si vous avez été attentif au chapitre sur la recomposition corporelle dans la première partie du livre, l'ensemble des cellules actives de vos organes et de vos muscles. **Pour faire simple : plus vous avez de masse maigre, plus votre métabolisme de base est élevé**. Sommairement, plus les tissus actifs de votre corps occupent une place importante, plus votre organisme consomme d'énergie au repos. Normal me direz-vous ! Il faut plus d'électricité pour faire tourner une villa de 300 m^2 avec garage et piscine qu'une chambre de bonne de 12 m^2 sous les toits, même non occupée. Et vous avez raison. La science du métabolisme est finalement simple, et parfaitement logique. Pour les plus curieux d'entre vous, la formule de Cunningham aide à calculer le métabolisme de base d'une personne, quel que soit son sexe, et de façon extrêmement simple.

Et là, nous avons la quantité réaliste d'énergie dépensée au repos en une journée par le corps d'une personne de 70 kg et 20 % de masse grasse. À ce titre, la masse grasse a très peu d'incidence sur votre métabolisme de base. Vous comprenez donc aisément que plus vous avez de masse maigre, plus votre métabolisme de base est élevé. Or, puisque pour une personne donnée, la masse des organes, qui est l'un des constituants de la masse maigre souvenez-vous, varie assez peu dans le temps une fois atteint l'âge adulte, la variable qui fait le plus varier votre taux métabolique de base est évidemment la masse musculaire. Et c'est pour ça que les bouquins qui commencent à dater un peu ont toujours tendance à dire que le métabolisme de base dépend de la taille, du poids, de l'âge et du sexe des individus. Parce que toutes ces variables sont souvent en corrélation avec la masse musculaire, et que statistiquement, un homme aura souvent plus de masse maigre qu'une femme, et qu'un homme d'1,90 m aura souvent plus de masse maigre qu'un homme d'1,50 m, et qu'une femme de 25 ans aura souvent plus de masse maigre qu'une femme de 75. Mais ces variables, potentiellement utiles pour la compréhension du métabolisme, s'effacent toutes derrière la **masse maigre**. Parce qu'encore une fois, il ne s'agit là que de corrélation. Pas de causalités. Si vous avez la même quantité de masse maigre chez deux individus, peu importe que vous ayez en face de vous un homme et une femme, un grand vieux mince ou un petit jeune trapu. Si la masse maigre est la même, ils auront le même métabolisme de base.

Trois autres variables viennent enfin s'ajouter au métabolisme de base pour constituer le métabolisme humain dans son ensemble :

• L'activité physique, qui vient elle-même évidemment ajouter une dépense énergétique supplémentaire. Si vous faites du sport, vous dépensez plus d'énergie que si vous restez couché dans votre lit.

LE SENS DE LA FORMULE

Cette formule est également connue sous le nom de formule de Katch-McArdle, puisque ce sont William McAdle et Frank et Victor Katch qui ont popularisé son utilisation. Rendons donc à Caesar sa salade et ses croûtons.
Métabolisme de base = 370 + 21.6 x Masse Maigre
(Où le métabolisme de base est exprimé en Cal, et la masse maigre en kg)
Mettons que vous soyez un athlète de 100 kg à 10 % de masse grasse. Vous avez donc 90 kg de masse maigre. Votre métabolisme de base est donc de 370 + 21.6 x 90 = 2 314 Cal.

Ça c'était l'exemple simple et schématique pour les traumatisés des maths (les trop mathisés ?), mais malheureusement, on croise assez rarement des gens pesant 100 kg à 10 % de masse grasse dans la vie de tous les jours. Ça arrive, mais c'est tout de même rare ! Si on prend l'exemple plus réaliste d'une personne relativement sédentaire de 70 kg à 20 % de masse grasse, on a :

Métabolisme de base = 370 + 21.6 x 70-(70x20%)

Métabolisme de base = 370 + 21.6 x 56

Métabolisme de base = 1 579 Cal

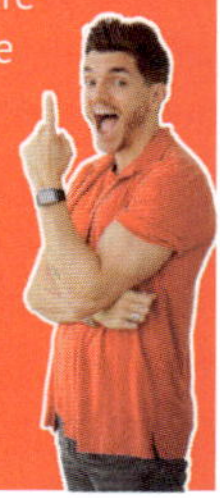

• L'activité physique involontaire, appelée NEAT dans les recherches, pour *Non-Exercice Activity Thermogenesis*, ou thermogénèse non liée à l'exercice). Le NEAT regroupe l'ensemble des mouvements involontaires que vous faites spontanément dans la journée pour assurer votre survie et traverser vos journées : cligner des yeux, bouger sur votre chaise, parler à quelqu'un, utiliser vos mains quand vous parlez (surtout si vous êtes italien !), manger, et par extension et de façon plus globale vous laver, étendre votre linge, conduire, marcher, etc. Plus grossièrement, l'ensemble des mouvements que vous ne faites pas « pour faire du sport » ou pour occasionner de la dépense énergétique, mais que vous êtes quand même obligé de faire au quotidien. Et devinez quoi : plus on a un mode de vie actif ou un travail physique, plus le NEAT est important. Et plus on est sédentaire…

• L'effet thermique des aliments, ou TEF dans les recherches (pour *Thermic Effect of Food*). En effet, votre corps utilise de l'énergie pour absorber et assimiler les aliments que vous consommez. Plus ces aliments sont naturels, riches en protéines et en fibres, plus vos repas sont mixtes (incluant protéines, glucides et lipides) et moins vous avez de gras, et plus votre corps utilise d'énergie pour assimiler les nutriments de votre alimentation.

Mis bout à bout, ces différents paramètres constituent l'ensemble de votre métabolisme, c'est-à-dire comment votre corps dépense son énergie au quotidien.

Mais dans ce cas, si le métabolisme est une chose si simple, comment diable peut-il se « bloquer » ? Même avec tous les mauvais régimes miracles, comment votre métabolisme pourrait-il se crasher et faire que la machine ne fonctionne plus ? Merci de poser la question ! Et c'est ce que nous allons voir maintenant.

QU'EST-CE QUI SE PASSE ALORS ?

Votre métabolisme n'est pas ruiné. En revanche, il est grand temps de regarder la réalité en face : votre santé est entre vos mains, et celles de personne d'autre, il en est de votre responsabilité de faire ce qu'il faut pour redresser la barre et mettre le cap sur une meilleure hygiène de vie et un corps en pleine forme. Sans vouloir vous culpabiliser. Mais maintenant que les choses sont dites, vous allez pouvoir aller de l'avant. Ça ne fait pas forcément plaisir à entendre, mais il fallait que quelqu'un vous mette les points sur les i ! Et autant que ce soit quelqu'un de bienveillant qui va maintenant vous donner les solutions pour vous sortir du pétrin dans lequel vous vous êtes fourrés.

Quand vous avez l'impression d'avoir « bloqué » votre métabolisme, c'est notamment parce que se sont accumulées les conséquences d'une stratégie alimentaire totalement bancale mise en place évidemment un peu malgré vous. On peut résumer les choses comme suit :

- Quand vous essayez de perdre du poids (surtout si c'est n'importe comment), que vous mettez en place un déficit calorique trop agressif (en mangeant trois pommes par jour par exemple), que vous ne consommez pas assez de protéines et que vous n'entretenez pas votre masse musculaire, devinez ce qu'il se passe ? Vous perdez du muscle, et votre masse maigre diminue. Donc votre métabolisme de base diminue. Ce qui fait que si au fil de vos régimes yoyo, vous avez 10 kg de masse maigre de moins qu'au début, votre métabolisme de base étant désormais bien inférieur, votre corps n'a plus besoin d'autant de calories qu'initialement pour pouvoir fonctionner. Et donc si vous revenez à vos anciennes habitudes alimentaires après votre « régime », et que vous remangez autant qu'avant, puisque votre corps a maintenant des dépenses moindres, vous allez forcément reprendre du gras. Sachez que la perte de muscle au cours d'un régime semble fortement dicter la relation entre diminution de la dépense énergétique et regain de poids ultérieur dans les études.
- Lorsque vous diminuez votre apport calorique, vous consommez par définition moins d'énergie alimentaire qu'avant. Or nous l'avons vu, une part de votre métabolisme total provient de l'énergie que votre corps dépense pour assimiler les calories issues de votre alimentation. On appelle cela l'effet

thermique des aliments. Plus vous mangez, plus cette dépense énergétique est importante. Donc moins vous mangez, et moins cette part de dépense énergétique est importante. Donc un déficit calorique fait également naturellement baisser votre métabolisme diminue. Et ça, pour une fois, vous n'y pouvez rien !

• Quand vous perdez du gras, même au cours d'un régime bien structuré, votre corps adapte et optimise son fonctionnement énergétique global pour faire face à la diminution de l'apport énergétique. Les charlatans de l'industrie des régimes qui n'ont jamais ouvert un manuel de physiologie appellent généralement cela le mode « famine », et vous expliquent ensuite comment vous allez entrer dans cet état affreux dont vous ne sortirez jamais, et comment votre corps va faire en sorte que vous ne perdiez plus du tout de poids pour « stocker le gras par tous les moyens » et survivre à la famine. Bien essayé, mais ça n'est pas comme ça que les choses fonctionnent en pratique mes p'tits potes ! Dans la vraie vie (celle qui ne dépend pas des théories fumeuses des réseaux sociaux), votre corps va effectivement augmenter naturellement l'efficacité de votre métabolisme et de sa gestion de l'utilisation de l'énergie pour le mouvement. Il va donc diminuer un peu la production hormonale d'une part, mais aussi diminuer l'ampleur de vos mouvements spontanés pour économiser l'énergie et limiter les dépenses. C'est ce qui va diminuer la dernière part importante de votre métabolisme de base qu'on appelle le **NEAT, pour *Non-Exercice Activity Thermogenesis*, ou thermogénèse non liée à l'exercice**). Vous allez bouger moins de façon totalement involontaire, vous bougez moins les pieds sous votre table, bouger moins sur votre chaise, clignez moins des yeux, bref : le corps limite les dépenses inutiles. Ce phénomène d'adaptation de votre corps au déficit calorique s'appelle la thermogénèse adaptative, et il marche dans les deux sens. Quand vous êtes en surplus calorique, votre corps augmente la production hormonale et l'activité physique spontanée, et brûle plus d'énergie qu'en cas d'apport calorique de maintenance. Donc contrairement à ce qu'en disent les vendeurs d'huile de serpent, votre corps ne rentre pas dans un mode « famine » irréversible qui bloque toute dépense énergétique et vous empêche définitivement de perdre du poids. Sinon personne ne pourrait perdre du poids en dessous d'un certain point, et personne ne mourrait de famine ou de sous-nutrition. On dirait que toute l'histoire de l'humanité donne tort à la théorie du « métabolisme bloqué » dites donc !

En réalité, la thermogénèse adaptative agit davantage comme un frein, qui dans le cadre d'une perte de gras va venir ralentir votre métabolisme de base d'environ 10 %. Notez cependant que dans certains cas de sèches extrêmes, comme dans le cadre de la préparation pour une compétition de bodybuilding par exemple, des diminutions du taux métabolique de base allant jusqu'à 40 % ont été observées sur des individus extrêmement secs.

« DÉBLOQUER SON MÉTABOLISME »

ET ARRÊTER DE CROIRE N'IMPORTE QUOI

Déjà, arrêtez de croire tout ce que vous lisez sur Internet, et comprenez que les adaptations métaboliques sont une réaction normale de votre corps à la diminution du niveau de masse grasse et de l'apport calorique, que votre métabolisme n'est absolument pas bloqué et qu'il vous suffira de remanger progressivement plus pour inverser la vapeur. Ces adaptations ne sont **pas** définitives. Même si vous avez fait les choses bien en vous préparant pour une compétition et que vous avez atteint un niveau de masse grasse très bas, elles ne perdureront que tant que vous maintiendrez ces très faibles niveaux de masse grasse. Les adaptations métaboliques disparaissent dans toutes les études quand les sujets viennent à reprendre du gras. La théorie du « métabolisme bloqué » avançant que les régimes créeraient des dommages métaboliques permanents est une absolue foutaise. La revue d'études scientifiques effectuée par l'équipe de recherche Bayesian sur le dommage métabolique montre clairement qu'il n'y a aucune preuve scientifique de dommages métaboliques, même chez des femmes anorexiques, des individus en malnutrition, des bodybuilders en préparation de compétition, des lutteurs qui descendent au poids de façon agressive pour un combat ou même les sujets de la fameuse Minnesota Starvation Experiment.

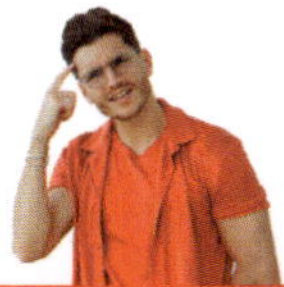

LA FAIM À L'ÉTUDE

La Minnesota Starvation Experiment, également connue sous le nom de Minnesota Semi-Starvation Experiment, Minnesota Starvation-Recovery Experiment et Starvation Study, était une étude clinique réalisée à l'Université du Minnesota entre le 19 novembre 1944 et le 20 décembre 1945. L'étude a été conçue pour déterminer les effets physiologiques d'une restriction alimentaire sévère et prolongée et l'efficacité des stratégies de réadaptation diététique. Vous savez, ces pauvres mecs qu'on a affamés à la fin de la deuxième guerre mondiale pendant 6 mois dans le seul but d'étudier les effets des stratégies de réalimentation les plus optimales pour traiter les populations ayant souffert de la faim, la vraie, entre 1939 et 1945. Et bien même eux, qui ont pourtant perdu un quart de leur poids de corps en moyenne, n'ont présenté absolument aucun signe de dommages métaboliques.

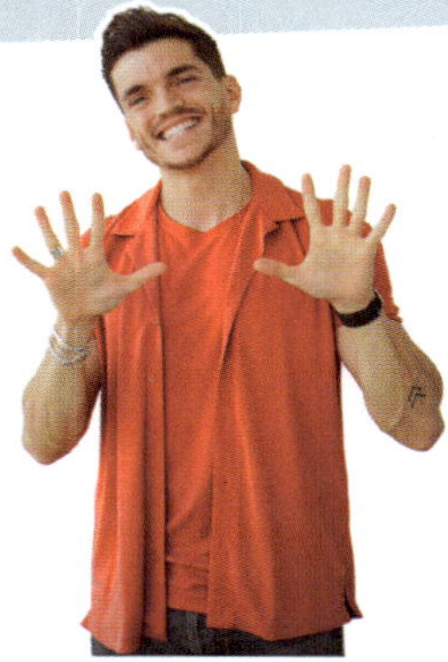

LES 10 COMMANDEMENTS SANTÉ !

Ensuite, évitez de vous mettre vous-même dans le pétrin en faisant n'importe quoi avec votre corps et votre alimentation, et appliquez ces conseils simples, que vous ne lirez malheureusement dans aucun magazine féminin ou sur aucun site Internet, mais qui devraient vous servir autant que les 10 commandements pour prendre soin de votre santé sur le long terme.

1. Arrêtez les régimes ! Purement et simplement. Pour être en bonne santé et dans un corps qui vous plaît, vous devez construire des habitudes saines que vous pouvez maintenir toute votre vie parce qu'elles vous font du bien, pas vous soumettre à un régime drastique et stérile pendant 3 mois tous les ans. Ce qui demande un vrai changement de mentalité, sur le long terme. En réalité, si vous aviez interdiction formelle de mettre en place des actions trop drastiques et insoutenables sur la durée, vous n'auriez pas d'autre choix que de changer les choses petit à petit dans vos vies pour construire votre santé sur le long terme. Et bien dites-vous que vous avez interdiction formelle de vous faire du mal en faisant des choses irréfléchies et en mettant en place des changements de votre mode de vie que vous ne pourrez pas maintenir pour de vrai. Et tenez-vous à cette interdiction.

2. Forcez-vous à prédire l'avenir (même pas besoin d'une boule de cristal !). La règle est simple : est-ce que vous vous voyez manger ça tous les jours de votre vie ? Non ? Dans ce cas c'est probablement le signe que vous êtes en train de partir tête baissée dans une dynamique de court terme, que vous ne pourrez respecter qu'un temps parce qu'elle est par définition trop extrême. Pour éviter un échec programmé : ne mettez en place que des changements alimentaires que vous vous voyez adopter sur le très long terme, pas 3 semaines.

3. Soyez patient ! Arrêtez de vouloir aller plus vite que la musique. Transformer votre corps et votre hygiène de vie va prendre du temps. On ne corrige pas les déséquilibres d'une vie en quelques mois avant l'été. En revanche, si vous vous éduquez sur la nutrition, que vous arrêtez de croire n'importe quoi et que vous commencez à changer les choses petit à petit dans votre quotidien pour promouvoir un mode de vie plus actif et plus sain, mieux dormir et mieux manger, il y a de fortes chances pour que dans quelques mois vous ne reconnaissiez pas la personne que vous serez devenue. Le but est de changer les choses les unes après les autres, au rythme où vous êtes capable de mettre en place des changements durables, sans vouloir aller plus vite que la musique. Ce rythme vous est propre, il vous appartient, et ne correspond à personne d'autre. Prenez le temps de le trouver, de vous l'approprier. C'est un nouveau vous que vous allez construire. Et ça se fait en prenant le temps qu'il faut pour faire évoluer vos habitudes dans le bon sens, pas en vous contraignant dans un nouveau mode de vie extrême qui n'est pas le vôtre et que vous ne supporterez pas plus de quelques semaines.

4. Arrêtez de penser « tout ou rien ». On en reparlera en détails dans la dernière partie de ce livre, mais rappelez-vous d'une chose simple : améliorer sa vie demande de faire évoluer ses habitudes le long d'un continuum. On ne passe pas de « je fume et je mange des fast-food 5 fois par semaine » à « je m'entraîne 2 h par jour et je cuisine 90 % de mes repas moi-même ». Est-ce que vous pourrez un jour bâtir un mode de vie dans le cadre duquel vous pourrez vous entraîner 2 h par jour alors que vous avez toujours été sédentaire, et dans le cadre duquel vous pourrez cuisiner 90% de vos repas vous-même en y prenant du plaisir alors que vous ne savez aujourd'hui même pas comment cuire des pâtes ? Bien sûr ! Mais jamais en passant de l'un à l'autre comme on appuie sur un interrupteur. Parce que ces changements demandent du travail et la construction de nouvelles habitudes, et que tout ça prend du temps. **Listez vos objectifs de façon réaliste, voyez ce que vous devez mettre en place dans vos vies pour les réaliser et le travail qui vous en sépare, et mettez-vous au boulot !** Patiemment, mais sûrement. Et avec bienveillance.

5. Arrêtez de penser « perte de poids ». Le poids n'a aucune importance. Sauf si éventuellement vous êtes un athlète de haut niveau dans un sport à catégorie de poids, ou un jockey. Je le répète : le poids n'a aucune importance. Vous voulez améliorer votre santé ? Pensez perte de gras, développement de la masse musculaire, entretien de votre système cardio-vasculaire. Le poids n'est devenu une variable pseudo-pertinente par défaut que depuis que la majorité des gens se sont laissé aller massivement à la sédentarité. Quand l'entretien de la masse musculaire n'est plus la réalité de personne, le poids devient effectivement la seule façon de voir à quel point les gens sont en mauvaise santé. Mais si vous perdez 10 kg de gras et prenez 15 kg de muscles au cours des prochaines années, devinez quoi ? Vous serez en bien meilleure santé qu'aujourd'hui, et pourtant, vous aurez pris du poids.

6. Arrêtez de lire des magazines (féminins) aberrants poussant à penser en chiffres. Je sais de quoi je parle, il fût un temps où j'étais journaliste dans un mensuel à gros tirage. Dans la presse, a fortiori féminine, le sujet de la perte de poids revient tous les ans avec de plus en plus de virulence, mais de façon programmée et millimétrée en termes de calendrier. Dans le monde des médias, ce phénomène a même un nom bien précis. On appelle cela un marronnier, un sujet bien ancré dans le calendrier éditorial et inlassablement consacré à un phénomène récurrent et prévisible. Parce qu'on sait que les gens vont invariablement s'intéresser à la perte de poids et vouloir perdre x kilos avant l'été, ou perdre y centimètres de tour de taille pour entrer dans leur maillot de bain. Je ne dis pas que tous les magazines sont saugrenus, mais à partir du moment où les médias que vous consommez vous amènent à vous lancer tous les ans à la même période dans une dynamique bancale dont la date de péremption est par définition définie par la parution des nouveaux sujets de la rentrée, il est peut-être temps de se poser des questions et d'envisager sa santé sur le long terme, non ?

7. Arrêtez de penser à l'été. Pensez à votre vie. On se fout de l'été. On se fout du regard des autres. Que pensez-vous vraiment que font le reste de l'année les gens dont vous admirez la plastique quand vous êtes à la plage ? Ils prennent soin de leur hygiène de vie et de leur santé, sans attendre l'été. C'est un peu comme si vous admiriez un couple qui passe dans un cabriolet sport flambant neuf le long du bord de mer. Vous vous diriez qu'ils ont commencé à économiser pour se payer leur petit bolide il y a 3 mois ? Évidemment pas. Vous vous diriez que c'est le fruit cumulé de leur travail depuis de nombreuses années, et vous auriez probablement raison. Parce qu'en termes d'équilibre financier comme d'hygiène de vie, développer son capital prend du temps. **Mais le travail paie toujours.**

8. Entretenez votre masse musculaire. Oui, même si vous voulez « juste perdre vos poignées d'amour », même si vous voulez « juste être un peu plus fine », et même si vous ne voulez pas « ressembler à Schwarzenegger ». Vous avez lu ce chapitre avec attention, vous comprenez maintenant pourquoi la préservation de votre masse musculaire est un facteur capital pour votre santé métabolique sur le long terme. Même la perte de la masse musculaire en vieillissant est majoritairement due à la diminution du niveau d'activité physique, à la sédentarité et à la malnutrition. Pas à la fatalité génétique qui vous ferait perdre du muscle petit à petit après 25 ans et vous condamnerait à devenir un petit vieux rabougri. Vous avez toutes les cartes en main pour bâtir activement la santé que vous méritez, et qui est sans nul doute votre bien le plus précieux. Rappelez-vous que vous n'avez qu'une seule vie. Prenez-en soin !

9. Consommez assez de protéines. Sans un apport suffisant en protéines, vous empêchez votre corps de maintenir intacte votre précieuse masse musculaire, et vous favorisez les réactions chimiques de votre métabolisme liées au catabolisme. En bref : vous dégradez petit à petit vos propres tissus, et vous obligez votre corps à se servir dans vos muscles déjà existants pour produire de l'énergie, comme si vous enleviez petit à petit des poutres à votre toiture pour mettre du bois dans la cheminée. Devinez ce qui se passe quand on a enlevé suffisamment de poutres ? On vit dans une cabane ! Et vous n'avez pas vraiment envie de vivre dans une cabane où tout tombe en rideaux. Consommer suffisamment de protéines, même en déficit calorique, est la seule façon de s'assurer que votre organisme aura tous les acides aminés nécessaires pour maintenir autant que possible votre masse musculaire, garante de votre bon fonctionnement métabolique sur le long terme. Rappelez-vous que les protéines sont des nutriments essentiels que votre corps ne peut pas produire lui-même, et s'il en manque, il ira se servir là où c'est le plus pratique pour lui : dans vos muscles !

10. Apprenez à prendre soin de vous sur le long terme. Ça peut paraître bête, mais c'est pourtant essentiel. Lisez des livres, documentez-vous, instruisez-vous. La lumière de la connaissance contre l'obscurantisme de la connerie. Apprenez à vous entraîner correctement, à optimiser votre sommeil, à cuisiner des plats faciles et rapides que vous aimez et qui vous aident à prendre soin de votre santé et à atteindre vos objectifs. Être et durer. Fuyez plus que tout les solutions miracles, les raccourcis, les stratégies express, les trucs trop beaux pour être vrais. Tout projet qui en vaut la peine demande du temps et de la patience. Votre corps et votre santé ne font pas exception à la règle.

Votre métabolisme n'est pas bloqué. Vous n'êtes pas victime du « mode famine » ni des « dommages métaboliques permanents ». Même si de nombreux influenceurs vous incitent à penser le contraire, vous n'êtes pas dans une situation irréversible et dramatique. Et vous n'avez pas besoin de « relancer » votre métabolisme comme on redémarre un ordinateur ou une tondeuse à gazon, ou de « choquer » votre organisme comme on défibrille un noyé en arrêt cardiaque pour relancer la machine. Tout ce que vous avez besoin de faire est comprendre que vous n'êtes pas impuissant et passif face à votre santé et à votre équilibre alimentaire, que vous avez tous les outils nécessaires pour remonter la pente, et que faire les choses sur le long terme, de façon intelligente et mesurée vous mènera bien plus loin que tous les régimes miracles de merde et toutes les monodiètes débiles auxquelles tout votre entourage succombe d'année en année. Votre métabolisme n'est pas bloqué. C'est vous qui êtes bloqué, dans un système qui a tout intérêt à entretenir les mythes, la désinformation et les fausses croyances, et qui ne veut ni votre bien-être, ni votre épanouissement sur le long terme. Rendez-vous service : prenez une lente et profonde inspiration, et commencez dès maintenant à construire votre propre équilibre.

« J'ARRÊTE COMPLÈTEMENT LE PAIN, LES PÂTES ET LES DESSERTS ! »

LA VÉRITÉ SUR LA RESTRICTION COGNITIVE

Chaque fois que je me penche sur l'univers de la nutrition actuelle, ou que je regarde de plus près ce que la culture des régimes nous a encore pondu comme nouvelle lubie farfelue, j'ai l'impression que nous vivons dans un monde extrême. Un monde polarisé. Un monde où il est à la fois normal d'enchaîner les soirées apéros trois fois par semaine, et de suivre une monodiète de pommes et un « régime détox » la semaine suivante. Tout et son contraire. Comme si le monde marchait sur la tête, et que les gens passaient sans arrêt d'un extrême à l'autre, au gré des modes, des tendances, de la fluctuation des opinions, ou du prêt à penser que leur balancent leurs influenceurs préférés à longueur de journée. Ma grand-mère dirait qu'on tombe de Charybde en Sylla. Ma mère dirait que le monde court à sa perte. Moi je dirais qu'on part en c… Mais ce qui est drôle, c'est qu'on le fait toujours avec la même frénésie, la même excitation dans tout ce qu'on entreprend, en bien et en moins bien. Coup de projecteur donc sur les restrictions inutiles que les gens s'imposent dans l'espoir de perdre du poids.

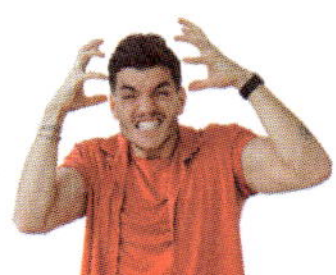

LE COUP DE GUEULE

Certains semblent curieusement aussi excités à l'idée de sortir avec leurs amis et de rentrer en voiture avec 3 grammes d'alcool dans le sang qu'à l'idée de suivre un Dry January, un régime Détox de sucre de 30 jours ou un cleansing à base de jus de céleri en s'enfermant chez eux pendant une semaine entière #monkmode. Où sont donc passés la mesure, la raison, le sens commun ? Depuis quand courrons-nous dans tous les sens comme des épouvantails, ballotés par chaque nouvelle tendance sociale ou nutritionnelle comme des pantins au gré du vent ? Il faut dire qu'on passe notre temps à voir des benêts sur les réseaux sociaux se défoncer la peau dans des cabines UV pour « bronzer plus vite », se limer les dents jusqu'à la racine pour se faire poser des facettes en céramique et afficher un sourire Colgate, et faire du cardio avec une ceinture de sudation pour « faire fondre le gras et perdre plus rapidement ». Comment après tout ça

>>>

convaincre les gens de l'intérêt de prendre soin de sa santé sur le long terme en faisant des choses simples mais parfois ingrates, aux résultats moins immédiats, comme manger des fruits et des légumes de manière quotidienne, dormir au minimum 8 heures par nuit et prendre soin de sa santé articulaire en travaillant sa mobilité 10 min par jour ? Les gens n'ont plus la patience ! Nous sommes désormais habitués à un monde où tout va trop vite : les applis de livraison de repas à domicile, la vidéo à la demande, le speed dating, la livraison en 24 h, les séances d'électrostimulation express qui font l'effet de 4 h de sport en l'espace de 15 minutes (lol), les applis de rencontre. Pas étonnant que nous cherchions des solutions expéditives à tous nos problèmes. Et comme évidemment, on ne prend pas non plus le temps de se poser les bonnes questions, on passe son temps à regarder ce que font les autres pour trouver des solutions rapides. La vérité je pense est que le développement d'Internet et des réseaux sociaux, conférant une force quasi équivalente à l'opinion de tous, quelles que soient ses compétences et ses valeurs, participe à la généralisation de l'expression des points de vue et à la banalisation de l'opinion. On ne cesse de me demander ce que je pense de ce qu'a dit untel, écrit untelle ou ce que font tous les autres. Nous vivons de plus en plus par réaction, par imitation. On suit comme des moutons, parce que certaines personnes nous paraissent convaincantes, souvent sans remettre en question les fondements même du raisonnement ou de l'argumentation. Plus une idée parait nouvelle, forte ou originale, plus elle a de chances d'être partagée. Le sens critique se dilue à mesure que l'opinion se multiplie. Et je pense que nous sommes tous à la fois victimes et coupables de cet étrange phénomène.
La culture des régimes et de la perte de poids miraculeuse a sans doute causé plus de tort qu'elle n'a aidé de gens ces 40 dernières années. Le trop-plein d'opinions balancées comme des faits et la désinformation qu'elle crée constitue pour tous une source d'anxiété et de stress encore jamais égalée. Dépoussiérer les mythes de la nutrition et du fitness pour éviter aux gens de croire n'importe quoi était ma première motivation pour écrire ce livre. Mettre mes connaissances au service des autres, et le peu d'éclairage scientifique que j'ai à ma disposition pour jeter un peu de lumière sur toute la médiocrité intellectuelle de cette sombre époque. La culture de la privation et la banalisation de la restriction cognitive ne font pas exception à la règle. Et il est grand temps de mettre un bon coup de pied dans la fourmilière, et de mettre fin à l'idée qu'il faut arrêter de vivre pour pouvoir perdre enfin du poids et être en bonne santé.

« POUR MAIGRIR, IL FAUT ARRÊTER LE PAIN, LES PÂTES ET LES FÉCULENTS »

D'où peut bien venir une affirmation aussi grotesque ? De cette lubie pour le « tout-tout de suite », déjà, puisque forcément, quand on ne veut pas prendre le temps d'optimiser son hygiène de vie intelligemment, on est obligé de trouver des solutions rapides et déséquilibrées. Sans doute aussi des fausses croyances sociales du type « il faut souffrir pour être belle », « on n'a rien sans rien », ou encore « no pain no gain » (en l'occurrence « no pain, no tartine ». Ok je sors). De l'idée qu'on ne peut pas atteindre de résultats crédibles sans sacrifier quelque chose d'agréable ou se faire un peu mal, en tout cas. Peut-être aussi de la culpabilité diffuse qui nous habite quand on se gave de produits transformés toute l'année, et qu'on en vient naturellement à se dire qu'il faut peut-être faire face à nos responsabilités et mettre fin à certains de nos comportements pas vraiment optimaux. Mais surtout, je pense que ce genre de conseils émanent de l'anxiété qui nous travaille tous de faire quelque chose de mal de façon répétée. Si vous me dites que vous voulez perdre un peu de poids, et que je vous dis que vous faites déjà les choses plutôt intelligemment, et que peut-être il suffirait d'améliorer un peu votre volume alimentaire, d'ajouter 2 ou 3 aliments très rassasiants à votre régime quotidien, ou de mettre en place une modification simple de vos habitudes de vie pour augmenter légèrement votre dépense énergétique (travailler debout une heure par jour, aller chercher vos œufs frais à pied, sortir votre chien une fois de plus par jour avec vos enfants...), il y a des chances que vous trouviez ça « un peu léger », ou « pas très concret », alors qu'ajuster doucement ces différents curseurs dans la bonne direction pourrait vous faire le plus grand des biens et vous faire atteindre vos objectifs en douceur. Alors que si à l'inverse, je vous affirme sur un ton alarmiste que la raison pour laquelle vous n'arrivez pas à perdre du poids depuis tant d'années, c'est parce que vous avez négligé un paramètre capital et que vous répétez tous les jours sans le savoir une erreur monumentale qui vous empêchera toute votre vie d'avoir le physique de vos rêves, à moins que je vous révèle ce que c'est... Là j'ai toute votre attention ! Là on est dans le concret ! Là vous avez l'impression d'avoir une réponse définitive et efficace à l'ensemble des doutes et des incertitudes que vous aviez concernant tous ces trucs auxquels vous ne comprenez rien (« Déficit calorique ? Déficit calorique ! Non mais allô quoi ! »). Et si je vous affirme ensuite que la solution est en fait incroyablement simple, et qu'il vous suffit de... (remplissez le blanc par l'argument marketing fallacieux que vous voulez mettre en avant auprès d'un public crédule et à qui vous voulez vendre vos solutions miracles ou vos gélules minceur à base d'huile de serpent !), là vous êtes pendus à mes lèvres ! Vous venez de trouver une solution facile, radicale et sans détours ! Un truc qui marche à tous les coups, clair comme de l'eau de baptême, et qui de surcroît ne vous demande même pas d'apprendre à maitriser une nouvelle stratégie ou de mettre en place une nouvelle habitude (ben oui, c'est dur), mais simplement d'arrêter de faire un truc que vous maîtrisiez déjà hyper bien. Là vous êtes aux anges, et le syndrôme du « shinny object[1] » fonctionne à plein régime dans votre petit cerveau fertile !

Malheureusement, vous ne venez pas de découvrir la solution à tous vos problèmes, ni le remède miracle pour enfin arrêter de faire n'importe quoi et atteindre magiquement vos objectifs en trois semaines. Vous venez juste d'être victimes de votre culpabilité, d'une ingénieuse technique marketing, de votre paresse intellectuelle, ou de cette propension toute naturelle que nous avons tous à vouloir résumer chaque problématique à une équation binaire et à constamment rechercher des solutions clés en mains. Bienvenue dans le monde réel Alice !

QUEL EST LE DANGER ?

Le seul avantage de ce sombre diktat à base de glucides démoniaques (si on veut **vraiment** se faire l'avocat du diable), c'est que l'apport calorique moyen de la plupart des gens est composé pour près de moitié de calories issues des produits transformés du blé et de sodas. Donc quand on supprime une des catégories d'aliments qu'ils consomment le plus, les sources de glucides transformées, mécaniquement, si on ne remplace pas cet apport calorique manquant, on crée un déficit calorique majeur qui va amener les gens à perdre du poids. Mais à quel prix ?

Les dangers sont multiples, et malheureusement, les conséquences d'être exposé à ce genre de conneries sont parfois plus graves qu'on ne le pense. Pour commencer, cette technique archi réductionniste amène les gens à penser qu'il leur suffira de supprimer une catégorie d'aliments pour atteindre leurs objectifs et être en parfaite santé, sans aucune éducation nutritionnelle, préoccupation pour l'optimisation de la qualité des habitudes alimentaires, de l'apport en protéines, en lipides de bonne qualité, en micronutriments... Dire aux gens qu'il suffit d'arrêter de consommer un aliment ou une catégorie

1. Situation dans laquelle nous avons tendance à accorder une attention vive et soudaine à une idée simplement parce qu'elle est nouvelle, mais pour la délaisser aussitôt qu'une nouvelle idée survient.

d'aliments, en plus d'être réducteur, est une affirmation mensongère, puisque créer un déficit calorique artificiel en les privant simplement d'une famille d'aliments ne va pas nécessairement amélio rer l'intégralité de leur régime alimentaire. Cela va juste les amener à manger un peu moins mal.

Ensuite, nous interdire de consommer un aliment ou une famille d'aliments crée un effet extrêmement pervers, que les chercheurs en neurosciences et en psychologie comportementale appellent **l'effet du fruit défendu**, en référence à la Bible. Comme Menno Henselmans le souligne dans son génial livre La *Science du Self control*, le fait de considérer les aliments comme « interdits » peut augmenter leurs envies et entraîner une frénésie alimentaire. Si vous interdisez sans raison apparente aux gens de manger des bonbons ou du chocolat, devinez ce qui se passe ? Les recherches montrent clairement qu'ils ont subitement davantage envie de manger des bonbons ou du chocolat. Je vous l'ai déjà dit : la faim a une forte composante psychologique, et les envies spécifiques de certains aliments encore plus. Interdire aux gens de manger un aliment crée automatiquement dans leur tête ce gros bouton rouge sur lequel on a tous follement envie d'appuyer, juste pour voir ce que ça fait. Dans le pire des cas, la plupart vont se priver de manger du pain et des pâtes « jusqu'à la fin de leur régime » (sombre histoire) et se ruer dessus juste après. Dans le pire du pire des cas, une telle interdiction peut générer chez certaines personnes sensibles des troubles du comportement alimentaire et une vision déformée de la réalité de l'alimentation humaine.

Enfin, c'est sans doute ce dernier point qui me gêne le plus, ce genre d'interdictions crée une diabolisation d'une catégorie d'aliments qui crée des dichotomies inutiles dans nos pensées déjà assez embrouillées comme ça. S'il vous est interdit de manger du pain ou des pâtes, c'est un peu comme quand votre maman vous interdisait de toucher aux petites boules rouges sur les plantes parce que c'était « poison ». Forcément, vous allez associer ces aliments au côté obscur de la force, et vous allez vous dire que c'est le mal incarné. Ce qui peut engendrer des cycles complètement inutiles de comportements obsessionnels basés sur l'abus, la surconsommation, la culpabilité, puis l'arrêt brutal pour se « détoxifier » des féculents (quelle idée ?!). Alors qu'en vérité, certes le pain et les pâtes ne sont pas ce qui se fait de mieux en termes de nutrition, et vous n'en avez pas besoin dans le cadre d'une alimentation optimale, mais si cela vous fait plaisir d'en consommer une fois de temps en temps, il n'y a pas mort d'homme. Et vous le savez pertinemment : vous n'allez pas vous mettre subitement à prendre du poids et à perdre du muscle si vous mangez un quignon de pain ou un plat de pâtes en famille (sauf si c'est après 18 h évidemment ! – je troll).

QU'EST-CE QU'ON FAIT ALORS,

ON EN MANGE ?!

Attention, la réponse est aussi simple que géniale : on **peut** en manger, nuance ! Je sais, il fallait y penser. Mais derrière cette boutade se cache un principe fondamental : celui de la toute-puissance de votre libre arbitre. Vous pouvez parfaitement manger du pain et des pâtes si vous en avez envie. Et à partir du moment où personne de stupide n'essaie de vous l'interdire, une nouvelle question beaucoup plus intéressante et libératrice s'ouvre sous vos yeux : ces aliments qui vous font envie en valent-ils la peine ? Pour être encore plus judicieux : manger du pain ou des pâtes vous fait-il plaisir, et ce plaisir vaut-il la peine dans le contexte de vos objectifs actuels ? Et aussi simplement que ça, vous pouvez reprendre le contrôle de vos vies et faire des choix en pleine conscience. Parce que si on regarde les choses en face, ces sources de glucides n'ont rien de vraiment diabolique. Elles présentent simplement des caractéristiques nutritionnelles, qui peuvent jouer ou non en votre faveur en fonction du contexte et de vos objectifs. Le pain et les pâtes sont par exemple plutôt savoureux, et fournissent pas mal de calories pour un indice de satiété assez faible. On les consomme de surcroît rarement seuls (qui dit pain dit beurre, et éventuellement confiture, on vous connaît, et qui dit pâtes dit sauce à la truffe, bolognaise ou parmiggiano pour moi ! Qui mange des pâtes crues sans assaisonnement de toutes façons ?!).

Si votre objectif principal est la perte de gras, consommer du pain ou des pâtes de façon quotidienne ou régulièrement n'est donc pas nécessairement la chose la plus judicieuse à faire. Les nombreuses calories que ces aliments contiennent pourraient sans doute plus avantageusement être allouées à des aliments plus intéressants du point de vue des micronutriments (c'est pas difficile !) et surtout plus rassasiants, ce qui vous évitera de générer une sensation de faim désagréable et vous aidera à vous sentir satisfait plus longtemps. Et je ne vous parle même pas de les remplacer par des brocolis ou du céleri hein !

Rien qu'en remplaçant le pain ou les pâtes par des pommes de terre par exemple (changement extrêmement simple à effectuer, je sais je sais), à calories égales, vous allez déjà multiplier votre volume alimentaire par plus de 3 (100 Cal de pain = 40 g ; 100 Cal de pommes de terre = 130 g). Personnellement, si je suis en **sèche** et que j'essaie de perdre du gras, avoir l'impression de me priver ou de ne pas manger à ma faim est la dernière chose que j'ai envie de ressentir au cours de ma journée ! Donc pour autant que j'adore manger des pâtes par exemple, je préfère mille fois, dans ce contexte, manger le même nombre de calories sous forme de pommes de terre (bouillies, puis passées au four pendant 20-25 minutes pour les rendre dorées et croustillantes, un délice !) que de dépenser mes calories sous forme de pâtes et d'avoir potentiellement faim 2 heures après mon repas. Mais vous l'avez compris, c'est un arbitrage. Et la liberté du choix m'appartient de A à Z. Tout comme elle vous appartient à vous, petit veinard.

CONTRÔLE ALIMENTAIRE
RIGIDE VS. FLEXIBLE

L'approche sans nuances des influenceurs de bas étage qui veulent vous interdire de manger du pain ou des pâtes est par définition une approche du contrôle alimentaire basée sur la rigidité (et sur rien d'autre de crédible, manifestement !). Et vous avez compris ce qui se passe quand on se soumet à une rigidité artificielle : on crée des envies injustifiées, des fringales, des pulsions, et cet effet du fruit défendu qui n'aurait même pas lieu d'être si on faisait les choses de façon plus humaine et flexible.

Ce n'est pas parce les pommes de terre (je dis des patates, mais on aurait pu prendre un millier d'autres aliments, vous comprenez bien que c'est un exemple) sont probablement un choix nutritionnel plus optimal que le pain ou les pâtes qu'elles doivent les éclipser dans la totalité des situations. Dans certains cas, le choix pourra être différent, en fonction de ce que vous valoriserez davantage dans un contexte donné. C'est la raison pour laquelle je ne m'interdis **jamais** de manger quoi que ce soit. Évidemment, je ne mange pas des pâtes, des pizzas, des glaces, des frites, des viennoiseries, des donuts ou des bonbons tous les jours. Ce n'est clairement pas dingue en termes de santé, archinul en termes de satiété : il y a une infinité d'aliments que je préfère manger pour me faire quand même plaisir au quotidien et atteindre mes objectifs. Pour autant, vous me verrez quand même faire preuve de flexibilité et manger une pizza, des donuts, des frites ou des pâtes de temps en temps, parce que c'est délicieux, et qu'il est bon de savoir optimiser sa nutrition !

Et puis finalement, et ce sera la dernière reflexion phylosophico-culinaire de ce chapitre, si vous vous goinfriez tous les jours de toutes ces choses ultra riches, ultra appétissantes et ultra régressives, le reste de votre alimentation vous paraîtrait bien fade, on est d'accord ? Eh bien c'est aussi l'idée ! Mangez ce genre « d'aliments plaisir » trop souvent, et ce niveau de plaisir exceptionnel deviendra très rapidement votre nouvelle norme, diminuant par là-même drastiquement tous les autres niveaux de plaisir que vous pourriez normalement ressentir avec l'ensemble des aliments plus « normaux » de votre quotidien. **En vous gavant de biscuits et de cheesecakes tous les jours**

LE CONTRÔLE FLEXIBLE

Imaginons. Je suis en sèche (je fais ce qu'il faut pour perdre du gras donc, pour les non-initiés), mais je passe quelques jours à Rome en famille. Il y a de fortes chances pour que je goûte les délicieuses pâtes à la gricia de la Osteria da Fortunata, qui en l'occurrence m'apporteront plus de plaisir que le choix plus raisonnable de pommes de terre que j'aurais fait dans un contexte normal. Faire les bons choix, c'est aussi savoir s'adapter au contexte. Dans une situation particulière, le bénéfice social, familial, culturel et évidemment gustatif du repas apporte une vraie plus-value qui dépasse le cadre du simple arbitrage calories/satiété. Je reste maître de mes choix. Je jouis simplement de mon libre arbitre, et je prends mes décisions quand j'en ai envie et non pour respecter une règle idiote ou rigide. Personne ne vous oblige à rien.

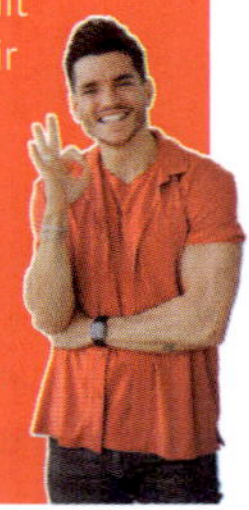

de la semaine, vous ôtez à ces aliments plaisir leur côté exceptionnel, et votre cerveau est désormais habitué à un tel niveau de stimulation gustative que tout le reste va vous sembler infiniment fade et déprimant. Construire son plaisir, l'attendre, l'anticiper, et avoir l'impression de le mériter, aiguise toujours le désir, et permet de rester sensible aux choses exceptionnelles dans tous les domaines de sa vie, en optimisant notamment la fluctuation des niveaux de dopamine. Si vous bombardez constamment votre cerveau de sécrétions de dopamine normalement liées à des événements exceptionnellement plaisants, devinez ce qui va se passer ? Votre cerveau va abaisser votre degré de sensibilité, et réduire le ressenti de votre bien-être global dans le reste des situations normales de votre vie. Et là, bon courage pour apprécier à nouveau les brocolis ou les escalopes de poulet !

Au travers de cette petite étude de cas sur les suppôts de Satan que sont le pain et les pâtes (Vade Retro, Satietas !), j'espère avoir pu vous faire comprendre l'importance de faire preuve d'un mode de contrôle flexible, et surtout de ne pas écouter les conneries de ceux qui n'y connaissent rien et essaient de vous imposer des règles alimentaires rigides et injustifiées tout droit sorties de leur chapeau. Vous pouvez manger du pain, des pâtes ou n'importe quel plaisir de temps à autre. Vous pouvez même en manger tous les jours si vous les tolérez bien et que ça coïncide avec vos besoins nutritionnels. Vous êtes une personne libre de manger ce qu'elle veut. Il reste de votre responsabilité de maintenir votre corps et votre mental en bonne santé, en construisant des habitudes saines et en optimisant vos choix au quotidien. Et comme a dit un jour quelqu'un que j'aime bien : « Un grand pouvoir implique de grandes responsabilités ». On n'a qu'une vie. Une seule. Utilisez votre pouvoir à bon escient.

« MANGER DES GLUCIDES LE SOIR, ÇA FAIT GROSSIR »

LE MYTHE DE L'HORLOGE

En rentrant chez vous le soir fatigué et la tête encore remplie de tout le stress et des soucis de l'interminable journée de travail que vous venez de subir, il y a de fortes chances que vous ayez davantage envie de vous jeter sur une **tablette de chocolat, des biscuits apéro ou un plat de pâtes que sur une salade de thon et du blanc de poulet**. Pourquoi ? Parce l'industrie agroalimentaire travaille depuis près de 100 ans pour créer snacks, bonbons et gâteaux tous plus délicieux les uns que les autres, et que les géants de la grande distribution savent pertinemment ce qui vous fait le plus envie et comment mélanger les ingrédients au mieux pour vous faire craquer. La recette est généralement simple : du sucre et des lipides à volonté, pour obtenir une saveur douce et sucrée, assortie d'une texture inédite, moelleuse et fondante. Et ça marche à chaque fois !

Alors oui, vous pourriez vous dire que vous êtes plus malin que ça, que vous êtes le seul à décider de ce qui entre dans votre bouche, et que ça n'est pas parce que les grandes surfaces et les stations-service regorgent de snacks plus délicieux les uns que les autres que vous devez forcément les acheter et vous goinfrer en rentrant du travail. Certes. Mais ce serait négliger totalement l'énorme influence de l'exposition constante aux publicités à la télé, dans le métro, dans les journaux, dans votre boîte mail, dans la rue en sortant de votre travail, et même évidemment maintenant, sur votre téléphone. Si vous vivez dans un environnement un tant soit peu citadin, il n'y a aucune chance que vous puissiez passer une journée entière sans voir ou entendre une seule publicité essayant de vous vendre de la nourriture. Et qu'est-ce qu'on essaie de vous fourguer en priorité dans la réclame alimentaire ? Des salades et du poisson ? Que nenni ! Des trucs affreux pour la santé, mais qui ont l'air délicieux et absolument irrésistibles.

Que vous le vouliez ou non, vous êtes donc socialement programmé pour consommer des glucides après 18 h.

Si vous le voulez bien, arrêtons donc de patauger en pleine psychose glucidique, et voyons ce que la science a à dire à propos de cette croyance farfelue. Et un brin culpabilisante. En plus.

Non. Point. Et je vais vous l'expliquer de trois façons très simples.

CONSOMMER DES GLUCIDES LE SOIR FAIT-IL GROSSIR ?

1. UNE HISTOIRE DE DÉPENSES

Faisons appel à notre sens de la logique et concentrons-nous sur notre total calorique. Pour bien comprendre, utilisons une analogie financière : imaginez que les calories que vous pouvez consommer chaque jour sans prendre de poids correspondent à l'argent que vous pouvez dépenser chaque mois sans vous mettre à découvert. Si vous avez 1 000 € à dépenser par mois et que vous en dépensez 900 du premier au 25, il n'y a aucune chance que vous puissiez en dépenser 500 de plus entre le 26 et le 30 du mois sans vous mettre dans le rouge. Vous allez dépasser votre budget mensuel, et le total de vos dépenses va dépasser le total de vos apports : pas bon. En revanche, si vous structurez vos dépenses sur le mois de façon à ne dépenser que 500 € entre le 1er et le 25 du mois, dépenser 500 € entre le 26 et le 30 ne vous fera pas dépasser votre budget, puisque la totalité de vos dépenses s'élève bien à 1 000 €, et que c'est exactement ce que vous pouviez vous permettre de dépenser sur le mois. Ce qui conditionne votre équilibre financier, c'est donc bien le total de vos dépenses, et non la période à laquelle vous dépensez votre argent. Eh bien c'est exactement la même chose avec vos calories. **Ce qui conditionne la prise ou la perte de poids, c'est l'intégralité des calories que vous consommez**. Non le fait que vous les consommiez en fin ou en début de journée. Si vous dépensez 900 € le premier jour du mois, vous allez évidemment avoir du mal à tenir votre budget pour survivre avec 100 € les 29 jours restants. Et de la même façon, si vous éclatez la quasi-totalité de vos calories disponibles au petit déjeuner, il ne va plus rien vous rester pour traverser la journée : manger davantage en fin de journée va évidemment vous amener à dépasser votre total calorique, et sans doute à prendre du poids. Mais si vous structurez intelligemment vos apports énergétiques au cours de la journée, et que vous gardez suffisamment de calories sous le coude pour les manger le soir en rentrant du travail ou au dîner, du moment que vous ne dépassez pas votre total calorique quotidien, il n'y a aucune raison de prendre du poids.

Vous pouvez conserver cette analogie et vous l'approprier, car très utile, elle permet de comprendre le fonctionnement global du bilan énergétique comme beaucoup de phénomènes nutritionnels.

2. UNE RÉSERVE DUE À L'INACTIVITÉ DES SOIRÉES ?

On entend parfois cet argument étrange que « consommer des calories le soir fait grossir parce que le corps n'a pas l'occasion de les brûler en fin de journée », ce qui leur donnerait tout loisir de s'accumuler sur nos petits bourrelets sous forme de tissu adipeux supplémentaire. Mais c'est totalement faux. Votre corps est en permanence en train de brûler des graisses pour fonctionner et de stocker simultanément de l'énergie en vue des prochains efforts. Ce qui compte, c'est la quantité totale de calories que vous allez consommer et brûler au cours de la journée et non le moment où vous allez les consommer. De plus, penser qu'on brûle moins de calories le soir et la nuit parce qu'on est à peu près immobiles pendant notre sommeil est une grossière erreur. Comme nous le verrons plus loin dans ce livre, **le sommeil est un processus absolument capital pour l'optimisation de la santé et la régulation de l'ensemble des paramètres de notre appétit, de notre métabolisme et de notre composition corporelle.** Par exemple, la privation de sommeil réduit directement nos taux de synthèse des protéines, donc notre capacité à construire de nouveaux muscles. Ce qui veut dire que si vous ne dormez pas (ou pas assez), à apport calorique égal, vous prendrez moins de muscle et davantage de gras. Le manque de sommeil augmente également votre appétit. Dans les recherches, dormir seulement 2 h de moins que d'habitude pendant 4 jours augmente votre appétit spontané de 20 %. Négliger son sommeil diminue également votre production naturelle de testostérone et votre métabolisme de base. Autant de paramètres qui influencent de façon drastique votre corps dans la construction de nouveaux muscles ou dans le stockage des calories (sous forme de gras). Alors, vous pensez toujours brûler moins de calories le soir et la nuit parce que vous ne bougez pas ?

3. LES GLUCIDES : UN MACRONUTRIMENT PARTICULIER ?

Votre corps stocke l'énergie excédentaire quels que soient les macronutriments qui le constituent, et seul le total calorique compte. Si vous mangez plus que vos besoins, peu importe que vous consommiez trop de protéines, de lipides ou de glucides, votre corps stockera simplement le surplus, puisqu'il a la capacité de transformer les glucides et les protéines en acides gras et de les stocker sous forme de graisse. Vous pouvez par exemple parfaitement prendre du poids en vous amusant à manger uniquement des protéines (ce que je vous déconseille fortement si vous ne voulez pas mourir à petit feu) : du moment que vous mangez plus que vos besoins, votre corps stockera l'excédent calorique sous la forme de ses réserves énergétiques de prédilection : du tissu adipeux. En bref, une surconsommation de glucides se traduit par la même accumulation de masse grasse qu'une surconsommation de lipides ou de protéines lorsque l'apport calorique est le même. Ça n'est donc pas les glucides en soi qui vous font grossir, évidemment, mais simplement le fait de consommer trop de calories.

LES GLUCIDES LE SOIR, JE NE ME PRIVE PAS !

J'EN PRENDS SI JE ME DÉPENSE !

Contrairement à ce qu'avance la croyance populaire, consommer une bonne partie de ses glucides le soir ou avant de se coucher peut même être une bonne idée pour votre santé. En effet, en pratique, la plupart de ceux qui peuvent pratiquer un sport en journée le font après le travail. Donc selon le principe extrêmement logique (et même assez intuitif) consistant à concentrer la majorité de ses apports caloriques autour de ses périodes d'activité physique, il devient judicieux de rassembler vos calories, et donc aussi vos glucides, en deuxième partie de journée, après votre entraînement.

ET SI JE NE ME DÉPENSE PAS ?

Même si vous ne vous entraînez pas en fin de journée (ou même pas du tout, vous avez parfaitement le droit de vouloir rester faible et mou à vie), consommer ses glucides plus tard dans la journée peut être une idée intelligente. Cette stratégie alimentaire consistant à concentrer ses glucides en deuxième partie de journée a même été théorisée comme le principe du *Carb backloading* par John Kiefer. Au nombre des intérêts : une action de l'insuline plus anabolisante le soir (donc plus favorable à la prise de muscle), un meilleur rythme circadien de la leptine (une hormone capitale pour l'inhibition de l'appétit, et donc favorable à la perte de graisse), une augmentation du cholestérol HDL (le bon cholestérol) ainsi qu'une plus importante sécrétion de sérotonine, hormone favorisant l'endormissement et la qualité du sommeil. En effet, le soir et typiquement pendant la deuxième partie de votre journée, les glucides induisent une somnolence postprandiale (la fameuse fatigue d'après-repas) intéressante, ainsi qu'une dominance du système parasympathique (le fameux état de repos et de digestion). Cet effet des glucides est souvent appelé le *ko glucidique*, ou *carb knockout* en anglais (et pour les intimes qui aiment se tabasser aux flocons d'avoine avant d'aller faire dodo). Ainsi, et contrairement à ce que raconte sans doute votre tante Jeanine, consommer un repas riche en protéines et en glucides et facile à digérer quelques heures avant d'aller au lit semble améliorer significativement la qualité du sommeil, puisque dans les recherches, un repas riche en glucides et pauvre en lipides aide à mieux dormir (personne ne vous parle de vous envoyer un paquet de pâtes à vous tout seul, ne me faites pas dire ce que je n'ai pas dit).

TOUT CE DONT VOUS AVEZ BESOIN,
C'EST DE VOUS BOUGER ET
D'ARRÊTER DE CHERCHER DES EXCUSES !

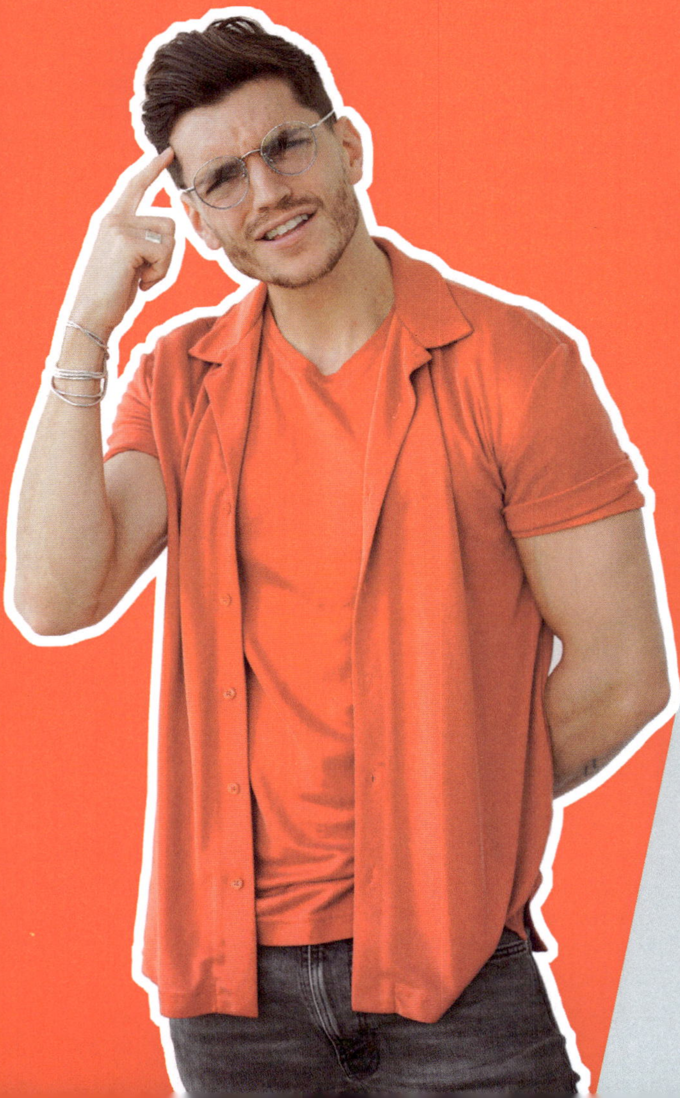

MINDSET

Connaître l'art et la manière n'est jamais suffisant, il faut également savoir travailler avec soi-même pour pouvoir mettre ses connaissances en pratique. Et malheureusement, entre nous et la réalisation de nos objectifs se dresse parfois une barrière invisible qu'il est bien difficile de franchir. Cette barrière se nourrit tout autant de nos mauvaises habitudes que de notre flemmardise, de notre manque de confiance en nous que de notre obsession paralysante pour la perfection.

Dans cette dernière partie, j'aimerais que nous nous arrêtions ensemble sur ces idées reçues qui nous pourrissent la vie, nous empêchent de réaliser notre plein potentiel physique et mental et de nous épanouir pleinement. Au-delà des simples connaissances en entraînement et nutrition, c'est un voyage au cœur de nos psychologies que je vous propose ici. Partons ensemble à la chasse à la fatigue mentale, à la démotivation, aux mauvaises habitudes, aux croyances limitantes et aux doutes qui nous paralysent.
Et peut-être qu'à la fin de ce livre, nous finirons par faire la paix avec nous-même et à comprendre que l'équilibre est réellement à portée de main, juste là.

« JE N'Y ARRIVERAI PAS C'EST PAS DANS MES HABITUDES »

COMMENT ROMPRE LE PILOTAGE AUTOMATIQUE ?

Vous êtes ce que vous faites de façon répétée. Non vos rêves. Non vos ambitions. Non ce que vous faites une fois de temps en temps. Encore moins ce que vous dites que vous allez faire. Vos actions définissent qui vous êtes, le genre de vie que vous menez, la façon dont vous interagissez avec le monde extérieur et avec les autres, et elles construisent la personne que vous devenez sur la durée. Pour changer votre vie, ou vous changer vous-même, vous devrez obligatoirement changer vos actions. C'est la raison pour laquelle j'ai choisi d'entamer cette dernière partie consacrée à la psychologie en commençant par le phénomène central de nos vies que sont les habitudes. 40 à 70 % de vos comportements éveillés quotidiens sont structurés par vos habitudes. Pour le dire autrement, vous êtes donc en mode « pilote automatique » la majeure partie de votre temps, sans vous en rendre compte. Dès lors, il est facile de comprendre que c'est la nature même de vos habitudes qui va dicter le sens de vos vies, si vous allez pouvoir être en bonne santé, manger sainement, faire de l'exercice régulièrement, construire des relations épanouies, développer des compétences complexes et recherchées, et plus largement atteindre vos objectifs, réaliser vos ambitions, et vous réaliser vous-même. Contrairement aux conseils dictés par les livres de développement personnel, comme vous entraîner 2 fois par jour et méditer 40 fois par semaine, vous vous apercevrez vite aux cours des prochains chapitres que les habitudes sont infiniment plus puissantes et efficaces que la plus incroyable des motivations. Les habitudes sont un phénomène exceptionnel et précieux de notre fonctionnement, mais peuvent également se retourner contre vous si vous n'apprenez pas à les maîtriser. Pour vous permettre de tirer le maximum des habitudes et de réussir facilement là où la motivation des autres échoue, je vais vous donner toutes les clés pour construire des habitudes solides et durables, et même pour vous débarrasser des mauvaises habitudes qui vous pourrissent la vie. Si vous attendiez un signe du destin pour mettre enfin en place des changements dans votre vie, vous venez de le trouver !

COMMENT FONCTIONNENT NOS HABITUDES

On peut définir une habitude comme une façon permanente, fréquente, régulière ou attendue d'agir ou de se comporter, acquise volontairement ou non. Un schéma comportemental, qui se répète dans vos vies, que vous le veuillez ou non, et qui vous incite à orienter vos comportements d'une certaine façon. Le problème est que votre cerveau ne distingue pas les bonnes habitudes des mauvaises. Il se contente de répondre à des stimuli, et de générer des actions pour répondre à des besoins. La construction des habitudes émane du fait que réaliser des dizaines d'actions complexes au cours de nos journées demande une attention de tous les instants et une énergie mentale énorme, et qu'à mesure que nous grandissons, le cerveau a tout intérêt à apprendre et intégrer de nouveaux comportements pour les rendre le plus automatiques et efficaces possible. Moins vous avez besoin d'accorder d'attention à une tâche, plus vous pouvez l'accomplir simplement, rapidement et sans effort.

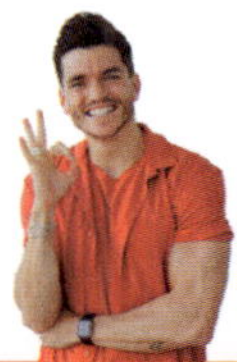

LE PILOTAGE AUTOMATIQUE

Vous avez déjà essayé de vous brosser les dents avec la main gauche (ou avec la main droite, si comme moi vous êtes gaucher) ? C'est incroyablement difficile, et ne pas se tartiner les sourcils de dentifrice demande une attention et une concentration quasi constante pendant l'intégralité des 3 min. Curieux n'est-ce pas ? C'est pourtant exactement le même comportement que ce que vous faites trois fois par jour tous les jours de votre vie depuis l'âge de 4 ans, mais à un détail près : votre cerveau, votre cortex moteur et votre système nerveux ne sont pas habitués à effectuer cette tâche complexe de cette façon précise, et coordonner l'ensemble de vos systèmes pour accomplir l'exercice avec l'autre main demande une gestion consciente et minutieuse de chacune des étapes et des mouvements du brossage, ainsi qu'un effort permanent. Un peu comme quand vous preniez vos premières heures de conduite quand vous passiez le permis. Vous vous rappelez à quel point c'était fatiguant ? Maintenant que vous avez pris l'habitude de la conduite, vous pouvez conduire des heures durant sans vous arrêter, parce que votre système nerveux et votre cortex moteur sont parfaitement rompus à la réalisation de la tâche. Elle est devenue habituelle, normale. Et c'est ainsi qu'un comportement extrêmement complexe peut devenir un véritable jeu d'enfant une fois que vous en faites une habitude.

Le développement des habitudes illustre ainsi parfaitement l'organisation de nos capacités cérébrales en deux systèmes distincts. Selon la classification développée par le psychologue et économiste Daniel Kahneman, lauréat du prix Nobel d'économie en 2002, notre cerveau s'organise en deux systèmes aux fonctionnements et aux caractéristiques extrêmement différents. Le système 1, le plus ancien et primitif, gère les choses de **façon intuitive et automatique, très rapide et sans effort**, et la plupart du temps inconsciente. Il est capable de traiter un nombre extrêmement élevé de données et de signaux différents et simultanés, mais demeure relativement faillible parce qu'il fonctionne par associations et par automatismes, et non par raisonnement logique. Il est extrêmement efficace pour accomplir tout un tas de tâches de nos vies quotidiennes sans même y penser, du moment que nous avons appris à les maîtriser au préalable. Le système 2 à l'inverse, est le siège du **raisonnement complexe, conscient, du calcul, de la réflexion, de la prise de décision et de la logique**. Il a une capacité bien supérieure à résoudre des énigmes ou des problématiques complexes. En revanche, ce second système est beaucoup plus lent, et son utilisation demande plus d'efforts.

Les habitudes permettent donc de laisser notre système 1 gérer en pilote automatique les trucs faciles et essentiels du quotidien, et d'allouer la précieuse, mais limitée capacité d'attention et de gestion des informations de notre système 2 à des choses plus importantes, et plus demandeuses intellectuellement. Toute habitude, positive ou non, découle donc d'un apprentissage, qui illustre une caractéristique essentielle du cerveau : la neuroplasticité, cette capacité à modifier le fonctionnement des neurones, à créer de nouveaux circuits entre eux, circuits par lesquels les comportements sont susceptibles de se reproduire, ou non. Et vous allez voir que cette neuroplasticité a toute son importance lorsqu'on souhaite prendre le contrôle de ses propres habitudes.

On entend parfois dire qu'il faut 21 jours pour ancrer une nouvelle habitude dans son quotidien. 66 parfois. La magie des nombres. En réalité, des chercheurs en neuroscience ont observé que les humains présentent une forte variabilité dans leur capacité à adopter et à conserver de nouvelles habitudes. Dans une étude de 2010, les gens mettaient entre 18 et 254 jours pour adopter la simple habitude d'aller marcher un peu après leur dîner. Et encore, on considérait qu'ils y parvenaient quand ils accomplissaient l'habitude dans 85 % des cas. Comme vous le voyez, nous ne sommes pas tous égaux vis-à-vis des habitudes et de notre facilité à les adopter ou à nous en débarrasser. Si vous avez envie de transformer votre vie et d'adopter de nouvelles habitudes, vous devez forcément être en train de vous demander comment faciliter ce processus, l'accélérer ou le rendre plus efficace. Et bien vous avez du bol, parce que c'est ce que nous allons voir maintenant !

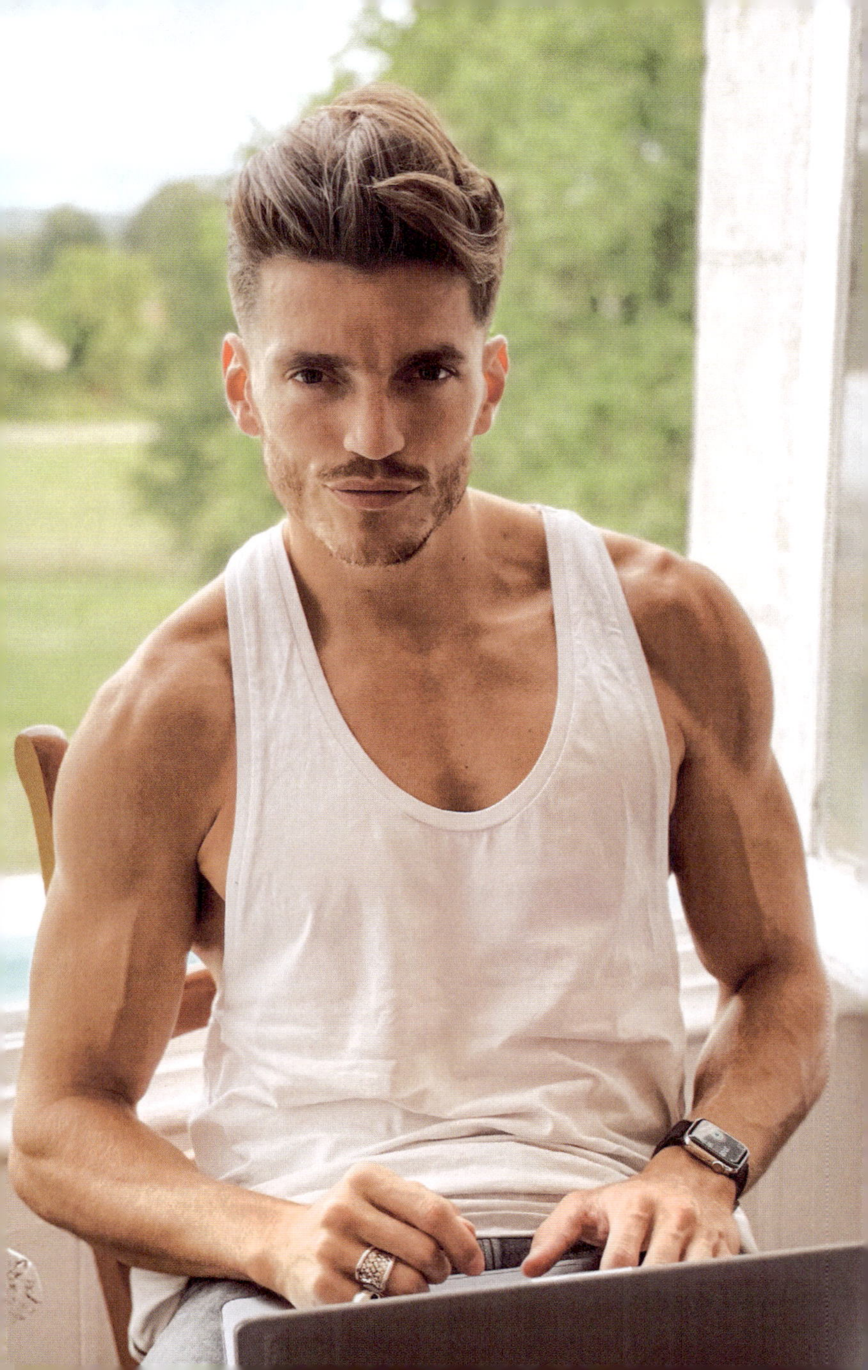

LA BOUCLE DES HABITUDES

Les scientifiques et les psychologues découpent généralement les habitudes en 3 phases distinctes :

1. **Le stimulus** : l'émotion, la perception, l'événement ou le contexte qui déclenchent l'habitude. Exemple : la faim, prendre les transports en commun, l'anxiété, l'odeur du pain chaud devant une boulangerie, le stress, l'odeur de la fumée d'une cigarette à côté de vous, un groupe d'amis, arriver chez vous après une grosse journée, voir une publicité à la télévision…

2. **Le comportement en lui-même** : le fameux comportement identifié comme l'habitude en elle-même, déclenchée par le stimulus. Exemple : se brosser les dents le matin avant d'aller travailler, prendre les escalators plutôt que l'escalier, regarder des vidéos YouTube sur son smartphone dans les transports, faire un footing, ronger ses ongles, passer à la boulangerie prendre un café et une viennoiserie avant d'arriver au travail…

3. **La récompense** : c'est à la fois ce qui est recherché via l'accomplissement de l'habitude elle-même, et la conséquence de l'action. Exemple : le sentiment euphorique après une séance de course à pied ou de musculation, la sensation de propreté après vous être brossé les dents, ou l'apaisement de votre niveau de stress après avoir fumé une cigarette ou vous être rongé les petites peaux autour des ongles… Ce système de récompense, bien compris par les industriels depuis des décennies, est par exemple la raison pour laquelle le dentifrice a un goût de menthe : cela vous laisse dans la bouche une sensation fraîche et agréable qui vous pousse à recommencer.

Ces 3 phases forment ce qu'on appelle la boucle des habitudes, une forme de circuit bien défini qui se répète à l'identique chaque fois que le comportement a lieu. Elles sont importantes, parce qu'elles permettent de comprendre que vos habitudes ne sont pas de simples comportements isolés et incontrôlables. Elles montrent que tout comportement obéit à une logique, à une situation, à un moment de la journée, à un contexte, à un besoin. Même si vous n'avez pas forcément conscience de pourquoi vous faites certaines choses, dites-vous que toutes nos habitudes répondent invariablement à un besoin qu'il faut satisfaire, et qui est toujours sous-jacent.

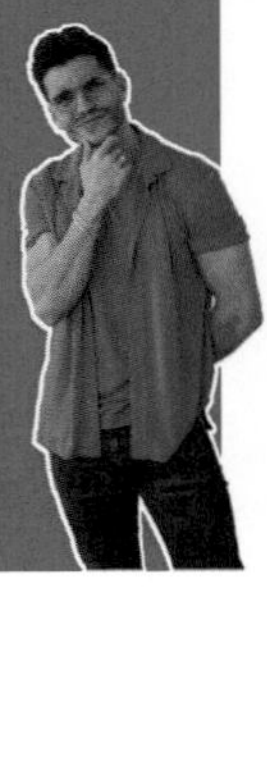

UNE HISTOIRE DE FRICTION

Si adopter de bonnes habitudes était si facile que ça, tout le monde le ferait constamment, et personne ne serait jamais esclave de ses mauvaises habitudes ou de ses petites manies. Adopter et ancrer dans sa vie de nouvelles habitudes est un processus d'apprentissage difficile (d'autant plus difficile pour certaines personnes qui plus est). Le neuroscientifique américain Andrew Huberman, connu notamment pour ses travaux sur la plasticité cérébrale, qualifie cette friction de « limbique ». Selon lui, cette friction initiale est inhérente à chaque comportement qu'on n'a pas encore intégré à son fonctionnement habituel, et définit l'effort d'activation qu'il faudra investir pour enclencher le passage à l'action pour effectuer un comportement. Comprendre et accepter cette friction est essentiel pour pouvoir aborder tout nouveau comportement que vous voulez adopter de façon réaliste, et bienveillante. Nous ne sommes pas tous égaux face à cette friction, et développer certaines habilités peut être relativement simple pour certains, et très compliqué pour d'autres. Quand vous voyez quelqu'un faire quelque chose qui vous paraît incroyable sans le moindre effort, gardez bien en tête que l'énorme friction que vous ressentez en essayant de réaliser cette nouvelle chose que vous ne maîtrisez pas n'existe plus pour lui : à force de pratique et de répétition, la friction initiale a totalement disparu, pour laisser place à un comportement complètement assimilé qui peut être effectué de façon quasi automatique, presque comme un réflexe. La force de nos habitudes (pour faire écho au livre de Charles Duhigg, *Le Pouvoir des habitudes*) dépend donc de deux critères principaux :

- Quel degré de friction est nécessaire pour accomplir cette habitude ? Si c'est une nouvelle habitude, ça va vous demander plus d'efforts que si vous le faites depuis que vous êtes petit. Raison pour laquelle l'éducation joue un rôle si important dans la construction de nos habitudes.
- À quel point une habitude dépend du contexte dans lequel elle se manifeste normalement. Si vous changez d'environnement, est-ce que vous avez tendance à faire les choses au même moment de la journée et dans le même ordre ? Par exemple, même quand vous êtes en voyage, il y a de fortes chances que vous vous brossiez les dents le matin avant ou après votre petit déjeuner. Parce que c'est une habitude forte. En revanche, pas sûr que vous continuiez à courir ou à aller à la salle de sport quand vous partez en vacances. Je me trompe ? C'est donc que vous entraîner est sans doute une habitude moins ancrée en vous que de vous brosser les dents. Et il n'y a aucun mal à ça ! Quand une habitude n'a plus de friction et plus de dépendance à un contexte, c'est que vous l'avez suffisamment répétée pour la rendre automatique, et que vous avez réussi à former une nouvelle habitude. Félicitations !

ADOPTER UNE HABITUDE, MODE D'EMPLOI

On résume ! Apprendre à son cerveau une nouvelle habitude revient donc à **enseigner un comportement conscient et méticuleux, initialement géré par le système 2**, à la partie du cerveau (les noyaux gris centraux, pour les plus curieux d'entre vous) capable de la gérer de manière automatique, pour que cela ne requière plus de contrôle conscient, ni d'effort. Sacrée paire de manches ! En effet. Mais on a de la chance, la littérature issue des recherches en psychologie comportementale est extrêmement riche sur le sujet des habitudes, et nous fournit plein d'astuces vraiment géniales. Voici donc quelques concepts extrêmement intéressants, qui devraient vous aider à bâtir de bonnes habitudes durables dans votre quotidien.

VISUALISER LES ÉTAPES POUR ANTICIPER LA RÉCOMPENSE

J'appuie ici mon analyse sur les travaux menés sur les mécanismes de la récompense, notamment par le neuroscientifique Wolfram Schultz et le docteur Ivan Pavlov, aussi célèbre pour son prix Nobel de médecine en 1904 que pour son fameux toutou[1]. On l'a dit, la récompense est une phase centrale de toute habitude, qui la pousse à se répéter. Il se trouve que la capacité de notre cerveau à prédire et anticiper la récompense liée à l'accomplissement d'une habitude à des conséquences extrêmement puissantes sur notre faculté à apprendre et assimiler certains comportements.

Par exemple, si je travaille pendant 2 ou 3 heures le matin en étant très productif, au moment où je finis de travailler et où je fais une pause pour déjeuner, je reçois une petite récompense sous forme de sécrétion de dopamine : le fameux « sentiment grisant du devoir accompli ». Or, si je sais que je vais me sentir bien après avoir bien travaillé, ou même que je vais m'accorder une soirée sympa après avoir été très productif pendant une journée entière, mon cerveau anticipe déjà la récompense à venir, et quand on anticipe une récompense, elle commence à se manifester avant même de se produire dans notre cerveau sous la forme d'une sécrétion anticipée de dopamine. Comme quand vous annoncez à un enfant que vous allez l'amener dans son magasin de jouets ou de bonbons préféré. Il commence à profiter du plaisir

1. Ivan Pavlov a mené, afin de démontrer les différents conditionnements de la personne, une expérience sur son chien : il a ainsi démontré qu'il est possible de générer un réflexe physiologique permettant d'associer quelque chose qui ne nous semble pas important (stimulus neutre) à quelque chose qui est pour nous chargé de sens.

de la récompense avant même d'être dans le magasin, parce que son cerveau commence à sécréter de la dopamine dès qu'il anticipe ce moment agréable. Quand vous arrivez enfin dans le magasin, la sécrétion de dopamine est à ce moment-là paradoxalement moins forte que si vous lui aviez fait la surprise et que vous ne lui aviez rien annoncé du tout. En revanche, si vous arrivez et que le magasin est fermé, les niveaux de dopamine dans son cerveau vont chuter bien plus bas que si vous ne lui aviez rien dit du tout. C'est le principe même de la déception, quand la réalité ne répond pas toujours à nos attentes.

La plupart de l'expérience de la récompense vient en réalité de l'anticipation. L'anticipation de la récompense change en effet nos circuits neuronaux à tel point que cela change nos niveaux d'énergie, ainsi que les signaux et événements auxquels on devient le plus attentif. Et devinez quoi ? On peut se servir de ce phénomène pour former des habitudes extrêmement solides ! Puisque le cerveau est sensible à l'anticipation, il est très utile pour faciliter l'adoption d'une nouvelle habitude d'anticiper l'action en elle-même, mais aussi l'intégralité des événements qui vont la précéder ou lui succéder, pour associer positivement la réussite de l'habitude dans nos esprits.

VISUALISATION POSITIVE

Si vous avez par exemple du mal à vous mettre au sport, vous devriez imaginer positivement l'avant et l'après du moment où vous allez faire du sport. Pensez à quel point vous n'avez pas envie de vous y mettre, à quel point le début va être dur et ingrat, mais aussi à quel point cela va être gratifiant une fois que vous aurez fini votre séance. Le cerveau ayant besoin de détails pour s'imprégner au mieux d'un contexte, pensez à toutes les étapes, dures ou pas, et commencez à vous récompenser subjectivement pour toutes les étapes que vous allez accomplir pour mener à bien ce nouveau comportement. Surtout, ne vous mentez pas ! Votre cerveau sait parfaitement quand vous vous mentez à vous-même, et ça n'est clairement pas le but. Le but est d'anticiper positivement et de visualiser tous les petits trucs que vous allez faire pour réaliser l'habitude, et cumuler mentalement en amont plein de petites victoires dans l'exécution de toute la séquence des événements qui précèdent ou qui suivent l'habitude en question. Accepter d'entrée de jeu qu'une partie de la séquence ne sera pas forcément agréable rend le tout plus réaliste, et vous évitera de vous manger une dissonance cognitive majeure quand vous passerez à l'action et que vous réaliserez que tout n'était pas aussi rose que vous l'aviez imaginé. Néanmoins, tous ces événements sont associés mentalement à une récompense plus globale qui arrivera plus tard, et cette petite technique toute simple est à elle seule incroyablement efficace pour faciliter la création d'habitudes durables.

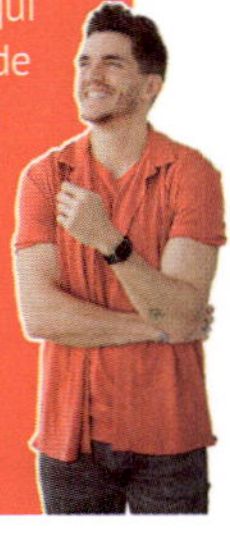

EN PRATIQUE, ÇA DONNERAIT QUOI ?

Pour commencer, prenez une habitude que vous voulez adopter. Par exemple, commencer la musculation. Écrivez toute la séquence d'étapes impliquées dans son exécution : trouver une salle près de chez vous qui vous plaît, vous inscrire, trouver une tenue de sport, acheter un cadenas pour votre casier, libérer une plage horaire dans votre emploi du temps pour vous y rendre… Puis, écrivez toute la séquence d'événements qui doivent la précéder, dans les 10 à 15 minutes avant son exécution (prendre votre sac de sport, vos clés, sortir de chez vous, fermer la porte, prendre votre vélo ou votre voiture, rouler jusqu'à la salle, vous garer, pousser la porte de la salle, saluer le staff à l'accueil, passer votre badge et vous diriger vers les vestiaires etc.) ainsi que tous les sentiments et émotions qui vont arriver immédiatement après (le plaisir d'avoir pu se défouler après une bonne journée de travail, la sensation d'avoir fait travailler son cœur et l'apaisement que cela procure, le pump gratifiant de la congestion de vos muscles après l'effort…). Tout cela constitue cette nouvelle habitude que vous voulez intégrer dans votre vie.

Une fois tout écrit, relisez vos notes et visualisez positivement le fait que vous allez accomplir tout ça, une étape après l'autre. De cette façon, la sécrétion de dopamine anticipée va orienter votre cerveau et l'ensemble de votre comportement vers la réalisation de cette habitude, facilitant ainsi votre passage à l'action.

En apprenant à manipuler ainsi votre système de prédiction des récompenses, vous pouvez désormais avoir accès à davantage de dopamine pour vous motiver à réaliser des habitudes que vous n'avez pas encore adoptées. Cela stimule également la mémoire procédurale, qui vous aide à vous rappeler automatiquement des différentes étapes d'une recette, d'un tour de magie ou d'une routine d'entraînement par exemple. En hypnose et en PNL, on appelle ça de la **programmation mentale**, et c'est une technique extrêmement efficace pour diminuer la friction associée à une nouvelle habitude et passer à l'action. En visualisant ainsi votre nouvelle habitude, votre système nerveux prépare les circuits neuronaux qui vont s'activer lors de la réalisation de celle-ci en amont, comme une sorte d'échauffement. Les choses sont alors plus simples au moment où vous passez à l'action, comme si vous l'aviez déjà fait auparavant. Et ça n'est pas parce que cet exercice est « imaginaire » qu'il est à prendre à la légère ! Les bénéfices des techniques de visualisation sont extrêmement bien documentés dans la littérature scientifique, et ces techniques sont beaucoup utilisées par des personnes qui accomplissent des choses extrêmement délicates, comme les pilotes de chasse, les sportifs de haut niveau ou les opérateurs des forces spéciales, par exemple. Alors pourquoi pas vous ?!

CES SUPERHABITUDES QUI FACILITENT TOUTES LES AUTRES

Certaines habitudes dans nos vies ont la capacité d'en influencer beaucoup d'autres. Vous pouvez voir ces habitudes structurantes comme de supers habitudes, qu'il est particulièrement important de mettre en place pour pouvoir faciliter l'adoption et l'ancrage de toutes les autres habitudes qui vous tiennent à cœur. Évidemment, **prendre l'habitude de se coucher et de se lever à heure fixe et de développer une excellente hygiène de sommeil est une habitude centrale qui influencera de façon positive l'adoption de toutes les autres habitudes que vous essaierez de mettre en place dans votre quotidien**. Par ailleurs, notez que ces superhabitudes doivent forcément être quelque chose que vous aimez faire.

Enfin, le système nerveux tend en effet à générer tout un tas de comportements directement d'après l'état dans lequel nous sommes. À quel point on se sent motivé, énergique ou fatigué fluctue sensiblement au cours de vos journées, et on peut facilement insérer des habitudes et comportements dans nos vies en comprenant que certains neurotransmetteurs les favorisent à certains moments précis. Il peut ainsi être utile de séparer vos journées en 3 phases successives.

PHASE 1 : ENTRE 0 ET 8 H APRÈS VOTRE RÉVEIL

Au cours de cette première phase, l'adrénaline et la noradrenaline, la dopamine et le cortisol sont relativement élevés dans votre organisme, favorisant ainsi un état d'éveil, d'attention et de concentration accrus. Vous pouvez typiquement effectuer bon nombre de petites actions qui entretiennent cet état, ou qui s'insèreraient parfaitement dans cette première phase de la journée si ces actions représentaient des habitudes que vous voulez consolider dans vos vies : vous exposer à la lumière du soleil dans la première heure après le lever, vous exposer au froid (extérieur, douche froide etc.) jeûner, consommer de la caféine, ou faire de l'exercice physique…

Le but de cette première phase n'est pas tant de faire les choses les plus dures de votre journée le matin pour en être débarrassé que de profiter de cette orientation pour le focus pour réaliser les tâches de votre quotidien qui sont justement soumises à la plus forte friction. Ainsi, vous programmez votre système nerveux à prédire quand il va pouvoir naturellement surmonter la friction, et vous lui facilitez la tâche. Placer ces activités à forte friction initiale dans cette première phase de votre journée les rend donc beaucoup plus simples à accomplir, et ça n'est parfois pas du luxe !

PHASE 2 : ENTRE 9 ET 15 H APRÈS LE LEVER

Là, les niveaux de tous les neurotransmetteurs précédemment cités commencent progressivement à diminuer. De fait, il est même important que le cortisol, après avoir suivi un pic de sécrétion dans la matinée, diminue dans cette deuxième partie de la journée pour éviter de générer de l'anxiété, voire favoriser à terme la dépression.

La sécrétion d'un autre neurotransmetteur, la sérotonine, augmente également en fin de journée, vous aidant à être plus calme et détendu. De la même façon que dans la phase 1, il y a ici pas mal de trucs que vous pouvez faire au cours de cette phase pour entretenir ce nouvel état, qui vont faciliter la création et la consolidation d'habitudes sur le reste de la journée : diminuer l'intensité des lumières vives (sauf celle du soleil, parce que le voir descendre à l'horizon aide à désactiver les neurones qui gèrent l'attention et l'activité cérébrale), allumer des bougies, pratiquer la méditation, le yoga nidra, l'auto hypnose, prendre un bain ou une douche chaude, ne plus consommer de caféine…

Cette deuxième phase est un merveilleux moment pour faire des choses qu'on fait déjà sans effort, et à faible friction : jouer de la musique, répéter une langue, cuisiner, lire, etc. Toutes ces actions pourraient en soi constituer de nouvelles habitudes que vous voulez adopter, mais cela peut aussi participer tout simplement à ancrer les circuits neuronaux concernés et les aider à s'activer de façon réflexe.

Après avoir déclenché la neuro plasticité en travaillant sur des habitudes en phase 1, on donne au cerveau l'occasion d'ancrer et d'automatiser les apprentissages, en préparant le repos et le sommeil lent profond qui arrivent en phase 3.

PHASE 3 : ENTRE 16 ET 24 H APRÈS VOTRE RÉVEIL

Dans cette ultime phase, permettre un sommeil profond et de qualité va conditionner l'ancrage et l'imprégnation neurale qui permettent la neuroplasticité déclenchée plus tôt dans la journée. Pour ça, vous retrouverez toutes les astuces utiles dans le chapitre du livre consacré au sommeil, mais pour faire simple, assurez-vous de dormir dans une chambre où il fait sombre, frais, et dans laquelle vous n'êtes pas dérangé par le bruit. Votre sommeil n'en sera que plus réparateur, permettant ainsi la cascade d'adaptations nécessaire à l'automatisation des différentes habitudes sur lesquelles vous voulez progresser.

En plaçant les habitudes dans les phases qui leurs correspondent le mieux dans la mesure du possible (on a tous des journées chargées, soyez bienveillants avec vous-même), vous facilitez ainsi l'adoption de ces habitudes, puisqu'elles deviennent naturellement générées par l'ensemble des neurotransmetteurs et des autres habitudes propices au moment de leur réalisation.

« TU T'ENTRAÎNES TOUS LES JOURS ? COMMENT TU FAIS ? »

LA VÉRITÉ SUR NOTRE MOTIVATION

Les médias et les réseaux sociaux nous vendent depuis des années la merveilleuse histoire de la motivation comme la solution définitive à tous nos problèmes.

Vous n'arrivez pas à faire du sport ? Motivez-vous !

Vous n'arrivez pas à manger de façon équilibrée ? Motivez-vous !

Vous n'avez pas envie de sortir avec vos amis après une grosse journée de travail ? Motivez-vous !

L'injonction à faire preuve de motivation semble omniprésente, et la société semble attendre de nous que nous soyons capables de mobiliser des trésors de motivation à volonté pour faire face à tous nos obstacles.

`Cette dialectique est encore plus vraie dans le monde du sport, de la finance, de l'entrepreneuriat et sur les réseaux sociaux en général.

Vous n'avez pas la vie que vous voulez ? C'est que votre motivation n'est pas assez forte !

Vous n'avez pas le corps dont vous rêvez ? C'est que vous ne le voulez pas suffisamment !

Vous n'arrivez pas à tenir un régime et vous craquez au bout de quelques semaines ? Si vous étiez plus motivé, vous atteindriez vos objectifs !

Tout ça, c'est du bullshit. La vérité, c'est que quand vous aurez compris comment fonctionne réellement la motivation, vous n'aurez plus jamais besoin de chercher cette énergie mystérieuse.

LA MOTIVATION ET LA DOPAMINE

Il existe une relation fondamentale entre la sécrétion de dopamine et notre motivation, notre volonté de fournir un effort. La magie de la biochimie est que la dopamine est aussi littéralement impliquée dans la production physique du mouvement, en ce sens qu'elle est un précurseur de l'adrénaline, une hormone également appelée épinéphrine lorsqu'elle se trouve dans notre cerveau. La dopamine, c'est ce qui nous pousse à bouger. Elle est souvent décrite comme un neurotransmetteur lié au phénomène de plaisir, mais plus encore que le plaisir, elle est liée au fait de désirer, de vouloir et de rechercher certaines choses ou expériences. Si l'on est excité en anticipant quelque chose qu'on aime, le rythme d'activité électrique cérébrale dans les circuits de la récompense augmente, ayant pour effet de nous donner envie d'agir dans la direction de ce qu'on désire. Penser simplement une activité agréable (sauter en parachute, coucher avec son partenaire, jouer au jeux vidéo…) ou à quelque chose qu'on aime (un morceau de chocolat, une glace ou un paquet de bonbons) peut nous exciter suffisamment pour nous pousser à rechercher activement l'objet de nos désirs. Ça a du sens en termes d'évolution. La dopamine nous pousse à rechercher de l'eau quand on a soif, de la nourriture quand on a faim, un partenaire pour nous reproduire etc. Daniel Lieberman décrit la dopamine comme *The molecule of more*, la molécule qui vous pousse à toujours vouloir davantage de ce que vous aimez. Ainsi, la dopamine nous amène à nous concentrer sur ce qui est à l'extérieur de nous, sur ce que nous n'avons pas. Mais le secret de la motivation, vous allez le voir, c'est peut-être de se concentrer sur ce qui est entre nos mains, en notre pouvoir, plutôt que de se laisser driver constamment par ce qui nous est extérieur.

MOTIVATION VS. HABITUDES

Si vous avez lu avec attention le précédent chapitre sur les habitudes, vous avez déjà compris qu'essayer de se motiver pour faire des choses qu'on aimerait accomplir dans sa vie n'est pas la meilleure stratégie qui soit. L'expression « essayer de se motiver » en elle-même décrit parfaitement le niveau d'efforts pénibles qu'il faudrait investir à chaque prise de décision, chaque fois que vous auriez envie de faire quelque chose ou de vous adonner à un certain comportement. L'incroyable force des habitudes par rapport au fait de s'appuyer sur sa volonté et sa motivation est le fait qu'une fois que vous avez appris à faire quelque chose et que cet apprentissage est devenu un automatisme, l'ancrage de ce nouveau comportement dans la sphère de vos habitudes et dans vos circuits neuronaux fait que vous n'avez par définition plus besoin d'avoir recours à votre volonté pour faire les choses. C'est la magie délicieuse des habitudes : en mettant en place les stratégies abordées dans le chapitre précédent et en vous habituant à accomplir même les actions les plus complexes, vous serez capable de réaliser ces choses dans votre quotidien sans avoir besoin de faire preuve de volonté ou de motivation pour y parvenir. C'est exactement ce que les gens désireux d'une aussi grande motivation que la mienne à s'entraîner tous les jours sous-estiment. Je ne suis pas vraiment motivé. J'ai juste appris à construire dans mon quotidien des habitudes solides qui font que je fais désormais les choses sans investir de volonté ou de force mentale démesurée. **C'est la raison pour laquelle les habitudes sont si puissantes : elles vous porteront toujours plus loin que la plus forte des motivations initiales.**

L'autre problème de la motivation, surtout quand elle se manifeste au début d'une nouvelle dynamique, est qu'elle est par définition une monnaie de courte durée dont la valeur se déprécie extrêmement rapidement. Poussée par la stimulation de la nouveauté et le fonctionnement unique de la dopamine, nous sommes toujours davantage motivés au début d'un projet ou d'une nouvelle activité. L'attrait de la nouveauté nous excite et nous pousse à nous investir dans une nouvelle activité ou un nouveau comportement parce que le cerveau est toujours curieux de savoir ce qu'il va pouvoir y trouver. Malheureusement, devinez ce qu'il se passe au bout de quelques semaines, quand vous avez un peu mis les mains dans le cambouis et que cette nouvelle activité n'est finalement plus si nouvelle que ça ? Votre motivation vous abandonne, pour la bonne et simple raison que la stimulation liée à la nouveauté a disparu. Par conséquent, si vous vous reposez uniquement sur la motivation initiale générée par tout projet nouveau, vous êtes certain de vous programmer pour l'échec. Et comme personne n'aime échouer et se prendre des murs, voici comment apprendre à construire votre propre motivation pour ne plus jamais avoir à dépendre de la motivation extérieure.

TROUVER LA BONNE MOTIVATION

On a coutume de dire qu'il y a en réalité 2 types de motivation : la motivation extrinsèque et la motivation intrinsèque. La motivation extrinsèque vous vient de l'extérieur, parce que vous êtes obligé de faire certaines choses ou que vous souhaitez obtenir un certain résultat. Elle n'est pas liée à l'action ou à l'activité en elle-même, simplement à ce que cette action ou ce comportement vous rapporte. Si vous travaillez dur en pensant au chèque que vous toucherez à la fin du mois ou que vous achetez des fleurs simplement pour vous faire bien voir de votre belle-mère, vous faites typiquement les choses sous le coup d'une motivation extrinsèque. Si vous n'aviez pas de belle-mère aux yeux de qui vous voulez vous valoriser ou que vous n'étiez pas payé pour travailler, les chances pour que vous réalisiez ces deux actions seraient proches de 0. Dès lors, vous comprenez aisément que la motivation extrinsèque n'est pas suffisante pour accomplir des comportements durables et que vous aimeriez répéter sur le long terme. Si vous voulez vous bâtir un corps athlétique ou être capable de manger équilibré 95 % du temps, vous ne pouvez pas simplement le faire pour plaire davantage à votre partenaire ou pour respecter le plan alimentaire concocté par votre coach. Plus les comportements que vous voulez adopter seront complexes et demanderont des efforts et du travail, plus vous aurez besoin que la motivation vienne de l'intérieur. Personne ne s'entraîne pendant 15 ans pour avoir un corps au top, simplement poussé par la motivation extrinsèque. Qui plus est, si vous percevez vos entraînements comme des corvées nécessaires pour atteindre un objectif, il y a de très fortes chances pour que la frustration engendrée par le niveau d'effort investi vous amène à vous récompenser avec de la nourriture et à contrecarrer la logique même de s'entraîner pour développer un mode de vie plus sain. L'enjeu ici se trouve donc dans la nature des actions que vous accomplissez et dans la façon donc vous les considérez. Notre force de volonté nous abandonne petit à petit quand on fait des choses que l'on doit faire, mais jamais quand on fait des choses que l'on aime faire. Pour la plupart des gens, travailler sur un sujet compliqué pendant 3 ou 4 heures d'affilée demande de faire preuve de beaucoup de concentration et de force mentale. Pourtant, je suis persuadé que vous êtes déjà resté scotché plusieurs heures d'affilée devant un film passionnant, que vous avez déjà dansé pendant plusieurs heures sans vous arrêter devant une scène de concert ou que vous vous êtes déjà surpris à consulter des pages et des pages sur un site Internet traitant d'un sujet qui vous passionne. Quand nos actions engendrent une gratification immédiate, nous sommes beaucoup plus susceptibles d'être motivé pour les accomplir et nous n'avons pas besoin de faire preuve de volonté pour répéter ces comportements. Le but donc, si vous souhaitez adopter de nouveaux comportements pour lesquels vous avez du mal à vous « motiver », c'est de trouver comment rendre ces activités gratifiantes sur le long terme, plutôt que de devoir vous taper la tête contre les murs à vie pour pouvoir vous forcer à les réaliser.

MOTIVATION ET ASTUCES

ANTIFATIGUE MENTALE

CONSTRUIRE SA MOTIVATION

Voici donc quelques techniques pour faire évoluer vos perspectives et transformer les actions que vous devez faire en actions que vous aimez faire.

Devenez compétent, définissez les bons objectifs et entourez-vous comme il faut. Dans son livre *La Science du self-control*, Menno Henselmans décortique la structure de la motivation intrinsèque de façon extrêmement intéressante. Il y a 3 points de son analyse que j'apprécie particulièrement et que je trouve incroyablement pertinents pour construire sa propre dynamique et ne plus jamais avoir à recourir à la motivation extérieure. Ces 3 points sont les suivants.

Développer sa compétence. On fait plus volontiers les choses qu'on aime que celles pour lesquelles on est doué. Eh oui, c'est notamment pour ça que vous avez horreur de travailler vos mollets ! Essayer de faire quelque chose dans lequel on est totalement nul n'est vraiment pas chose aisée. Une bise à tous les débutants qui liront ce paragraphe et qui essaient de se persuader de ne pas abandonner ! Nous avons tous été débutant un jour, et c'est une étape obligatoire pour développer la compétence nécessaire au progrès. Donc accrochez-vous, ça en vaut la peine ! Par conséquent si vous voulez faire en sorte de répéter un comportement de façon régulière ou de pratiquer souvent une activité, vous avez tout intérêt à apprendre à l'aimer, et donc à devenir bon dans ce que vous faites. Cette caractéristique de la motivation intrinsèque est un point absolument capital. Le fait de devenir bon dans une activité et d'obtenir de plus en plus de résultats concrets est un facteur de motivation bien plus important que toute la motivation externe du monde. C'est exactement le problème de ceux qui font du sport sans en voir le résultat : une fois qu'ils ont investi la dose d'efforts qu'ils estimaient nécessaire pour créer un changement positif et que ce changement n'arrive pas, ils se sentent confrontés à un échec. Voilà pourquoi on pousse la porte d'une salle de musculation le 1er janvier, drivés par la motivation extrinsèque de la pression sociale pour finalement abandonner suite à un effort vain. Personne n'a envie de poursuivre une activité s'il ne voit pas sa compétence se développer. Investir des efforts de façon répétée sans obtenir le moindre résultat est trop difficile, trop ingrat et trop dévalorisant sur le long terme.

Une technique essentielle à mettre en place dans vos entraînements et dans l'ensemble des activités dans lesquels vous voulez durer est donc de **suivre et d'enregistrer vos progrès**. Étant donné que la dopamine nous pousse constamment à vouloir et à poursuivre davantage, il est facile d'oublier d'où l'on vient et le chemin que l'on a parcouru. Si vous vous entraînez depuis quelques mois et que vous avez l'impression de ne toujours pas être au niveau des autres personnes qui s'entraînent dans votre salle, il y a de fortes chances que vous ayez le sentiment de ne pas être à la hauteur, et ce quels que soient les progrès que vous avez déjà accomplis. Être capable de prendre conscience de façon objective du chemin parcouru et des progrès effectués est un formidable facteur de motivation pour continuer à avancer dans une dynamique difficile. C'est la raison pour laquelle noter vos performances à chacun de vos entraînements dans un petit carnet ou un fichier Excel est une petite habitude capitale pour entretenir votre motivation sur le long terme. Vous n'imaginez pas la fierté que vous ressentirez quand vous vous rendrez compte que vous arrivez à faire plusieurs répétitions de squats avec une barre de 100 kilos, alors que la première fois que vous avez fait une séance de squat vous étiez à peine capable d'en soulever 50. À l'heure des réseaux sociaux et de la comparaison permanente avec les autres, garder une trace de votre évolution, physique et objective, est essentiel pour conserver intacte votre motivation et continuer à progresser malgré les obstacles, garder votre niveau de conscience dans votre dynamique et de renforcer naturellement votre motivation intrinsèque. Si vous prenez l'habitude de faire constamment de petits progrès et de les enregistrer méticuleusement, vous construirez petit à petit une dynamique saine qui vous poussera constamment à devenir meilleur tout en appréciant à sa juste valeur le chemin parcouru.

LA COMPÉTENCE

C'est en effet un formidable moteur de confiance en soi et de sentiment d'accomplissement. Développer une compétence spécifique dans un domaine particulier, aussi inhabituel soit-il (vous avez parfaitement le droit d'aimer le curling, personne ne vous juge !), permet d'augmenter son contrôle sur le monde et sur son environnement direct. En gagnant en compétence, et en développant une habileté particulière pour une tâche ou un domaine, on limite son sentiment d'impuissance en augmentant la confiance en soi. De plus, la compétence nous valorise aux yeux des autres. Développer sa compétence, c'est devenir une meilleure version de soi-même.

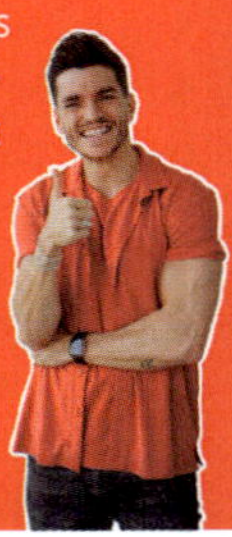

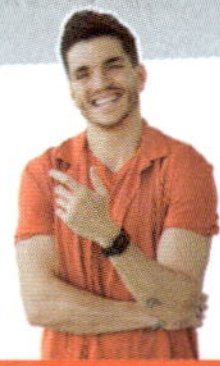

SOUVENEZ-VOUS

Pour être motivé à accomplir quelque chose, il est bon de le faire souvent et d'en faire une habitude, et que pour cela, devenir meilleur dans ce que l'on fait et apprécier petit à petit les progrès accomplis, seul ou bien entouré, permet de conserver intacte sa motivation sur le long terme. Si vous êtes capable de mettre en place ces actions dans vos vies, rien ne vous empêchera plus d'être motivé pour travailler à devenir la meilleure version de vous-même. À vous de jouer !

Définir intelligemment ses objectifs. Définir des objectifs chiffrés, arbitraires et rigides est une des principales erreurs que commettent constamment les débutants. Plutôt que de formuler des objectifs de performance qui nous éloignent de nous-mêmes, une bien meilleure façon de développer sa motivation intrinsèque est de se focaliser sur le présent. De se concentrer sur le fait de simplement devenir meilleur. Plutôt que de courir après des chiffres ou des valeurs totalement arbitraires, concentrez-vous sur ce que vous pouvez faire au quotidien pour vous améliorer constamment : le repas que vous êtes en train de préparer, la séance d'entraînement que vous vous apprêtez à faire, l'article ou la dissertation que vous êtes en train d'écrire, la nuit de sommeil dont vous allez profiter, la conversation que vous êtes en train d'avoir avec votre partenaire. Chaque moment de nos vies quotidiennes renferme l'opportunité de devenir meilleur, de développer sa compétence et de profiter davantage de ce que la vie a à nous offrir. Ne commencez pas la muscu pour faire 100 kilos au développé couché. Tout le monde s'en fout. Commencez la muscu pour entretenir votre masse musculaire et devenir plus fort. Ne suivez pas un régime drastique et débile pour perdre 10 ou 15 kilos. Développez une relation plus saine avec votre alimentation pour améliorer votre composition corporelle et vous sentir bien dans votre corps. Cultivez une mentalité de croissance et arrêtez de courir inutilement après les objectifs que la société vous présente comme désirables ou valorisants.

Entourez-vous des bonnes personnes. Même si je vous ai dit qu'attendre que la motivation vienne de l'extérieur et émane des autres était une stratégie totalement inefficace sur le long terme, s'entourer de personnes qui ont la même mentalité que vous et qui poursuivent la même dynamique de progrès est un atout incroyablement sous-estimé pour atteindre vos objectifs et améliorer vos vies. Pour reprendre les mots d'Aristote, « l'homme est un animal social », et le contact social est évidemment un besoin essentiel duquel il nous est impossible de nous détourner. Par conséquent, il est beaucoup plus judicieux de vous entourer de gens comme vous, qui comprennent votre dynamique, vos passions et votre éthique de travail, plutôt que de fréquenter des gens qui se moquent de vos passions ou ne comprennent rien à vos centres d'intérêt. Vous entraîner dans une salle de sport dans laquelle vous vous sentez bien et où vous avez l'impression d'être à votre place, travailler dans un environnement professionnel ou tout le monde avance dans la même dynamique et vous accepte tel que vous êtes, ou même vivre dans un pays ou un quartier dans lequel les gens ont à peu près les mêmes valeurs et le même fonctionnement que vous peut être extrêmement utile pour entretenir naturellement la motivation intrinsèque de poursuivre votre dynamique personnelle sur le très long terme. Rien de pire que de devoir se battre contre des moulins et d'avoir à se justifier constamment sur le moindre de ses choix et de ses actions auprès de son entourage. Si vous êtes passionné par l'entraînement et que votre partenaire fume, regarde des séries télévisées toute la journée et commande des plats préparés et des fast-foods tous les soirs, il y a peu de chances pour que la façon dont vous envisagez l'existence et vos dynamiques de vie s'accordent sur le long terme. À l'inverse, faire les choses ensemble et avancer dans la même direction peut-être une formidable dynamique au sein d'un couple, d'une famille ou d'un groupe d'amis. Trouver des gens qui partagent la même vision que vous et s'efforcent d'avancer dans le même sens peut être un incroyable moteur pour nourrir votre motivation intrinsèque jour après jour. Ne le négligez pas !

Maintenant que vous savez comment la motivation fonctionne et surtout à quel point il est important de construire votre propre motivation, je pense que vous avez tous les outils pour mettre en place dans vos vies toutes ces actions que vous avez toujours voulu accomplir et pour lesquelles vous n'étiez jusque-là « pas motivé ».

LES ASTUCES ANTI-FATIGUE MENTALE

Si vous n'avez pas la possibilité de vous entraîner avant de vous rendre au travail ou entre midi et deux, le manque de motivation sera forcément un frein majeur au suivi d'un programme d'entraînement optimisé et à votre hygiène de vie. Mais ce qui se joue vraiment dans ce genre de situations relève davantage de la sensation d'être à plat, abattu, et du fait de se laisser déborder émotionnellement par la charge mentale accumulée au cours de la journée. Si vous vous retrouvez fréquemment dans cette situation. Le principe comme souvent est de parvenir à se montrer plus malin que le système. Personne n'a envie de subir sa vie, ni de devoir faire les choses sous la contrainte ou dans un état mental défavorable. Rappelez-vous du fonctionnement des habitudes : au bout d'un moment, votre système nerveux génère des comportements d'après l'état mental dans lequel vous êtes au cours d'une certaine phase de votre journée. Apprendre à optimiser son état mental et se programmer pour la réussite est également un facteur clé de succès pour être régulier à l'entraînement et régulier dans son hygiène de vie. Sans plus attendre, voici les techniques que je vous propose pour ne plus jamais souffrir de la fatigue mentale et être sûr de vous entraîner chaque fois que vous l'aurez décidé.

S'entraîner le matin. Cette solution peut vous paraître difficile à mettre en place de prime abord, mais elle permet généralement de résoudre totalement l'équation de la fatigue mentale. Quand je dis difficile à mettre en place, évidemment, je me mets à la place de quelqu'un qui n'a pas encore pris le temps de construire cette nouvelle habitude dans sa vie, et qui se heurte par définition à l'énorme friction de devoir organiser l'ensemble de ses journées en fonction de ce nouvel agencement. Quand on n'a pas l'habitude de se lever tôt, et donc forcément de se coucher plus tôt la veille, de rassembler toutes ses affaires et de passer par la salle de sport avant même d'attaquer sa journée de travail, les premières fois peuvent faire tout drôle !

Pourtant à 6 h du matin, il n'y a presque personne à la salle (et si vous vous entraînez depuis un petit moment, vous savez à quel point c'est un bonheur de s'entraîner dans une salle vide où vous n'avez jamais à attendre qu'une machine se libère) ! On peut y croiser tout une bande de courageux qui se lèvent tôt pour réaliser leurs rêves et ne pas se trouver d'excuses : le papa de 45 ans venant pousser de la fonte avant de rentrer à la maison pour réveiller ses enfants avec un bisou sur le front et des croissants tout chauds ; l'entrepreneur à succès travaillant 14 h par jour et ne pouvant caler une séance de sport productive à un autre moment de sa journée ; le pompier devant prendre sa garde à 8h du matin et voulant faire sa séance de sport avant pour rester opérationnel… Bref, une micro communauté de guerriers motivés offrant tous les ingrédients idéaux pour entamer sa journée de la meilleure façon qui soit !

Alors oui, du point de vue physiologique et de la performance, je savais bien après avoir lu la littérature scientifique sur le sujet que ça n'était pas optimal et qu'il aurait sans doute mieux valu pouvoir m'entraîner entre 6 et 8 h après le réveil pour optimiser ma production de force et mon volume d'entraînement total. Mais vous savez quoi ? Entre m'entraîner à 6 h du matin et perdre peut-être une ou deux répétitions par-ci par-là sur mes séries, et ne pas m'entraîner du tout à cause de l'énorme charge mentale et de la fatigue de mes journées, le choix était ce qu'on appelle en anglais un *no brainer*. Souvent, ce qui est idéal sur le papier ne sera pas la solution la plus optimale dans votre quotidien. Et cela ne pose aucun problème.

Briser la fatigue mentale. Si vous n'avez pas la capacité de vous entraîner tôt le matin, le créneau du midi est généralement une excellente solution, mais pas forcément adaptée à tous les travailleurs. Si vous n'avez qu'une heure de pause entre midi et deux, comme c'est malheureusement souvent le cas, il est extrêmement compliqué en pratique de caler une séance d'entraînement productive sans avoir l'impression d'être en sprint de A à Z pour faire matcher votre routine d'entraînement avec votre planning professionnel. Si vous n'avez pas d'autre choix que d'aller vous entraîner à la fin de votre journée , et surtout que vous souffrez alors de l'énorme fatigue mentale due à une grosse journée de travail, il va falloir vous apprendre à briser cette fatigue avant qu'elle ne vous brise. La bonne nouvelle est que la fatigue mentale est comme son nom l'indique, mentale. En d'autres termes, c'est un état d'esprit et une usure de la force de volonté et de votre capacité décisionnelle. À force d'enchaîner les tâches obligatoires sans envie ni passion, vous vous laissez envahir par l'ennui sans autre stimulation que la « conscience professionnelle » et l'horizon de votre chèque à la fin du mois. Mais la magie de cet état mental, c'est qu'il est totalement réversible.

Une technique que j'ai souvent utilisée et dont j'ai beaucoup parlé sur l'ensemble de mes réseaux sociaux est celle de la douche froide. Je sais, je sais, quand vous êtes extrêmement stressé et que votre seule envie est de rentrer chez vous et de vous mettre en boule sur votre canapé

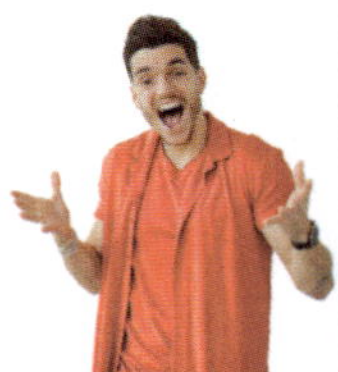

L'EFFET DOUCHE FROIDE

Même si contrairement à ce que vantent pas mal d'influenceurs de la sphère du fitness, la douche froide et l'exposition au froid intense en général n'ont pas vraiment de bienfaits sur la récupération musculaire et l'hypertrophie (c'est même généralement le contraire, puisque le froid a tendance à bloquer le processus inflammatoire nécessaire à la récupération et à la surcompensation qui permet le progrès), la douche froide est en revanche une excellente technique pour se débarrasser instantanément de sa fatigue mentale et changer en quelques secondes son état d'esprit du tout au tout. L'activation immédiate de votre système nerveux sympathique et la sécrétion de norépinéphrine dans le cerveau vous feront oublier en un instant l'accumulation de votre fatigue, et vous aurez l'impression d'être une tout autre personne.

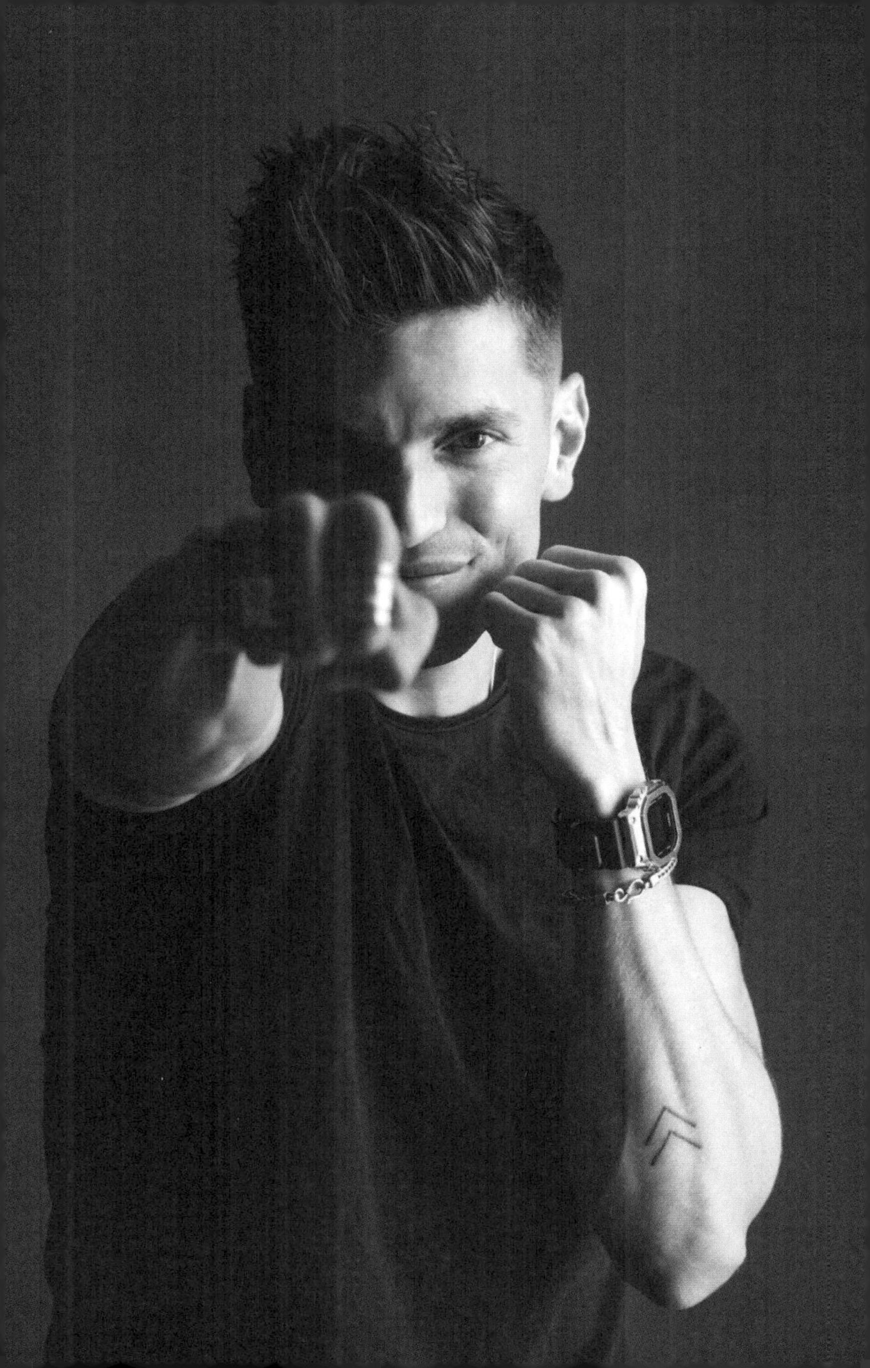

pour manger du chocolat, prendre une douche froide est probablement la dernière chose que vous ayez en tête, mais c'est justement la raison pour laquelle c'est la meilleure solution dont vous disposez pour briser la tyrannie de la fatigue mentale.

Comme toujours, c'est la friction initiale importante de ce nouveau comportement qui va vous rebuter dans un premier temps, et vous amener à penser que ce n'est pas une solution adaptée pour vous. Mais faites-moi confiance ! Si vous êtes dans ce genre de situation et que vous vous sentez trop fatigué pour aller vous entraîner à la fin d'une journée de travail, ne réfléchissez pas : souvenez-vous de cette technique, et allez immédiatement vous mettre sous la douche froide pendant une minute ou deux ! Quand vous sortirez, vous aurez pris une telle claque que l'intégralité de la sensation d'épuisement et de découragement que vous ressentiez quelques minutes auparavant se sera totalement évaporée, et que vous serez à nouveau prêt à déplacer des montagnes pour vous rendre à la salle de sport et fracasser votre entraînement comme il se doit. Mettre cette technique efficace en place dans votre quotidien change à tout jamais votre soumission à la fatigue mentale et vous permettra de reprendre votre vie en main. Plus besoin de subir : vous avez la solution pour reprendre le contrôle. À vous de jouer !

À VOUS DE JOUER !

« JE N'AI JAMAIS ÉTÉ SPORTIF : ÇA NE SERT À RIEN DE COMMENCER À 35 ANS »

LA FAUSSE RÉSILIENCE

Si vous vous intéressez au sport de haut niveau et que vous contemplez la carrière des grands champions, il est évidemment extrêmement facile de se dire que parce que la plupart des sportifs atteignent leur pic de performance ou l'apogée de leur carrière entre 25 et 35 ans, il n'y a aucune raison de commencer le sport après 35 ans parce que vous ne monterez jamais sur un podium de championnat du monde. Pourtant, pratiquer une activité physique à tout âge est une source infinie de bienfaits.

Penser qu'il est trop tard pour commencer revient à se chercher toutes les excuses possibles pour rester dans un confort douillet des habitudes de vie, caché derrière un « ça n'en vaut pas la peine ». Savez-vous ce qui vaut la peine ? Améliorer sa santé, sa composition corporelle, son alimentation, son hygiène de sommeil, prendre du muscle, perdre du gras, optimiser le fonctionnement de son organisme, son système immunitaire, renforcer son cœur… Faire de son mieux pour pouvoir améliorer le fonctionnement de la machine, vivre une vie plus saine, être plus fort et en meilleure santé en développant un physique solide. Ça, ça vaut la peine de se battre ! Et pour ça, vous n'avez absolument pas besoin de devenir champion du monde de quoi que ce soit. Vous n'avez même pas besoin de participer à la moindre compétition de votre vie. Tout ce dont vous avez besoin, c'est de vous bouger et d'arrêter de chercher des excuses comme ne pas remplir les conditions ridicules pour atteindre l'excellence. D'autant que vous vous trompez concernant l'excellence. De nombreux sportifs professionnels atteignent leur pic de performance bien plus tard que vous le croyez… De très nombreux bodybuilders d'exception, comme Arnold Schwarzenegger, Lee Haney, Dorian Yates, Ronnie Coleman, Jay Cutler ou encore Phil Heath sont arrivés à l'apogée de leur physique bien après 30 ans, et certains même après 40 ans. Et j'ai eu l'occasion de croiser Dorian Yates il y a quelques mois en chair et en os, et il a encore de beaux restes ! Il vous embrasse !

La vérité, c'est qu'on se fout de l'âge auquel tel ou tel sportif atteint son apogée.

Il n'est jamais trop tard pour adopter un mode de vie plus sain et se reprendre en main.

Si vous adoptez cette mentalité, vous serez rapidement surpris des changements que vous parviendrez à générer dans votre existence. Vous n'avez pas idée à quel point vous pouvez transformer votre vie et votre physique même en commençant à 30, 35, 40, 50 ou 60 ans. Ce qui compte, c'est votre point de départ à vous. C'est votre vie à vous. C'est votre physique à vous. Pas le physique d'untel, la carrière d'un autre ou la réussite d'un troisième. *Comparison is the thief of joy* disait Roosevelt. Faire les choses pour soi et jouer la meilleure partie dont on est capable avec les cartes qu'on a entre les mains est la plus belle façon de vivre une vie extraordinaire et d'arrêter de se la gâcher bêtement en restant passif. Rien à faire des championnats du monde. La seule compétition qui devrait vous intéresser, c'est celle que vous devez mener tous les jours avec vous-même pour vous améliorer dans ce que vous aimez, et faire les choses du mieux que vous le pouvez. Le reste n'a absolument aucune importance.

LA MUSCU À TOUT ÂGE

Vous l'avez compris, il n'y a pas d'âge pour se maintenir en forme. Et même si nous avons tous tendance à penser que prendre du muscle est une chance réservée aux jeunots, on peut en réalité prendre du muscle à tout âge, et surtout pratiquer une activité physique pour être en meilleure santé quel que soit le stade de notre vie dans lequel on se trouve. La croissance musculaire est pratiquement la même à 60 ans qu'à 20 ans, et la sédentarité est beaucoup plus corrélée à la perte de masse musculaire et de force que ne l'est l'âge biologique. Il n'y a en réalité que peu de vrais changements qui surviennent en vieillissant.

Le premier, c'est que le système nerveux devient un peu moins efficace, notamment dans sa capacité à produire de la force de façon explosive. Mais la capacité de construction musculaire et de production de force totale change très peu avec les années. Par conséquent, le seul vrai changement que vous pouvez apporter à votre programmation d'entraînement si vous êtes senior est la vitesse de vos répétitions : assurez-vous de conserver un tempo suffisamment contrôlé sur l'ensemble de vos mouvements, et évitez les gestes trop brusques ou trop explosifs, qui pourraient augmenter considérablement votre risque de vous blesser. Mais si vous faites les mouvements à votre rythme, vous pouvez continuer à développer de la force et à entretenir votre masse musculaire pendant de très nombreuses années.

Le second est que les fibres musculaires rapides ont tendance à se dégrader davantage que les fibres musculaires lentes avec les années, ce qui fait que les seniors ont des muscles proportionnellement beaucoup plus composés de fibres lentes que les athlètes plus jeunes. C'est un des symptômes principaux de la sarcopénie, un phénomène de diminution des capacités musculaires liée à l'âge et à l'adoption d'un mode de vie plus sédentaire. Par conséquent, il est plus judicieux pour eux de s'entraîner avec des séries plus longues et donc des charges relativement moins lourdes, auxquelles répondront mieux leurs fibres musculaires.

Le dernier point important, c'est qu'on récupère moins bien en vieillissant, notamment à cause de la diminution de la production d'hormones de croissance. Avec moins d'hormones de croissance, les protéines se renouvellent moins vite, notamment dans les tendons et les articulations, ce qui expose davantage les seniors aux risques de blessure. Par conséquent, la prévention des blessures à l'entraînement devrait être une préoccupation de premier ordre pour les athlètes plus âgés, mais en aucun cas ces phénomènes ne devraient vous faire peur et vous amener à penser qu'il serait mieux de faire une croix définitive sur les activités physiques ou la musculation. Continuer à vous entraîner aussi longtemps que vous le pouvez est la meilleure chose à faire pour prendre soin de votre santé physique et mentale et de votre autonomie sur le très long terme.

ET LE CARDIO DANS TOUT ÇA ?

La musculation développe la masse musculaire infiniment plus que le cardio (c'est même son but premier), elle augmente notre taux métabolique de base de façon significative sur le long terme, contrairement au cardio. Ce qui fait qu'au fil des années, plus vous faites de musculation, et plus votre taux métabolique augmente, et donc plus vous pouvez manger en restant dans la même condition physique, et plus il est potentiellement facile de perdre du poids. Alors que ça n'est malheureusement pas le cas avec le cardio.

Par ailleurs, une activité de type cardiovasculaire peut être excellente pour votre santé mais pas forcément l'option la plus judicieuse dans le cadre d'une perte de gras. Si votre seul objectif est de vous muscler, préférez la musculation, si c'est de « maigrir », emmagasinez des connaissances sur la nutrition et mettez en place des habitudes durables en termes d'hygiène de vie, de sommeil et de réduction du stress par exemple.

Ne pratiquez pas le cardio comme un choix par défaut au risque de vous épuiser ou de vous blesser mais parce que vous aimez cette activité.

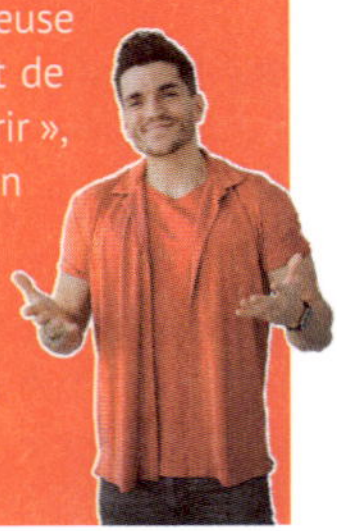

« JE N'AI PAS DORMI DE LA NUIT MAIS J'AI L'HABITUDE »

LA VÉRITÉ SUR LE SOMMEIL

Beaucoup considèrent à tort que le sommeil est une valeur négligeable, qu'on peut le manipuler à sa guise, et surtout qu'il est parfaitement possible de s'y soustraire si tant est qu'on ait une « bonne raison » de négliger son sommeil ou même de faire des nuits blanches. Grosse erreur ! Le sommeil est probablement l'un des paramètres les plus importants en termes d'optimisation de votre hygiène de vie globale. Il influe sur tous les aspects de votre quotidien, de votre niveau d'énergie à vos performances mentales, en passant par votre facilité à perdre du poids ou à prendre du muscle, la fréquence de vos blessures, la robustesse de votre système immunitaire, votre niveau global de bien-être et même la qualité de votre libido ! Donc on se réveille, parce que si vous avez roupillé en classe de 4e quand votre prof vous bassinait avec l'importance de bien dormir pour bien étudier, vous êtes bon pour un sacré cours de rattrapage ! Et grâce à ce chapitre, vous allez voir que quand vous saurez l'utiliser, le sommeil deviendra l'arme absolue pour devenir enfin le super-héros que vous rêvez tant d'être (Spoiler alert : arrêtez de rêver, vous avez encore du boulot !)

DIMINUTION DES CAPACITÉS COGNITIVES

DE HÉROS À ZÉRO

Si vous le voulez bien, commençons par examiner ce qui se passe dans votre corps et dans votre cerveau quand vous dormez deux heures de moins pour regarder un épisode de plus de votre série Netflix préférée ou parce que vous devez vous lever aux aurores pour attraper votre vol pour Punta Cana, petit veinard.

Vos facultés cognitives sont vos capacités à savoir, connaître, apprendre. Ce sont vos aptitudes à traiter des informations : grosso modo, faire fonctionner votre matière grise pour traverser votre journée en harmonie avec votre environnement direct, sans oublier votre téléphone 36 fois aux toilettes (savoir si vous devriez aller aux toilettes avec votre téléphone ou pas est encore une autre question), l'anniversaire de votre mère et comment on fait pour transformer un fichier Excel en PDF ! Les facultés cognitives, quand elles opèrent de façon optimale, sont ce qui vous permet de fonctionner à plein régime psychologiquement et d'être efficace, productif, créatif, malin, organisé sans avoir l'impression de subir vos journées ou d'être constamment à côté de la plaque. En bref : d'être vous, dans toute votre splendeur, et à 100% de vos capacités.

Et là c'est là que le bât blesse. Quand vous dormez moins que ce dont votre corps a besoin, la quasi-totalité de vos fonctions cognitives se met à partir en savonnette. En cas de manque de sommeil, toutes les prouesses merveilleuses que votre petit cerveau peut accomplir au quotidien en prennent un sacré coup dans les carreaux, et ce de deux façons différentes. En cas de manque de sommeil ponctuel, seuls les niveaux d'attention et d'éveil semblent affectés, alors que les tâches mentales plus complexes semblent pouvoir continuer à fonctionner de la même façon. Mais lorsque le manque de sommeil devient chronique (sur plusieurs jours), vos facultés mentales commencent vraiment à se dégrader. Moins vous dormez, et plus vous devenez bête ! C'est aussi simple que ça.

La diminution rapide des capacités cognitives est un phénomène bien connu chez les alpinistes ou les skippers. Demandez à n'importe quel navigateur ayant fait des traversées de l'Atlantique en solitaire et ayant été obligé de dormir le moins possible pour tenir le cap, et il y a de fortes chances pour qu'il vous dise que le manque de sommeil a fini par lui causer des visions ou même des hallucinations. Sans un sommeil suffisant et de qualité, tout finit par se dérègler. Et la magie de la chose, c'est que la baisse de vos performances mentales s'opère de la même façon que vous fassiez carrément une nuit blanche ou que vous sacrifiiez seulement quelques précieuses heures de sommeil par nuit plusieurs jours d'affilée. C'est le cumul des heures en moins qui compte, et votre dette de sommeil absolue, pas le fait que vous ayez passé une nuit entière éveillé à jouer à votre jeu vidéo préféré plutôt que de vous coucher tous les jours de la semaine une heure plus tard pour bachoter votre concours de médecine. Malheureusement, il n'y a pas de petite entorse à votre hygiène de sommeil, et chaque heure de sommeil en moins passée à faire autre chose se paie. Cash ! Et c'est LÀ que le mythe du super héros entre en jeu ! Quand on leur explique ce que la science a à dire sur l'importance capitale du sommeil, la plupart des gens qui négligent de dormir suffisamment répondent généralement : « J'ai pas beaucoup dormi, mais j'ai l'habitude.

« J'ai l'habitude ! ». Chaque fois que j'entends cela, j'ai l'impression de voir quelqu'un en train de se justifier de pouvoir prendre le volant bourré parce qu'il « a l'habitude ». Dans certains milieux au sein desquels la culture professionnelle nous pousse à « tirer un peu trop sur la corde », dormir moins devient même parfois une source de glorification, de fierté professionnelle.

Le gage d'une implication totale dans son travail, quitte à sacrifier son intégrité physique sur l'autel de la sacrosainte productivité d'entreprise. J'ai longtemps entendu ce genre de discours dans la bouche d'amis travaillant dans la restauration, sur les marchés, dans le monde militaire, juridique, agricole ou commercial, ou encore dans le monde de la nuit. « Moins tu dors, plus t'es fort ! » est une rengaine que j'entendais beaucoup lors de mon bref passage à l'Armée. « On dormira quand on sera morts ! ». Pour être honnête, je ne compte plus les gens dans mon entourage qui acceptent de sacrifier leur hygiène de vie et leur sommeil pour privilégier leur carrière, et entretiennent des comportements maltraitants vis-à-vis d'eux-mêmes dans le but d'être « plus productifs ». Cette logique est un non-sens, une illusion entretenue par l'incapacité de notre cerveau à mesurer des quantités absolues. Après une nuit blanche entière, vous allez probablement vous sentir exténué parce que ça constitue un vrai changement d'habitude. Mais si vous vous mettez simplement à dormir de moins en moins, il y a de fortes chances pour que vous ayez effectivement l'impression de « prendre l'habitude » de cette restriction de sommeil, et que vous ayez même l'impression que vos performances cognitives s'adaptent au manque de sommeil. Les études nous prouvent qu'il n'en est rien, et que même lorsqu'on pense avoir atteint son plus bas niveau de fatigue, celui à partir duquel les choses ne semblent plus pouvoir empirer (celui auquel les phrases du type « Moins tu dors plus t'es fort ! » pointent généralement le bout de leur nez), nos capacités cognitives continuent à se dégrader de façon linéaire à chaque heure de sommeil en moins. Alors que vous pensiez avoir atteint le mode larve absolue, vous sombrez alors dans un gouffre mental sans fin dans lequel votre cerveau va fonctionner de plus en plus mal, et basculer peu à peu dans un état dans lequel vous allez avoir de plus en plus de mal à prendre des décisions intelligentes et rationnelles, à suivre un régime, à faire des choix alignés avec vos valeurs, à vous rappeler vos rendez-vous, à faire preuve d'attention ou de créativité, bref : vous allez devenir de plus en plus idiot.

Mais pas de panique ! Cette véritable fosse des Mariannes cognitive, même si elle ressemble vu d'ici à un abîme sans fond, est parfaitement réversible. Mais pour en sortir, il va falloir faire confiance à votre nature humaine, et arrêter de vouloir vous prendre pour un super-héros ! Si vous voulez sauver le monde la journée (ou participer à en faire un endroit plus sympa et humain, c'est bien aussi), il va falloir dormir la nuit ! Et pas qu'un peu !

DE COMBIEN D'HEURES DE SOMMEIL AVEZ-VOUS BESOIN ?

En tant que mammifère, le sommeil est un processus fondamental dont nous ne pouvons pas nous passer pour être en bonne santé et fonctionner normalement. Nous avons certes besoin de moins de sommeil que les chauves-souris, qui peuvent dormir jusqu'à 20 h par nuit (les chanceuses), mais tout de même davantage que les éléphants, qui se contentent de 3-4 h par nuit. Pour les humains, le consensus scientifique actuel sur le besoin de sommeil s'établit entre 7,5 et 8 h de sommeil par nuit pour les sujets sédentaires, 7 h étant l'absolu minimum en dessous duquel les effets néfastes sur la santé commencent à se faire rapidement sentir.

Notez cependant que les besoins en sommeil augmentent avec l'activité physique et l'entraînement. Mes chers lecteurs, que je sais évidemment investis passionnément dans une pratique sportive assidue, auront donc à cœur de considérer la fourchette supérieure de ces recommandations, et de viser 9 h de sommeil par nuit pour fonctionner à 100 % de leurs capacités et exploiter leur plein potentiel physique et mental au quotidien.

Pour faire simple, quand vous ne dormez pas assez, l'ensemble des processus à l'œuvre dans vote organisme comme dans votre cerveau se mettent à fonctionner de moins en moins bien, et font de vous un être moins musclé, plus gras, moins intelligent et en moins bonne santé !

L'autre problème du manque de sommeil, c'est qu'on ne peut pas vraiment « rattraper » du sommeil en retard, ni stocker des heures de sommeil supplémentaires en vue de nuits plus courtes à venir, contrairement à ce qu'on pense généralement. Une étude fascinante[1] a montré à quel point il était impossible de rattraper les conséquences négatives d'un manque de sommeil chronique, même en dormant aussi longtemps qu'on le souhaite après coup. Dans cette étude, les chercheurs ont essayé de mettre en évidence les effets négatifs du manque de sommeil chronique sur la composition corporelle. Tous les sujets étaient des individus en surpoids soumis à un déficit calorique. Les participants assignés au groupe test subissaient également une réduction de leur temps de sommeil. Ils dormaient seulement une heure de moins que leurs besoins réels pendant les 5 jours de la semaine, du lundi au vendredi, mais avaient le droit de rattraper autant de sommeil qu'ils le voulaient pendant le week-end, sur une période de 8 semaines. Vous devez vous dire : s'ils avaient la possibilité

1. « Influence of sleep restriction on weight loss outcomes associated with caloric restriction », Wang et al. (2018), https://pubmed.ncbi.nlm.nih.gov/29438540/

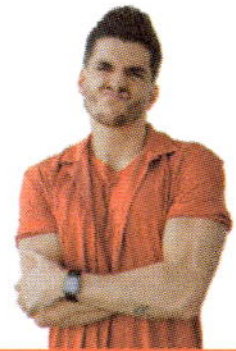

MANQUE DE SOMMEIL ET CONSÉQUENCES

En plus de la diminution déjà préoccupante et extrêmement directe des performances mentales, le manque de sommeil a également des conséquences profondément néfastes pour votre organisme tout entier :

- diminution du métabolisme de base : votre corps se met à brûler moins de calories au repos, même compte tenu de la même activité physique globale.
- dérèglement de la production hormonale, et notamment une baisse de la production de testostérone, si importante pour le bien-être, la santé globale et la construction musculaire.
- augmentation de l'appétit.
- dérèglement de la répartition des nutriments : en mangeant la même chose que d'habitude, si vous ne dormez pas assez, vous prendrez plus de gras et moins de muscle que si vous dormiez de façon optimale !
- accélération du vieillissement. Le sommeil est en effet essentiel à la restauration physique, notamment via la production d'hormone de croissance au cours de la phase du sommeil lent profond. Si vous dormez mal, vous vieillirez plus vite !

de dormir à volonté le week-end, ça a dû leur permettre de rattraper leur sommeil en retard, non ? Résultat : bien qu'ils étaient autorisés à « rattraper » leurs heures de sommeil manquées, les sujets en manque de sommeil ont perdu beaucoup plus de masse musculaire que de gras pour la même perte de graisse totale. Donc même si vous avez l'impression de pouvoir « rattraper » vos heures de sommeil en moins, vous ne pourrez jamais compenser complètement les effets négatifs du manque de sommeil si vous vivez une vie de bâton de chaise et brûlez la chandelle par les deux bouts !

Vu comme ça, il ne devrait plus être trop difficile de vous convaincre d'aller vous coucher à l'heure, n'est-ce pas ? Alors au lit mauvaises troupes !

GUIDE PRATIQUE POUR UN SOMMEIL OPTIMAL

Une journée productive commence par une bonne nuit de sommeil. Et pour profiter du sommeil le plus réparateur possible, il va bien sûr vous falloir dormir suffisamment. Mais la façon dont vous allez dormir a également un impact énorme sur la qualité de votre sommeil.

Voici quelques conseils indispensables à mettre en pratique si vous avez du mal à vous sentir pleinement reposé quand vous sautez du lit le matin (ou si vous avez même carrément du mal à en sortir autrement qu'à coups de pieds dans c.. !).

LA BASE...

Une place pour chaque chose. Bien dormir exige de bien structurer sa journée, parce que tous les adultes savent bien que le stress et l'agitation mentale d'une journée chargée ont une fâcheuse tendance à vous accompagner entre les draps s'ils ne sont pas gérés comme il faut ! Dormir comme un bébé implique de pouvoir aller se coucher l'esprit léger et de pouvoir laisser les contrariétés éventuelles de la journée à la porte de sa chambre à coucher. Et cette phrase n'est pas qu'une métaphore ! Vous devriez considérer votre lit comme un lieu sacré consacré au sommeil et à l'intimité, non pas comme un vulgaire canapé sur lequel on travaille, se vautre à sa guise pendant la journée pour procrastiner, ou dans lequel on enchaîne les épisodes de toutes ses séries préférées en se bourrant de popcorn (en plus après, on se réveille avec des miettes entre les fesses : merci !).

Cloisonner les différents espaces de son lieu de vie, surtout si on travaille depuis son domicile, est extrêmement important pour imprimer à chaque pièce une dynamique saine et unique : travailler à son bureau, manger dans la cuisine, se détendre et se divertir dans le salon, et dormir ou faire l'amour dans un lit (même si ce dernier n'a évidemment pas le monopole des relations sexuelles, libre à vous de faire des galipettes au milieu des casseroles si le cœur vous en dit, bien au contraire !).

Une bonne hygiène de vie. On le sait bien, mener une vie saine et équilibrée aide forcément à bien dormir. Consommer une alimentation constituée autant que possible d'aliments entiers non transformés, avoir une activité professionnelle épanouissante, s'exposer le plus possible à la lumière du jour, minimiser son niveau de stress et faire de l'exercice régulièrement sont les clés d'une vie apaisée et d'un sommeil de qualité. Ne pas avoir trop de gras aide généralement à mieux dormir, puisque le surpoids peut avoir de nombreuses conséquences né fastes sur la qualité du sommeil (ronflements, problèmes digestifs, perturbation du métabolisme, élévation de la tension artérielle, moins bonnes sécrétions hormonales, apnées du sommeil etc.). En outre, l'exercice physique, et notamment l'entraînement en musculation, sont excellents pour améliorer la qualité du sommeil. Et même si vous pensiez peut-être que s'entraîner le soir vous empêche de dormir vous savez maintenant que cela ne nuit pas mais améliore la qualité de votre sommeil. Donc si vous avez du mal à dormir sur vos deux oreilles, mangez bien, réduisez votre niveau de stress, entraînez-vous intelligemment, et les choses devraient s'arranger rapidement !

LE RITUEL DU PRÉDODO

Bien dormir, c'est aussi se mettre volontairement dans le rôle du bon dormeur ! Et ne devient pas opossum qui veut ! Avoir un rituel solide de pré-dodo est une des meilleures habitudes à prendre pour optimiser votre sommeil.

Un coucher à heure fixe. Un bon rituel commence par un horaire de coucher fixe. Aller au lit tous les jours à la même heure est une façon très simple de réguler votre rythme circadien (votre petite horloge interne) et de mettre votre corps et votre cerveau dans l'état souhaité au moment voulu, en l'occurrence un état de repos et de somnolence au moment d'aller dormir.

Sans écran ! Essayez de ne pas vous exposer à la lumière de vos écrans une à deux heures avant de dormir : cette technique simple aide à réduire l'hyperstimulation sensorielle créée par les réseaux sociaux et autres divertissements numériques ainsi que l'exposition à la fameuse lumière bleue dont le spectre vous tient en éveil. L'exposition à la lumière (surtout les lumières vives et artificielles) agit en effet comme un message indiquant à votre cerveau qu'il est l'heure de rester éveillé et actif plutôt que de produire la mélatonine nécessaire à l'endormissement et au sommeil.

AU LIT, ON DORT !

Travailler, regarder la télé ou surfer sur les réseaux sociaux dans son lit avant de s'endormir est probablement la pire habitude qui soit pour un sommeil de qualité. En vous mettant au lit quand il est l'heure de dormir, et en consacrant votre lit à ce seul dessein, vous imprimez naturellement en vous l'association bénéfique que lit = sommeil et que vous allez pouvoir dormir d'un sommeil profond et réparateur, plutôt que de ressasser inlassablement les problèmes de votre journée en fixant le plafond.

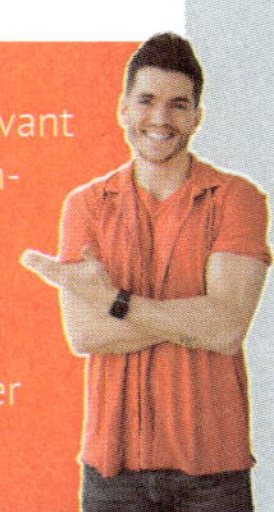

LE RITUEL D'UNE BONNE NUIT

Mon rituel préféré pour un sommeil de qualité est on ne peut plus simple : après mon dernier repas du soir, une bonne douche pour me détendre (si vous aimez prendre des bains pour vous relaxer, c'est le moment rêvé !) au lit toujours plus ou moins à la même heure (à une demi-heure près, on est pas des bêtes !), un bon livre avec une petite lumière (ou encore mieux, une bougie, si je ne passe pas la nuit dans un chalet en bois), et surtout, pas d'écran !

En passant deux heures le nez scotché sur l'écran de votre ordinateur portable avant de dormir, vous vous tirez une balle dans le pied et envoyez à votre cerveau un message contradictoire qui nuit à l'optimisation de votre récupération et dérègle votre rythme circadien. Si vous le pouvez (et oui vous en êtes capables, je crois en vous !) laissez même vos appareils électroniques en dehors de votre chambre à coucher. Branchez votre portable et votre tablette dans votre salon, et optez pour un petit réveil tout simple qui n'aura pour seule et unique fonction que de vous tirer du lit le matin venu. Revenez aux valeurs essentielles et aux plaisirs simples ! C'est la meilleure façon de se reconnecter avec sa nature profonde. Si vous avez envie de faire quelques étirements, un peu de yoga ou de méditer, c'est aussi probablement le bon moment. Lire ce livre avant de vous endormir et couper votre portable une heure avant de vous coucher est donc probablement la meilleure idée que vous ayez eue depuis un moment (même si c'est moi qui vous l'ai soufflée, tout le mérite de la mise en pratique vous revient pleinement !).

LIMITEZ LES FLUIDES

Consommer des quantités importantes de liquides au cours de votre dernier repas (soupe, boissons, bol de céréales avec du lait), mais aussi des aliments riches en fluides (yaourts, glaces, fruits etc.) n'est pas forcément la bonne solution. Essayer de consommer ces aliments à un autre moment de la journée et remplacer votre dîner par des aliments moins liquides est une bonne option à envisager pour éviter d'être réveillé plusieurs fois par nuit par l'envie d'uriner.

STOP À LA CAFÉINE

Certaines recherches nous montrent que même un double espresso consommé 16 h avant de dormir (c'est-à-dire à 8 h du matin, si vous vous couchez à minuit, rendez-vous compte !) peut nuire à la qualité de votre sommeil en réduisant la durée de votre sommeil profond. Donc si vous avez du mal à dormir, éviter tout bonnement de consommer de la caféine, qui nuit à la qualité de votre sommeil bien après avoir cessé d'en ressentir les effets potentiellement agréables et stimulants.

L'HOMME DES CAVERNES

Pour profiter du sommeil le plus réparateur qui soit, veillez à dormir dans l'obscurité la plus totale, dans une chambre suffisamment fraîche et isolée de tout bruit extérieur. La plus petite diode électroluminescente ou le plus insignifiant bruit de voiture au loin peut nuire à la qualité de votre sommeil. Pour dormir comme un bébé, construisez-vous une caverne dans laquelle vous ne voyez ni n'entendez plus rien, et qui vous permettra de passer 8 ou 9 h d'affilée sans être dérangé par la moindre perturbation lumineuse ou sonore.

ET SI ON S'ENTAÎNE LE SOIR ?

Le sport en soirée n'empêche pas de dormir, en revanche, certains facteurs potentiellement liés à l'entraînement le soir, mais non inhérents à l'activité physique en elle-même, peuvent nuire à la qualité de votre sommeil...

La prise de stimulants ou de pre-workout (breuvage consommé avant l'entraînement destiné à augmenter la motivation à se dépasser), contenant notamment de la caféine, peut évidemment nuire de façon notoire à l'équilibre de votre cycle éveil-sommeil, et donc à la qualité de votre sommeil. Ça ne tient évidemment pas à l'activité physique en tant que telle, mais si vous ne pouvez pas vous entraîner sans consommer au préalable de la caféine (par habitude ou par vice, mais sachez que vous êtes faible dans les deux cas et on vous conseille comment y remédier p. 109 et suivantes), vous entraîner en fin de journée dans ces conditions n'est évidemment pas une bonne idée.

UNE CRÉATIVITÉ POUR MIEUX DORMIR !

En voyage, je suis même connu pour scotcher des sacs poubelles noirs sur mes fenêtres quand les chambres d'hôtels sont dépourvues de volets.

Faites preuve d'un peu de créativité pour vous constituer le meilleur environnement possible pour votre sommeil, et à vous le mode chauve-souris !

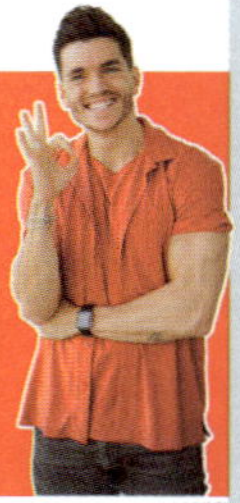

Si vous entraîner le soir signifie que vous devez le faire dans une salle extrêmement bruyante, mélangeant lumières vives et musique à fond les ballons, il est probable que l'excitation sensorielle générée par un tel contexte quelques heures avant le coucher nuise également à la qualité de votre sommeil. Encore une fois, cela n'a rien à voir avec l'activité physique : si vous vous entraînez dans votre garage, libre à vous d'optimiser votre ambiance lumineuse et sonore. La plupart des salles commerciales proposent rarement d'optimiser l'espace en fonction du moment de la journée pour chouchouter le rythme circadien de leurs adhérents. Il n'y a que dans les salles de sport haut de gamme où j'ai pu voir que les playlists différaient en fonction de l'heure, l'ajustement des niveaux lumineux restant une option encore bien plus rare.

Enfin, et ce dernier facteur me vient en tête parce que j'écris ces lignes dans un climat élevé, vous entraîner le soir peut aussi vous inciter à consommer beaucoup de liquides pour rester hydraté, surtout si vous vous entraînez par temps chaud. C'est moins notable quand on s'entraîne en musculation, parce que le corps a davantage tendance à perdre des sels minéraux plutôt que de l'eau, mais je sais que si je dois aller courir le soir, il y a de fortes chances que je me lève la nuit qui suit pour aller uriner, parce que je vais forcément devoir boire des quantités d'eau plus importantes pendant et après mon effort pour me réhydrater. Et comme vous vous en doutez évidemment, vous lever la nuit pour aller uriner nuit à la qualité de votre sommeil, même si cela ne vous prend que quelques minutes.

CONCLUSION

Si vous voulez devenir un superhéros, il va falloir dormir comme un super héros ! Dormir suffisamment et d'un sommeil de qualité devrait être une de vos premières préoccupations pour optimiser votre mode de vie, votre santé, vos capacités cognitives et physiques ainsi que votre bien-être. C'est la base de la pyramide de votre nouvelle vie, et essayer de faire plus de sport ou investir dans des compléments alimentaires n'a pas vraiment de sens si vous ne prenez pas déjà soin de votre hygiène de sommeil. C'est évidemment aussi un des aspects de votre quotidien qui demande le plus de discipline, parce que tout le monde préfère aller au cinéma ou sortir s'amuser en boite de nuit plutôt que de dormir. Mais personne ne peut fonctionner à 100 % sur le long terme sans un sommeil réparateur, et chaque bonne journée commence par une nuit de sommeil de qualité. Donc dormez ! Vous me remercierez… plus tard.

LE SAVOIR EST UN POUVOIR,
MAIS C'EST L'APPLICATION DES CONNAISSANCES
QUI FAIT LA PUISSANCE. AU BOULOT !

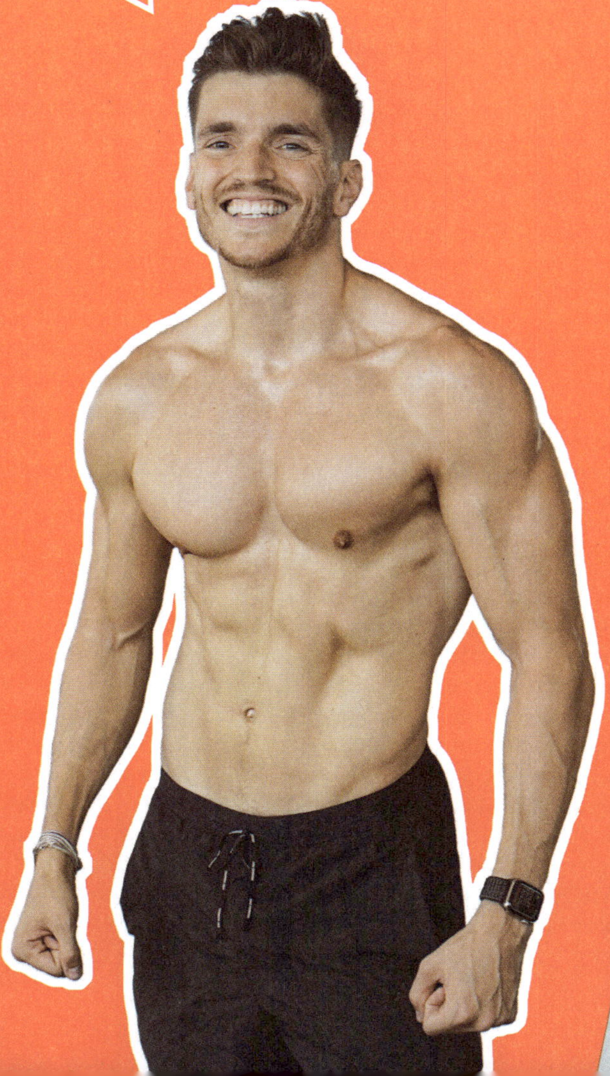

LE PROGRAMME

Championnes, champions, je vous salue !

Dans les pages qui suivent, vous allez découvrir un programme d'entraînement spécialement conçu pour vous, que vous soyez une femme ou un homme, que vous soyez initié ou totalement débutant.

Vous allez pouvoir vous (re)familiariser avec ce sport génial qu'est la musculation, développer du muscle et gagner en force !

PROGRAMME : 8 SEMAINES D'ENTRAÎNEMENT

Votre programme comporte 4 jours d'entraînement par semaine :

- 2 séances d'entraînement pour le haut du corps ;
- 2 séances d'entraînement pour le bas du corps.

Libre à vous de répartir ces séances d'entraînement comme bon vous semble. L'idéal est de parvenir à placer vos jours d'entraînement sur des jours fixes, pour instaurer une routine efficace, et pour pouvoir vous entraîner les jours où cela est le plus simple et le moins contraignant en fonction de votre emploi du temps personnel et de vos obligations professionnelles.

EST-IL POSSIBLE DE CHANGER LES EXERCICES ?

Vous l'avez compris, aucun exercice n'est obligatoire. Ces exercices sont structurés et pensés pour vous apporter le plus de résultats le plus rapidement possible, tout en vous apprenant à maîtriser des schémas moteurs importants. Vous pouvez remplacer un exercice (manque de matériel nécessaire, sensations désagréables ou petites douleurs…). Néanmoins, évitez de changer vos exercices de façon aléatoire d'une séance à une autre au gré de vos envies : il est important de conserver les mêmes exercices pour voir comment vos performances évoluent. Si vous changez d'exercice trop souvent, vous allez brouiller votre progression. En effet, on progresse toujours beaucoup plus rapidement sur un nouvel exercice que sur un exercice que l'on pratique déjà depuis longtemps. Les premières adaptations neurales nous permettent rapidement de devenir plus efficace et donc plus fort sur un exercice que l'on n'a jamais pratiqué, alors que c'est la progression de la masse musculaire qui permet dans un second temps de s'améliorer davantage sur un exercice que l'on pratique déjà depuis un certain temps. Et qu'évidemment, construire davantage de masse musculaire demande plus de temps que d'apprendre à mieux activer son système nerveux et ses muscles.

LA FRÉQUENCE, LE VOLUME, L'INTENSITÉ

La **fréquence** est le nombre de fois où vous allez stimuler un même groupe musculaire donné au cours d'une période donnée. Pour simplifier, on prend généralement en considération l'échelle d'une semaine comme étant la durée de référence pour évaluer une fréquence d'entraînement. Ainsi, une fréquence de 1 signifiera qu'un groupe musculaire n'est entraîné qu'une seule fois par semaine, une fréquence de 2, deux fois par semaine. Imaginez qu'on vous demande d'effectuer 10 séries de squat au cours de la même séance. La fatigue s'emparant peu à peu des muscles de vos jambes, vos performances vont diminuer de série en série, et les 5 dernières séries comporteront notoirement moins de répétitions que les 5 premières, générant donc un volume de travail total moindre. Alors que si vous répartissez vos 10 séries de squats sur 2 séances différentes au cours de la semaine, vous ferez 5 séries lors de la première séance, et vous serez à nouveau frais, reposé et prêt à fournir une performance maximale pour vos 5 nouvelles séries lors de la deuxième séance. Et évidemment, ces 5 dernières séries comporteront davantage de répétitions que si vous les aviez réalisées à la suite des 5 premières, engendrant donc un volume de travail total supérieur.

Ce programme comporte 2 séances par semaine sur les muscles du haut du corps ainsi que du bas du corps, pour un total de 4 séances par semaine. Meilleures performances, plus de volume, moins de fatigue. À vous les gainz !

Le volume représente la quantité de travail total appliquée à un muscle ou un groupe musculaire, encore une fois souvent exprimée à l'échelle d'une semaine pour faciliter son calcul. Le volume peut être exprimé selon la formule :

séries x répétitions x charge.

Mais pour simplifier, on se contente généralement de comptabiliser le nombre de séries de travail par semaine pour un groupe musculaire donné. Vous avez peut-être déjà entendu l'expression « volume is king » : le volume est roi. C'est parce que le volume de travail total est aujourd'hui perçu dans la littérature scientifique comme le principal critère responsable de la progression de la masse musculaire sur le long terme. C'est pourquoi s'entraîner avec un volume optimal par groupe musculaire est si essentiel à la progression. Et dans les recherches, les meilleurs résultats pour la progression de la masse musculaire commencent à arriver pour les débutants et les pratiquants intermédiaires entre 5 et 10 séries de travail par groupe musculaire par semaine.

Votre programme tient compte de ce volume optimal pour vous faire progresser de la meilleure façon qui soit. Notez que les séries d'échauffement, qui ne sont donc pas des séries de travail effectives pour la stimulation de votre masse musculaire, mais servent à vous amener à pouvoir effectuer une performance optimale dans le cadre de ces séries, ne comptent donc pas dans ce volume total de séries.

L'**intensité** est la charge relative employée sur une série par rapport à la charge maximale qu'il vous est possible de déplacer sur une seule répétition. Si vous êtes capable de soulever 100 kg au squat une seule fois, faire une série avec une barre de 60 kg reviendra à travailler avec une intensité de 60 %. Évidemment, vous pourrez effectuer davantage de répétitions avec une intensité de 60 % qu'avec une intensité de 85 % par exemple, pour la même proximité à l'échec donnée.

LES RÉPÉTITIONS ET L'ÉCHEC MUSCULAIRE

Vous avez vu en début d'ouvrage ce que signifiaient série, répétitions, ici, nous nous attardons sur l'échec musculaire et la répétition avant l'échec.

Échec musculaire : moment où vous ne pouvez plus effectuer l'exercice avec la même qualité d'exécution parce que la fatigue musculaire vous empêche désormais de déplacer correctement la charge ou votre corps pour réaliser le mouvement. On parle plus précisément d'échec musculaire concentrique volontaire. De façon générale, il n'est pas souhaitable de mener vos séries jusqu'à la limite de l'échec musculaire, surtout si vous êtes débutant. Se rapprocher de l'échec musculaire pour que vos séries soient réellement difficiles sans pour autant vous heurter à l'échec musculaire est la meilleure façon de fournir à vos muscles un stimulus de qualité pour la croissance tout en évitant d'entamer votre capacité de récupération et en limitant votre risque de blessure. Pour ce faire, garder des répétitions avant l'échec est sans doute la meilleure façon de procéder.

Répétition avant l'échec : répétitions que vous allez garder sous le coude et que vous n'allez pas effectuer, mais que vous devriez effectuer à la fin d'une série si vous souhaitiez atteindre volontairement l'échec musculaire absolu (ce que vous ne voulez pas !). Exemple : vous réalisez un exercice avec charge pour 10 répétitions.

- Si vous essayez d'en faire 11, la dernière sera impossible et vous échouerez en essayant de l'effectuer. Vous aurez donc 0 répétition avant l'échec, puisque vous aurez échoué à la fin de votre série.
- Si vous faites 10 répétitions au cours de cette série, vous vous serez arrêté à une répétition de l'échec, ce qui est une très bonne chose. S'arrêter VRAIMENT à une répétition de l'échec réel demande de fournir un niveau d'effort très important, et beaucoup de personnes pensant s'arrêter une répétition avant l'échec ont encore généralement au moins 4 ou 5 répétitions sous le coude avant de s'approcher de l'échec véritable, si ce n'est plus. Si vous vous contentez de faire 8 répétitions sur cette série au lieu de 10, vous vous arrêtez 3 répétitions avant l'échec, et vous avez donc travaillé avec une bonne proximité à l'échec sans pour autant vous heurter à l'échec musculaire à proprement parler. Et pour débuter en musculation, c'est exactement ce que l'on recherche.

COMMENT S'ASSURER QU'ON PROGRESSE ?

En se regardant simplement dans un miroir ! Mais cela peut-être à double tranchant : notre perception ne permet pas de discerner les changements aussi lents et subtils que ceux de la composition corporelle. Vous pourriez parfaitement gagner plusieurs centaines de grammes de muscles sans vous en apercevoir, tout comme vous pourriez prendre plusieurs kilos de gras sans en avoir l'impression. Le meilleur indicateur de votre progression musculaire reste vos niveaux de force : les charges augmentées sur tous vos exercices. C'est aussi le meilleur moyen de vous assurer que vous progressez. Il est donc primordial de noter chacune de vos performances en essayant de surpasser à chaque séance. Ces informations qui peuvent paraître insignifiantes à première vue vous fourniront des données extrêmement précieuses dans quelques années.

Dans un premier temps, contentez-vous de travailler avec une charge confortable et vous permettant de réaliser le nombre de répétitions indiqué. Le but : maîtriser l'exécution des exercices. Vous êtes en train de construire les fondations d'un répertoire technique qui vous servira pendant de très nombreuses années.

À l'issue des 4 premières semaines, commencez à ajouter **progressivement** un peu de poids à vos exercices : en partant du plus petit incrément à votre disposition dans votre salle de sport. Ne craignez jamais de faire de tous petits progrès de séance en séance : ce sont ces tous petits progrès qui mis bout à bout vous offriront des kilos de masse musculaire supplémentaire sur le très long terme. Si votre salle est particulièrement mal équipée et que les plus petites charges à disposition sont des disques de 2,5 kilos, procurez-vous sur Internet des micro-disques de 250 ou 500 g.

ET APRÈS ?

Comme vous l'avez compris, la progression en musculation s'apparente davantage à un marathon qu'à un sprint. Continuez donc à vous entraîner de la même façon tout en veillant à progresser en charge sur vos exercices pour assurer la surcharge progressive nécessaire à vos progrès. Vous pourrez éventuellement par la suite ajouter par-ci par-là une série de travail, incorporer un nouvel exercice ou les réduire en cas de fatigue. À vous de fournir à vos muscles la quantité de stimulation nécessaire pour continuer à les pousser dans la bonne direction !

LE PROGRAMME : « HOMME »

SEMAINES 1 À 4

Objectif : se (re)familiariser avec la musculation, les différents mouvements, le travail des groupes musculaires, les positions correctes à adopter.

Temps de repos entre chaque exercice : 2 min.

SÉANCE 1 : HAUT DU CORPS

1. **Pompes surélevées**
   2 séries de 20 répétitions. Utiliser un support de la hauteur nécessaire pour faire toutes les répétitions
2. **Tirage aux anneaux/TRX**
   2 séries de 10 répétitions. Incliner le corps en fonction du niveau de difficulté que vous êtes capable d'assumer pour faire toutes les répétitions
3. **Développé militaire aux haltères**
   2 séries de 12 répétitions.
4. **Tirage bas unilatéral à la poulie**
   2 séries de 15 répétitions.
5. **Curl biceps à la poulie basse**
   2 séries de 12 répétitions.

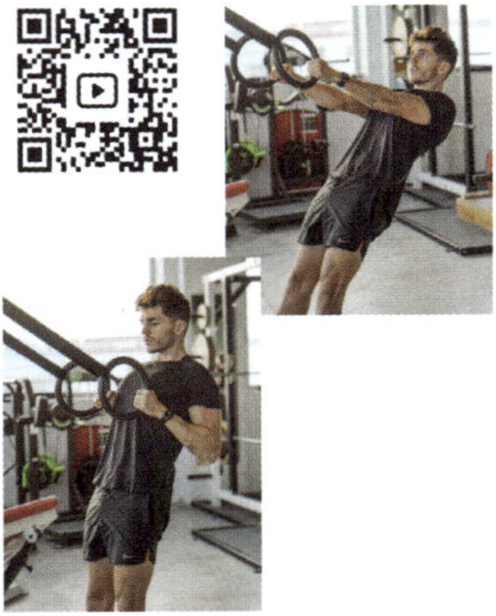

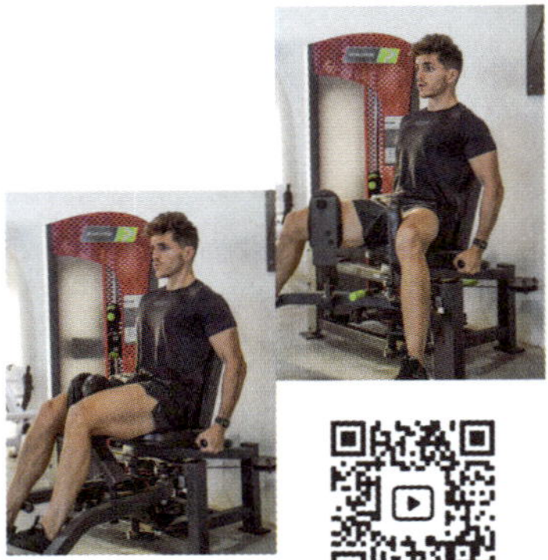

SÉANCE 2 : BAS DU CORPS

1. **Adducteurs**
   2 séries de 20 répétitions.
2. **Leg curl couché**
   2 séries de 10 répétitions.
3. **Gobelet squat talons surélevés**
   2 séries de 12 répétitions.
4. **Élévations unilatérales pour les mollets**
   2 séries de 15 répétitions.
5. **Crunchs**
   2 séries de 20 répétitions.

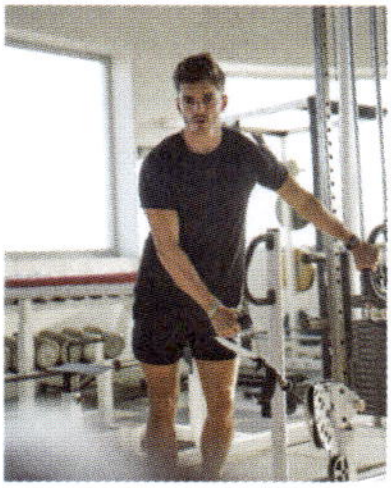

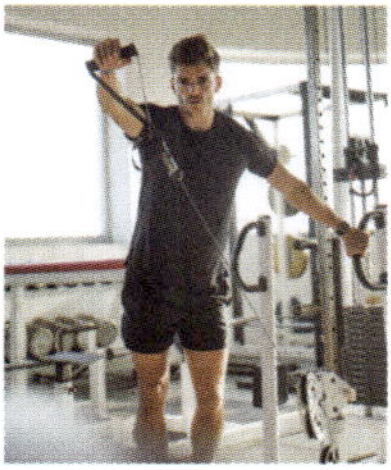

SÉANCE 3 : HAUT DU CORPS

1. **Développé couché aux haltères**
   2 séries de 12 répétitions.
2. **Lat prayer**
   2 séries de 15 répétitions.
3. **Bayesian fly**
   2 séries de 12 répétitions.
4. **Élévations latérales à la poulie**
   2 séries de 12 répétitions.
5. **Extension triceps unilatéral**
   2 séries de 20 répétitions.

SÉANCE 4 : BAS DU CORPS

1. **Adducteurs**
   2 séries de 20 répétitions.
2. **Hip thrust unilatéral**
   2 séries de 15 répétitions.
3. **Presse unilatérale**
   2 séries de 12 répétitions.
4. **Leg curl assis**
   2 séries de 12 répétitions.
5. **Crunchs inclinés**
   2 séries de 20 répétitions.

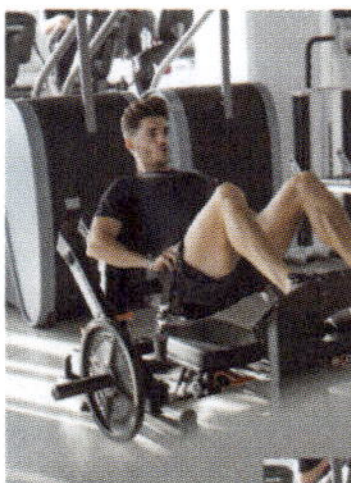

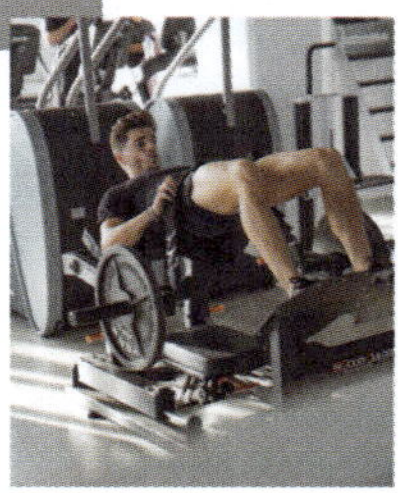

LE PROGRAMME : « HOMME »

SEMAINES 5 À 8

Objectif : se (re)familiariser avec la musculation, les différents mouvements, le travail des groupes musculaires, les positions correctes à adopter.

Temps de repos entre chaque exercice : 2 min.

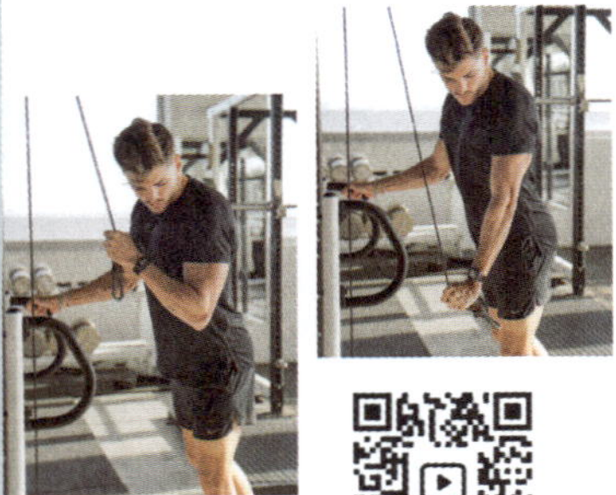

SÉANCE 1 : HAUT DU CORPS

1. **Pompes aux anneaux / trx**
   3 séries de 12 répétitions.
2. **Tirage aux anneaux / trx**
   3 séries de 12 répétitions.
   Incliner le corps en fonction du niveau de difficulté que vous êtes capable d'assumer pour faire toutes les répétitions.
3. **Développé militaire aux haltères**
   3 séries de 14, 12 et 10 répétitions.
   Augmenter la charge à chaque nouvelle série pour parvenir tout juste à faire le nombre de répétitions indiqué.
4. **Tirage bas unilatéral à la poulie**
   3 séries de 14, 12 et 10 répétitions.
   Augmenter la charge à chaque nouvelle série pour parvenir tout juste à faire le nombre de répétitions indiqué.
5. **Bayesian curl**
   2 séries de 12 répétitions.

SÉANCE 2 : BAS DU CORPS

1. **Adducteurs**
   2 séries de 20 répétitions.
2. **Leg curl couché**
   3 séries de 10 répétitions.
3. **Goblet squat avec talons surélevés**
   3 séries de 12 répétitions.
4. **RDL aux haltères**
   2 séries de 10 répétitions.
5. **Élévations unilatérales pour les mollets**
   2 séries de 15 répétitions.
6. **Crunchs**
   2 séries de 20 répétitions.

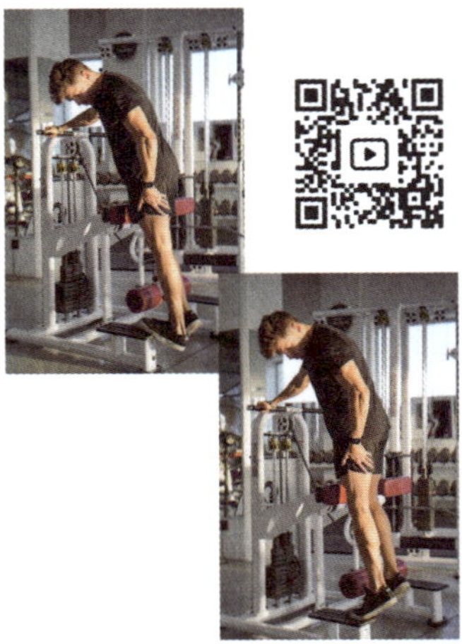

SÉANCE 3 : HAUT DU CORPS

1. **Développé couché aux haltères**
   3 séries de 14, 12 et 10 répétitions
   Augmenter la charge à chaque nouvelle série pour parvenir tout juste à faire le nombre de répétitions indiqué.
2. **Lat pulldown unilatéral**
   3 séries de 14, 12 et 10 répétitions
   Augmenter la charge à chaque nouvelle série pour parvenir tout juste à faire le nombre de répétitions indiqué.
3. **Bayesian fly**
   2 séries de 14, 12 et 10 répétitions.
4. **Lat prayer**
   2 séries de 14, 12 et 10 répétitions.
5. **Élévations latérales à la poulie**
   2 séries de 12 répétitions.
6. **Extension triceps unilatéral**
   2 séries de 20 répétitions.

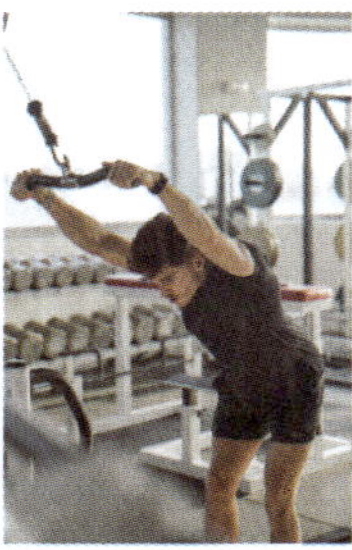

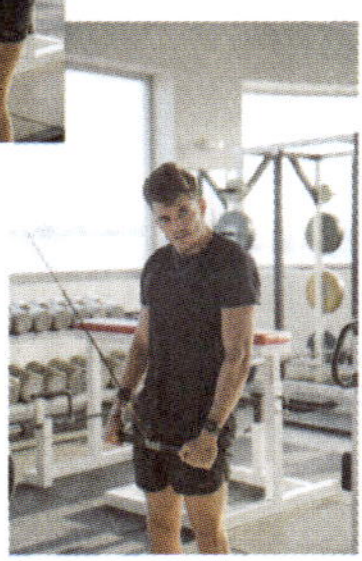

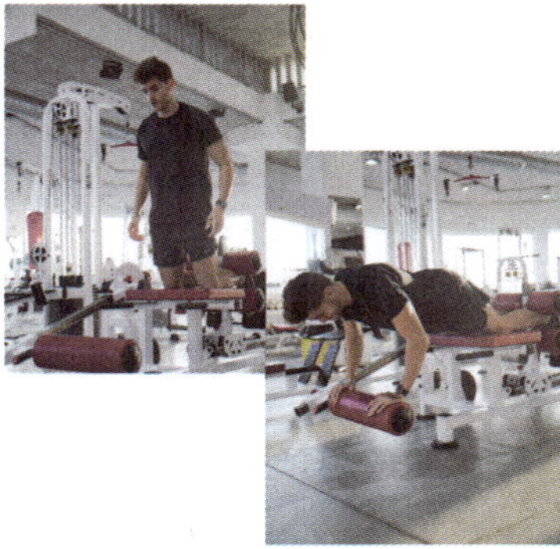

SÉANCE 4 : BAS DU CORPS

1. **Hip thrust**
   3 séries de 14, 12 et 10 répétitions.
   Augmenter la charge à chaque nouvelle série pour parvenir tout juste à faire le nombre de répétitions indiqué.
2. **Bulgarian split squat**
   3 séries de 14, 12 et 10 répétitions.
   Augmenter la charge à chaque nouvelle série pour parvenir tout juste à faire le nombre de répétitions indiqué.
3. **Nordic curl négatif**
   2 séries de 10 répétitions.
   Freiner la descente le plus possible en se réceptionnant en douceur sur les mains quand on arrive en bas.
   Se repousser avec les bras pour revenir à la position initiale, et recommencer.
4. **Presse unilatérale**
   2 séries de 12 répétitions.
5. **Mollets assis**
   2 séries de 12 répétitions.
6. **Crunchs inclinés**
   2 séries de 20 répétitions.

LE PROGRAMME :
« FEMME »
SEMAINES 1 À 4

Objectif : se (re)familiariser avec la musculation, les différents mouvements, le travail des groupes musculaires, les positions correctes à adopter.

Temps de repos entre chaque exercice : 1 min 30.

SÉANCE 1 : BAS DU CORPS

1. **Adducteurs**
   2 séries de 20 répétitions.
2. **Hip thrust**
   2 séries de 12 répétitions.
3. **Presse unilatérale.**
   2 séries de 12 répétitions.
4. **Leg curl assis**
   2 séries de 12 répétitions.
5. **Leg extension unilatéral**
   2 séries de 15 répétitions par jambe.

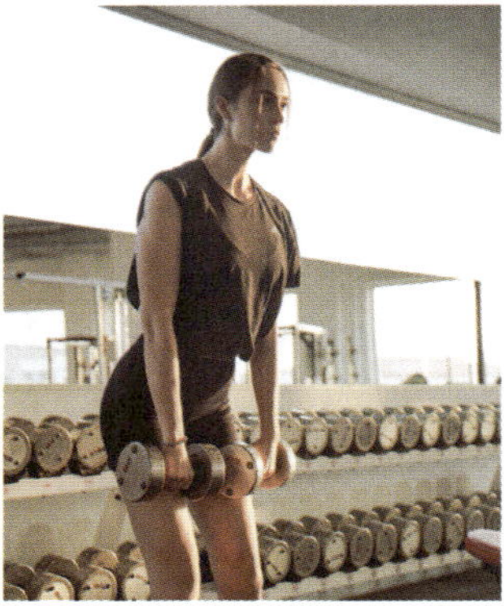

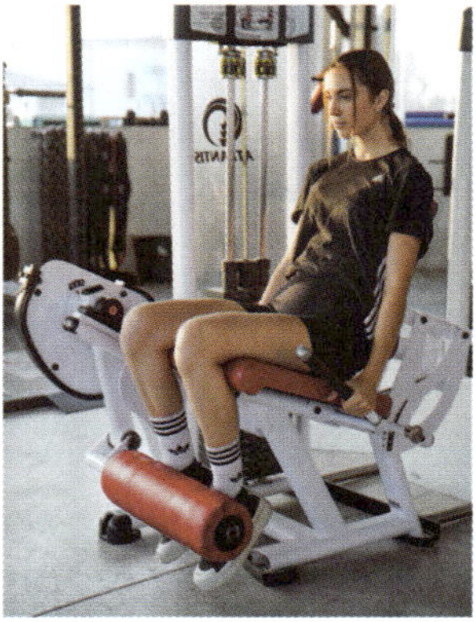

SÉANCE 2 : HAUT DU CORPS

1. **Pompes surélevées**
   2 séries de 20 répétitions. Utiliser un support de la hauteur nécessaire pour faire toutes les répétitions
2. **Tirage aux anneaux / trx**
   2 séries de 12 répétitions. Incliner le corps en fonction du niveau de difficulté pour faire toutes les répétitions.
3. **Développé militaire unilatéral haltère**
   2 séries de 12 répétitions.
4. **Tirage bas unilatéral à la poulie**
   2 séries de 15 répétitions, un bras après l'autre.

SÉANCE 3 : BAS DU CORPS 2

1. **Adducteurs**
   2 séries de 20 répétitions.
2. **RDL aux haltères**
   2 séries de 12 répétitions.
3. **Leg curl couché**
   2 séries de 12 répétitions.
4. **Goblet squat avec talons surélevés**
   2 séries de 12 répétitions.
5. **Extensions au banc à 45 degrés**
   2 séries de 15 répétitions.
6. **Élévations unilatérales pour les mollets**
   2 séries de 15 répétitions.

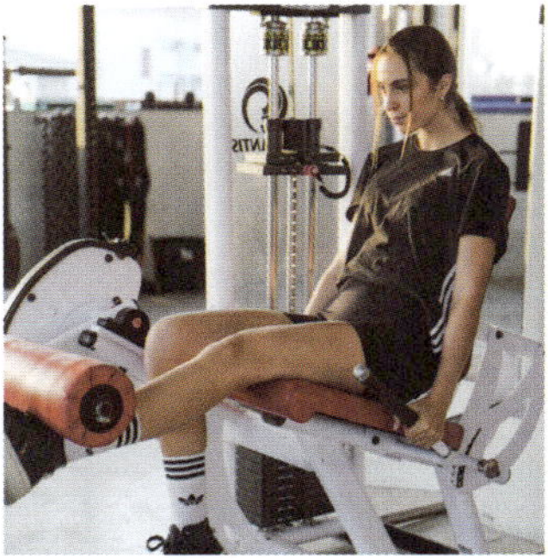

SÉANCE 4 : HAUT DU CORPS 2

1. **Développé incliné aux haltères**
   2 séries de 12 répétitions.
2. **Lat pulldown unilatéral**
   2 séries de 15 répétitions.
3. **Élévations latérales à la poulie**
   2 séries de 12 répétitions.
4. **Crunchs**
   3 séries de 20 répétitions.

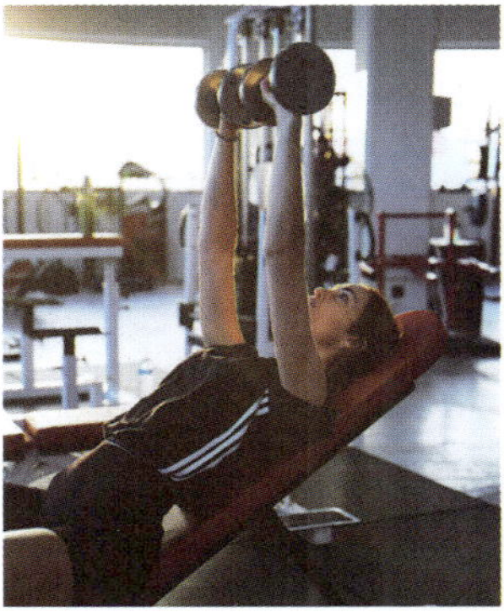

LE PROGRAMME : « FEMME »

SEMAINES 5 À 8

Objectif : créer une contrainte pour générer des adaptations positives en poussant chacune de vos séries de travail à 2 répétitions de l'échec.

Commencer à ajouter du poids sur chacun des exercices chaque semaine en essayant de dépasser ses performances précédentes.

Temps de repos entre chaque exercice : 1 min.

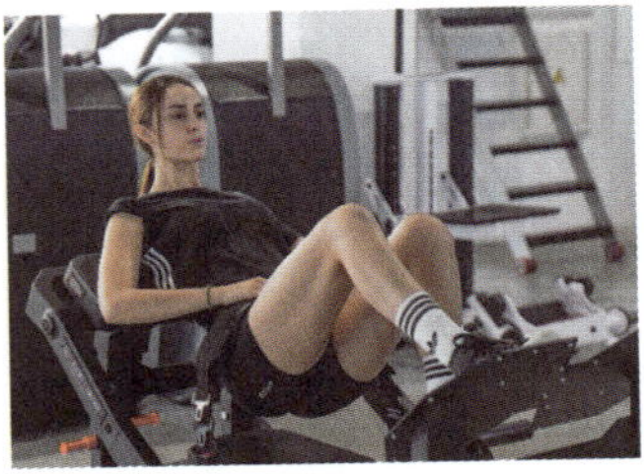

SÉANCE 1 : BAS DU CORPS

1. **Adducteurs**
   2 séries de 20 répétitions.
2. **Hip thrust**
   3 séries de 12 répétitions.
3. **Presse unilatérale**
   3 séries de 12 répétitions.
4. **Leg curl assis**
   2 séries de 12 répétitions.
5. **Leg extension unilatéral**
   2 séries de 15 répétitions par jambe.
6. **Mollets assis**
   2 séries de 12 répétitions.

SÉANCE 2 : HAUT DU CORPS

1. **Pompes surélevées**
   2 séries de 20 répétitions. Utiliser un support de la hauteur nécessaire pour faire toutes les répétitions.
2. **Tirage aux anneaux/trx**
   2 séries de 12 répétitions. Incliner le corps en fonction du niveau de difficulté pour faire toutes les répétitions
3. **Développé militaire unilatéral haltère**
   2 séries de 12 répétitions.
4. **Tirage bas unilatéral à la poulie**
   2 séries de 15 répétitions, un bras après l'autre.
5. **Extension triceps unilatéral**
   2 séries de 20 répétitions.
6. **Crunchs inclinés**
   3 séries de 20 répétitions.

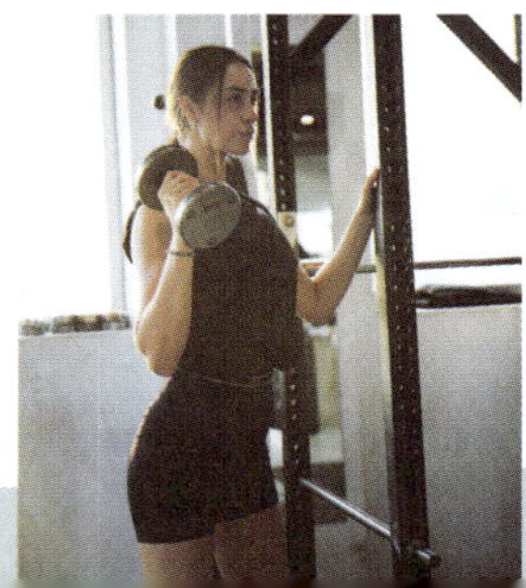

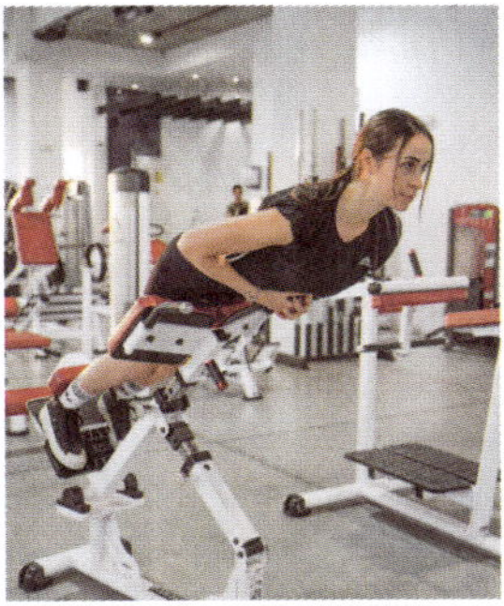

SÉANCE 3 : BAS DU CORPS

1. **RDL**
   3 séries de 12 répétitions.
2. **Hip thrust unilatéral**
   3 séries de 15 répétitions.
3. **Leg curl couché**
   3 séries de 12 répétitions.
4. **Bulgarian split squat**
   3 séries de 12 répétitions.
5. **Extensions au banc à 45 degrés**
   2 séries de 15 répétitions.
6. **Élévations unilatérales pour les mollets**
   2 séries de 15 répétitions.

SÉANCE 4 : HAUT DU CORPS

1. **Développé incliné aux haltères**
   2 séries de 12 rép.
2. **Lat pulldown unilatéral**
   2 séries de 15 rép.
   Repos : 2 min après les 2 bras.
   Revenir au 1.
3. **Élévations latérales à la poulie**
   2 séries de 12 rép.
   Repos : 30 s entre chaque bras.
4. **Curl biceps à la poulie basse**
   2 séries de 12 rép.
   Repos : 30 s entre chaque série de chaque bras/ 1 min après les 2 bras.
   Revenir au 2.
5. **Crunchs**
   3 séries de 20 rép.
   Repos : 1 min entre chaque série.

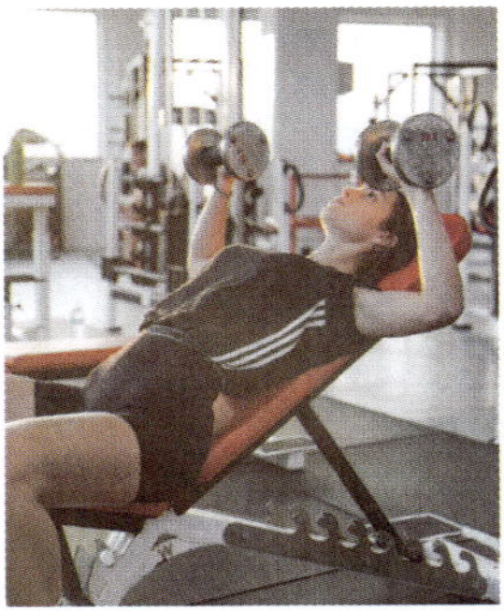

RESSOURCES ET BIBLIOGRAPHIE

La rédaction de cet ouvrage s'appuie sur des articles et études scientifiques de référence listés ci-dessous.

Absorption of caffeine from tea, coffee, and coca cola - PubMed (nih.gov)

Acute effects of caffeine on attention: a comparison of non-consumers and withdrawn consumers - Andrew P Smith, Gary Christopher, David Sutherland, 2013 (sagepub.com)

Acute Muscle Injuries | SpringerLink

A meta-analysis of the impact of short-term sleep deprivation on cognitive variables - PubMed (nih.gov)

An oral essential amino acid-carbohydrate supplement enhances muscle protein anabolism after resistance exercise - PubMed (nih.gov)

Archives de l'UNESS

BBC NEWS | Americas | US woman dies after water contest

Blood flow in the human achilles tendon assessed by laser doppler flowmetry - Åstroöm - 1994 - Journal of Orthopaedic Research - Wiley Online Library

Body composition as a determinant of energy expenditure: a synthetic review and a proposed general prediction equation | The American Journal of Clinical Nutrition | Oxford Academic (oup.com)

Body mass index as a measure of body fatness: age- and sex-specific prediction formulas - PubMed (nih.gov)

Body mass index as a measure of body fatness: age- and sex-specific prediction formulas - PubMed (nih.gov)

Body Composition and Muscle Strength Predictors of Jumping P...: The Journal of Strength & Conditioning Research (lww.com)

Changes in Kidney Function Do Not Differ between Healthy Adults Consuming Higher- Compared with Lower- or Normal-Protein Diets: A Systematic Review and Meta-Analysis | The Journal of Nutrition | Oxford Academic (oup.com)

Caffeine-related disorders - causes, DSM, functioning, effects, therapy, adults, withdrawal, drug (minddisorders.com)

Caffeine: Uses, Interactions, Mechanism of Action | DrugBank Online

Circadian Variation in Sports Performance | SpringerLink

Comparing Performance During Morning vs. Afternoon Training Sessions in Intercollegiate Basketball Players - PubMed (nih.gov)

Coordinated collagen and muscle protein synthesis in human patella tendon and quadriceps muscle after exercise - Miller - 2005 - The Journal of Physiology - Wiley Online Library

Decaffeinated Coffee Is Not Caffeine-free, Experts Say -- ScienceDaily

Decreasing sleep requirement with increasing numbers of neurons as a driver for bigger brains and bodies in mammalian evolution | Proceedings of the Royal Society B: Biological Sciences (royalsocietypublishing.org)

Delayed muscle soreness. The inflammatory response to muscle injury and its clinical implications - PubMed (nih.gov)

Deleterious effects of omitting breakfast on insulin sensitivity and fasting lipid profiles in healthy lean women | The American Journal of Clinical Nutrition | Oxford Academic (oup.com)

[Determination of caffeine and metamizole elimination in pregnancy and after delivery as an in vivo method for characterization of various cytochrome p-450 dependent biotransformation reactions] - PubMed (nih.gov)

Dietary implications on mechanisms of sarcopenia: roles of protein, amino acids and antioxidants - PubMed (nih.gov)

Diurnal variation in temperature, mental and physical performance, and tasks specifically related to football (soccer) - PubMed (nih.gov)

Dopamine reward prediction error coding - PMC (nih.gov)

double-blind, placebo-controlled test of 2 d of calorie deprivation: effects on cognition, activity, sleep, and interstitial glucose concentrations | The American Journal of Clinical Nutrition | Oxford Academic (oup.com)

Early Time-Restricted Feeding Reduces Appetite and Increases Fat Oxidation But Does Not Affect Energy Expenditure in Humans - Ravussin - 2019 - Obesity - Wiley Online Library

effectiveness of breakfast recommendations on weight loss: a randomized controlled trial | The American Journal of Clinical Nutrition | Oxford Academic (oup.com)

Effect of a high-egg diet on cardiometabolic risk factors in people with type 2 diabetes: the Diabetes and Egg (DIABEGG) Study-randomized weight-loss and follow-up phase - PubMed (nih.gov)

Effect of breakfast skipping on diurnal variation of energy metabolism and blood glucose - PubMed (nih.gov)

Effects of early or late-evening fatiguing physical activity on sleep quality in non-professional sportsmen - The Journal of Sports Medicine and Physical Fitness 2016 May;56(5):597-605 - Minerva Medica - Journals

Effects of intermittent and continuous calorie restriction on body weight and metabolism over 50 wk: a randomized controlled trial | The American Journal of Clinical Nutrition | Oxford Academic (oup.com)

Effect of time-of-day-specific strength training on serum hormone concentrations and isometric strength in men - PubMed (nih.gov)

Effects of Resistance Exercise Timing on Sleep Architecture...: The Journal of Strength & Conditioning Research (lww.com)

Effects of strength training on total and regional body composition in older men - PubMed (nih.gov)

Exposure to Room Light before Bedtime Suppresses Melatonin Onset and Shortens Melatonin Duration in Humans - PMC (nih.gov)

Features of a successful therapeutic fast of 382 days' duration | Postgraduate Medical Journal (bmj.com)

Frontiers | The Effects of Intensive Weight Reduction on Body Composition and Serum Hormones in Female Fitness Competitors (frontiersin.org)

Frontiers | Molecular Pathways Mediating Immunosuppression in Response to Prolonged Intensive Physical Training, Low-Energy Availability, and Intensive Weight Loss (frontiersin.org)

Have We Looked in the Wrong Direction for More Than 100 Years? Delayed Onset Muscle Soreness Is, in Fact, Neural Microdamage Rather Than Muscle Damage (researchgate.net)

How are habits formed: Modelling habit formation in the real world - Lally - 2010 - European Journal of Social Psychology - Wiley Online Library

How dieting makes the lean fatter: from a perspective of body composition autoregulation through adipostats and proteinstats awaiting discovery - Dulloo - 2015 - Obesity Reviews - Wiley Online Library

Influence of Strength and Flexibility Training, Combined or...: The Journal of Strength & Conditioning Research (lww.com)

Intake and sources of dietary fatty acids in Europe: Are current population intakes of fats aligned with dietary recommendations? - PMC (nih.gov)

Insufficient sleep undermines dietary efforts to reduce adiposity - PubMed (nih.gov)

Interactions of cortisol, testosterone, and resistance training: influence of circadian rhythms - PubMed (nih.gov)

Intermittent fasting interventions for treatment of overweight and obesity in adults: a systematic review and meta-analysis - PubMed (nih.gov)

Morphological Evolution of Athletes Over the 20th Century | SpringerLink

Muscular exercise can cause highly pathological liver function tests in healthy men - PMC (nih.gov)

Pain-related fear predicts reduced spinal motion following experimental back injury - PubMed (nih.gov)

Placebo effects of caffeine on cycling performance. - Abstract - Europe PMC

Performance and metabolic responses to a high caffeine dose during prolonged exercise | Journal of Applied Physiology

Post-exercise cold water immersion attenuates acute anabolic signalling and long-term adaptations in muscle to strength training - Roberts - 2015 - The Journal of Physiology - Wiley Online Library

Relationships Between Lower-Body Muscle Structure and Lower-...: The Journal of Strength & Conditioning Research (lww.com)

Relative Contributions of Strength, Anthropometric, and Body...: The Journal of Strength & Conditioning Research (lww.com)

Resting metabolic rate of obese patients under very low-calorie ketogenic diet | Nutrition & Metabolism | Full Text (biomedcentral.com)

role of breakfast In the treatment of obesity: a randomized clinical trial | The American Journal of Clinical Nutrition | Oxford Academic (oup.com)

Sleep and nocturia - Jennum - 2002 - BJU International - Wiley Online Library

Sleep and the Price of Plasticity: From Synaptic and Cellular Homeostasis to Memory Consolidation and Integration - PMC (nih.gov)

Sleep initiation and initial sleep intensity: interactions of homeostatic and circadian mechanisms - PubMed (nih.gov)

Stretching to prevent or reduce muscle soreness after exercise - PubMed (nih.gov)

Swole Radio : 37. Eric Helms: Bulk, Cut, or Maingain? Body Recomposition & Calorie Balance sur Apple Podcasts

The effects of sleep extension on the athletic performance of collegiate basketball players - PubMed (nih.gov)

The Influence of Passive Stretch on Muscle Oxygen Saturation | SpringerLink

The myth of 1 g/lb: Optimal protein intake for bodybuilders (mennohenselmans.com)

The Obesity Paradox in Cancer: How Important Is Muscle? | Annual Review of Nutrition (annualreviews.org)

The Science of Sore - DOMS explained • Stronger by Science

Thickness of Subcutaneous Fat and Activity of Underlying Muscles | Annals of Internal Medicine (acpjournals.org)

What makes long-term resistance-trained individuals so strong? A comparison of skeletal muscle morphology, architecture, and joint mechanics | Journal of Applied Physiology

REMERCIEMENTS

À ma compagne, qui elle seule a la recette pour mêler patience et enthousiasme et supporter mes projets toujours plus improbables.

À mes parents, qui ont su voir très vite l'enfant surdoué caché derrière le petit aventurier hyperactif, et qui m'ont offert la meilleure éducation et la plus belle enfance dont j'aurais pu rêver.

À mon frère et ma sœur, qui chacun à leur façon sont une source d'inspiration constante qui me poussent à me dépasser et à donner le meilleur de moi-même. L'amour n'empêche pas l'admiration, bien au contraire.

À mon ami Nevin Barnett, pour avoir longtemps supporté mon enthousiasme frénétique et mon énergie débordante, et sans qui toute l'aventure Bayesian n'aurait jamais été possible.

À Menno Henselmans, notre associé et ami, de nous avoir fait confiance dès le départ à Nevin et à moi, et pour la valeur absolument incroyable de son travail de recherche et de vulgarisation scientifique dont ce livre est très largement inspiré.

À mon agent et ami Goulven Cornec, pour tous ses conseils et la patience d'ange dont lui et toute l'équipe de l'agence Fraich Touch font preuve au quotidien pour m'accompagner dans mes aventures. Dieu sait si vous avez du mérite, mais promis, en fin de compte, ça en vaudra la peine.

À Aline Sibony, Marie-Anne Jost-Kotik et Anne Foubert pour le courage et la patience avec lesquels elles ont abordé les montagnes russes que je leur ai fait vivre via l'écriture de ce livre. Ça n'a pas été de tout repos, mais on l'a fait, et c'est clairement grâce à vous !

À Grégoire, alias Major Mouvement, mon copain kiné à bretelles, pour son amitié, sa générosité et sa préface ! Merci de ton soutien répété et de ta clairvoyance.

Au monde de l'entreprise et du salariat, pour m'avoir clairement montré ce qui m'attendait si je continuais à vouloir rentrer dans une case trop étroite pour moi, et m'avoir poussé à penser en dehors des limites.

À tous mes abonnées qui suivent mon travail et mes aventures depuis toutes ces années sur les réseaux sociaux, et qui sans le savoir me poussent tous les jours à me lever le matin pour devenir quelqu'un de meilleur.

À mon équipe de relecteurs de l'ombre. Merci de votre œil de lynx et de vos conseils avisés !

Et à l'Antoine d'il y a 10 ans, qui a eu bien raison de tout plaquer pour inventer la vie qu'il voulait vivre plutôt que celle qui l'attendait. Je n'ai rien à regretter !

Composition et mise en pages
Nord Compo à Villeneuve-d'Ascq

Pour plus d'information :

www.lisez.com

Imprimé sur du papier issu
de forêts gérées durablement.

POCKET – 92, avenue de France, 75013 Paris
S33899/01